Die Polyvagal-Theorie in der Therapie

Deb Dana

Die Polyvagal-Theorie in der Therapie

Den Rhythmus der Regulation nutzen

Mit einem Vorwort von Stephen W. Porges

Aus dem amerikanischen Englisch von Theo Kierdorf & Hildegard Höhr

G.P. PROBST VERLAG
Lichtenau/Westfalen

Certified by Polyvagal Institute as accurately representing the principles described in Polyvagal Theory

VERLAGSKONTAKT:
G. P. Probst Verlag GmbH
In den Rauten 3
D–33165 Lichtenau
Tel.: +49(0)5295 99 57 81
eMail: verlag@gp-probst.de

Hinweis für Leser: Standards der klinischen Praxis und Behandlungsverfahren ändern sich im Laufe der Zeit, und keine Technik oder Empfehlung kann in jedem Fall und unter allen denkbaren Umständen als garantiert ungefährlich und wirksam bezeichnet werden. Das vorliegende Buch ist als Informationsquelle für Psychotherapeuten gedacht und kann keine adäquate Ausbildung und/oder klinische Supervision ersetzen. Weder der Verlag noch die Autorin kann die absolute Zutreffendheit, Wirksamkeit oder Angemessenheit irgendeiner konkreten Empfehlung in jeder Hinsicht garantieren. Autorin und Verlag übernehmen keine Verantwortung für Verluste oder Schädigungen, die angeblich durch Informationen oder Empfehlungen aus diesem Buch entstanden sind.

Für die Inhalte der im Buch angegebenen externen Webseiten übernehmen wir trotz sorgfältiger inhaltlicher Prüfung keinerlei Haftung. Für die Inhalte dieser Seiten sind ausschließlich deren Betreiber verantwortlich.

4. Auflage 2025

Die Originalausgabe (»THE POLYVAGAL THEORY IN THERAPY. Engaging the Rhythm of Regulation«) erschien bei W. W. Norton & Company, Inc., New York/London

Übersetzung aus dem amerikanischen Englisch: Theo Kierdorf & Hildegard Höhr, Köln
Umschlaggestaltung: Mareile Gropengießer (Paderborn)
Coverfoto: © Nordreisender – Fotolia.com
Satz: SpaceType, Köln

ISBN 978-3-944476-29-2

Bibliographische Information der Deutschen Nationalbibliothek
Die Deutsche Nationalbibliothek verzeichnet diese Publikation in der Deutschen Nationalbibliografie; detaillierte bibliografische Daten sind im Internet über *http://dnb.d-nb.de* abrufbar.

Inhalt

Für Steve in Dankbarkeit dafür,
daß er mich zur Teilhabe an diesem
großen Abenteuer eingeladen hat.

Für meine Polyvagal-Familie, die mich
daran erinnert, daß ich nicht allein bin.

Und für Bob, der mein Herz
jeden Tag mit Freude erfüllt.

Vorwort

von Stephen W. Porges

Seit der erstmaligen Formulierung der Polyvagal-Theorie im Jahre 1994 habe ich mich mit Möglichkeiten der klinischen Nutzung dieses neuen Verständnismodells beschäftigt. Im Laufe der Zeit wurden aus der Theorie hervorgegangene Konzepte und Konstrukte von den Restriktionen der Forschungssituation befreit und gelangten in den klinischen Bereich, wo Therapeuten innovative Interventionen entwickeln und anwenden, um Menschen ein erfüllteres Leben zu ermöglichen. Zunächst verhalf die Polyvagal-Theorie Therapeuten zu einer Sprache, die ihren Klienten ihre Reaktionen auf traumatische Ereignisse in einem neuen Zusammenhang verständlich machte. Mit Hilfe der Theorie wurden ihnen die adaptiven Funktionen ihrer Reaktionen klar. Wenn einfühlsame und mitfühlende Therapeuten ihren Klienten die Elemente der Polyvagal-Theorie erläuterten, begannen die Traumatisierten, ihre Erlebnisse in einem neuen Licht, nämlich nicht mehr als Opfer, sondern als Helden zu sehen. Die Polyvagal-Theorie ist aus Laboruntersuchungen hervorgegangen, wurde dann im Bereich der angewandten Forschung zur Entschlüsselung der neurobiologischen Mechanismen psychischer Störungen genutzt und beeinflußt heute aufgrund der Erkenntnisse, die Deb Dana und andere Therapeuten mit ihrer Hilfe gewonnen haben, die klinische Praxis.

Der lange Weg der Polyvagal-Theorie vom Labor in die klinische Praxis begann am 8. Oktober 1994 in Atlanta, wo ich sie der *Society for Psychophysiological Research* in der Antrittsrede zu meiner Präsidentschaft erläuterte. Einige Monate später wurde sie in der Zeitschrift der Gesellschaft, *Psychophysiology* (Porges 1995/2010b), der Öffentlichkeit vorgestellt. Der Titel des Artikels war *»Orienting in a defensive World: Mammalian Modifications of Our Evolutionary Heritage. A Polyvagal Theory«* (»Orientierung in einer Welt voller Feinde: Für Säugetiere charakteristische Veränderungen unseres evolutionären Erbes. Eine Polyvagal-Theorie«). Dieser Titel wies in verschlüsselter Form auf verschiedene Merkmale der Theorie hin und hob hervor, daß Säugetiere sich in einer feindseligen Umgebung entwickelt haben, in der ihr Überleben von ihrer Fähigkeit abhing, physiologische Zustände, die der Verteidigung dienen, durch Regulation in Zustände der Sicherheit und des Vertrauens umzuwandeln – also in Zustände, die kooperativem Verhalten und der Gesundheit förderlich sind.

Im Jahre 1994 hätte ich mir noch nicht träumen lassen, daß Psychotherapeuten meine Theorie einmal sehr schätzen würden. Ich ahnte damals nicht, daß sie für das Verständnis traumatischer Erlebnisse wichtig werden würde. Weil ich nicht Kliniker, sondern Wissenschaftler bin, konzentrierte sich mein Interesse darauf, wie das Autonome Nervensystem mentale, behaviorale und physiologische Prozesse beeinflußt. In klinischer Hinsicht interessierten mich nur die Geburtshilfe und die Neonatologie, und in diesem Bereich vorrangig die Möglichkeiten der Überwachung gesundheitlicher Risiken während der Geburt und in den ersten Lebenstagen. Im Einklang mit meiner Tätigkeit als akademischer Forscher konzentrierten sich meine Bemühungen auf die Entschlüsselung konkreter Mechanismen. Hinsichtlich einer praktischen Nutzung meiner Theorie konnte ich mir in meinen kühnsten Träumen vorstellen, daß meine Forschungsarbeit einmal zur Entwicklung neuer Meßmethoden für die autonome Funktion führen könnte. Anfang der 1990er Jahre hatte ich keinerlei Interesse an Emotionen, sozialem Verhalten und der Bedeutung sozialer Interaktion für die Gesundheit und für die Regulierung des Autonomen Nervensystems, und ich konnte mir auch nicht vorstellen, daß meine wissenschaftlichen Erkenntnisse einmal zur Entwicklung neuer Interventionsstrategien führen würden.

Nach der Publikation der Polyvagal-Theorie fing ich an, mich für die Eigenschaften von Menschen mit verschiedenen psychiatrischen Diagnosen zu interessieren. Mir fiel auf, daß in einschlägigen Untersuchungen immer wieder eine Schwächung des vagalen Tonus (die in Form der respiratorischen Sinus-Arrhythmie [RSA] und anderer Maße der Herzratenvariabilität [HRV] zum Ausdruck kam) und eine atypische vagale Regulation des Herzens in Reaktion auf stark erregende Situationen beobachtet wurde. Außerdem stellte ich fest, daß bei vielen psychischen Störungen die Symptome als Resultate einer Schwächung oder Dysfunktionalität des Systems für soziale Verbundenheit verstanden werden können, was sich oft in Form von auditorischer Hypersensibilität, einer Störung der Verarbeitung auditorischer Signale, *Flat-Face*-Affekt, Schwierigkeiten mit dem Halten von Blickkontakt *(poor gaze)* und einer schwachen Prosodie des stimmlichen Ausdrucks niederschlägt. Die so bei mir geweckte Neugier brachte mich dazu, ein umfassenderes Forschungsprogramm zu entwickeln, innerhalb dessen ich Untersuchungen zu bestimmten klinischen Populationen durchführte (z. B. Patienten mit Autismus, selektivem Mutismus, HIV, PTBS, Fragiles-X-Syndrom, Borderline-Persönlichkeitsstörung, mißbrauchten Frauen, stotternden Kindern, Frühgeburten). In diesen Studien nutzte ich die Polyvagal-Theorie zur Erklärung der Ergebnisse und um meine Annahme zu belegen, daß sich viele psychische Störungen in einer Dysfunktion des »ventral«-vagalen Komplexes niederschlagen, verbunden mit einer Schwächung des kardialen vagalen Tonus und einer damit einhergehenden Schwächung der Funktion der gestreiften Muskeln des Gesichts und des Kopfes, was den Flat-Face-Affekt und einen Mangel an Prosodie zur Folge hat.

Im Jahre 2011 wurden die Studien, die sich mit den genannten klinischen Populationen befaßten, in einem von Norton (ursprünglich 2010 von Junfermann) publizierten Buch, *The Polyvagal Theory: Neurophysiological Foundations of Emotions, Attachment, Communication, and Self-Regulation* (dt.: »Die Polyvagal-Theorie: Neurophysiologische Grundlagen der Therapie – Emotionen, Bindung, Kommunikation und ihre Entstehung«), zusammengefaßt. Diese Publikation rückte die Polyvagal-Theorie in das Blickfeld vieler Kliniker; sie war nun nicht mehr nur in digitalen Bibliotheken präsent und hauptsächlich in Universitäten und an Forschungsinstituten bekannt. Die Veröffentlichung des Buches erregte bei Klinikern und insbesondere Traumatologen großes Interesse. Ich hatte nicht geahnt, daß die stärkste Wirkung meiner Theorie darin bestehen würde, plausible neurophysiologische Erklärungen für Erlebnisse zu liefern, über die Menschen berichten, die ein Trauma erlebt haben. Dieser Gruppe bot meine Theorie eine Erklärung dafür an, wie ihre neuronalen Reaktionen nach einer lebensbedrohlichen Situation in eine defensive Richtung gelenkt worden waren und wodurch ihnen die Resilienz abhanden gekommen war, die ihnen ermöglicht hätte, in einen Zustand der Sicherheit zurückzufinden.

Das plötzlich aufkommende starke Interesse an der Polyvagal-Theorie hatte zahlreiche Einladungen zu Konferenzen von Klinikern zur Folge sowie die Durchführung von Workshops über die Polyvagal-Theorie speziell für Kliniker. In den letzten Jahren hat das Interesse an der Polyvagal-Theorie in verschiedenen klinischen Bereichen stark zugenommen. Doch dieser verstärkte Kontakt zu Klinikern machte mich auch auf die Grenzen meiner Kenntnisse aufmerksam. Zwar konnte ich mich mit den Klinikern verständigen und ihre Beschreibungen klinischer Fälle im Sinne der Polyvagal-Theorie aufschlüsseln, aber damit war ich selbst immer noch kein Kliniker. Meinen Bemühungen, die Polyvagal-Theorie zur klinischen Diagnose, Behandlung und Heilung in Beziehung zu setzen, waren massive Grenzen gesetzt.

In dieser Zeit lernte ich Deb Dana kennen. Deb ist eine talentierte Therapeutin mit einem tiefreichenden Verständnis der Welt des Traumas und einem starken Wunsch, die Polyvagal-Theorie in die klinische Praxis zu integrieren. Deb fand in der Polyvagal-Theorie eine Sprache des Körpers, die ihren Empfindungen und ihrer intuitiven Verbundenheit mit ihren Klienten entsprach. Die Theorie lieferte ihr eine Syntax für die sprachliche Erfassung ihrer eigenen Erlebnisse und derjenigen ihrer Klienten, die auf nachweislich existierenden neuronalen Mechanismen basiert. Die Polyvagal-Theorie wurde für sie zu einer Art Linse oder zu einer Erklärung dessen, wie sie ihre Klienten unterstützte und wie sie auf Klienten reagierte. Die Theorie transformierte die Erzählung eines Klienten, die zunächst eine reine Dokumentation gewesen war, in eine pragmatische *Suche nach Sicherheit*, der ein körperlicher Antrieb zu überleben immanent war. Als die Theorie auf ihr klinisches Modell einwirkte, begann sie mit der Entwicklung einer Methode und fing auch an, andere Therapeuten in ihrem neuen Ansatz auszubilden. In ihrem Buch *Die Polyvagal-Theorie in der Therapie* transformiert Deb Dana eine neurobiologisch fundierte Theorie auf brillante Art in eine klinische Praxis. So erwacht die Polyvagal-Theorie zum Leben.

Literatur

Porges, S. W. (1995). Orienting in a defensive World: Mammalian Modifications of Our Evolutionary Heritage. A Polyvagal Theory. *Psychophysiology*, 32 (4), 301–318; dt.: Orientierung in einer Welt voller Feinde: Für Säugetiere charakteristische Veränderungen unseres evolutionären Erbes. Eine Polyvagal-Theorie. In: S. W. Porges (2010b), *Die Polyvagal-Theorie. Neurophysiologische Grundlagen der Therapie.* Paderborn: Junfermann.

Porges, S. W. (2011a). *The Polyvagal Theory: Neurophysiological Foundations of Emotions, Attachment, Communication and Self-Regulation.* New York: Norton; dt.: (2010b). *Die Polyvagal-Theorie: Neurophysiologische Grundlagen der Therapie.* Paderborn: Junfermann.

Danksagung

Als ich mich auf diese Reise begab, merkte ich, daß ich aus dem Fluß meines normalen Alltagslebens heraustreten mußte, um schreiben zu können. Darum zog ich mit meinem Mann für einen Monat in ein altes Steinhaus in Sainte-Marie-du-Mont in der Normandie. Dort gelang es mir, in Harmonie mit dem Läuten der Glocken der nahen Kathedrale aus dem 11. Jahrhundert meinen Schreibrhythmus zu finden. Der Klang der Glocken, die das Vergehen der Zeit markieren, wurde für mich zu einem Mantra, das mich ständig begleitete, während mir die Worte in den Sinn kamen und der erste Teil des Buches Gestalt annahm. Der Rest des Textes entstand in meinem Haus in Kennebunkport in Maine, das in Meeresnähe am Waldrand liegt. Die Bäume und das Meer boten mir ihre stetige Präsenz und geleiteten mich immer wieder in den Zustand der Regulation zurück, wenn ich mich nicht mehr fähig fühlte, die richtigen Worte zu finden.

Obgleich das Schreiben eine einsame Tätigkeit ist, fühlte ich mich während meiner Arbeit nie allein. Meine Familie, meine Freunde und Kollegen hörten mir immer wieder geduldig zu, wenn ich Klarheit darüber zu gewinnen versuchte, wie sich die Erkenntnisse der Polyvagal-Theorie in die therapeutische Praxis einbeziehen und darin nutzen lassen. Der unerschöpfliche Glauben all dieser mir Nahestehenden an meine Arbeit und an meine Fähigkeit, anderen die Früchte meiner Bemühungen zugänglich zu machen, ermöglichten mir, dieses Buch zu schreiben. Vor vielen Jahren erkannte Linda Graham, daß es mein Traum war, ein Buch über meine Arbeit zu schreiben. Sie gab mir damals einen Stift, der immer noch auf meinen Schreibtisch liegt und auf dem die Worte »zukünftige Autorin« eingraviert sind. In den Monaten, in denen ich an diesem Buch gearbeitet habe, war Linda mir eine immer verständnisvolle Begleiterin, die mir ihr Wissen als erfolgreiche Autorin großzügig zur Verfügung stellte. Wenn ich Feedback brauchte, wendete ich mich an Tina Zorger, die mich seit mehr als einem Jahrzehnt als Assistentin bei den Trainings der *Rhythm of Regulation*-Serie unterstützt. Sie würdigte meine Erfolge und stellte mir wichtige Fragen, die mir halfen, in viele Dinge tiefer hineinzuschauen. Deb Grant hat mit mir zusammen das *Polyvagal PlayLab* entwickelt und mir so zu einem Raum verholfen, in dem ich mit der Polyvagal-Theorie und ihren Implikationen spielen konnte; dies war der Ausgangspunkt für die Entwicklung der *Rhythm of Regulation*-Serie, die das Herz dieses Buches ist. Ausdrücklich erwähnen muß ich an dieser Stelle auch die Therapeuten, die an meinen ersten drei *Rhythm of Regulation*-Trainings teilgenommen haben. Für ihre Bereitschaft, als meine Testpiloten zu fungieren und sich der Herausforderung zu stellen, ihre eigenen autonomen Erzählungen zu untersuchen und mit einer neuen Art von klinischer Praxis zu experimentieren, schulde ich ihnen tiefen Dank. Auch meinen Klienten möchte ich an dieser Stelle von Herzen danken. Ohne ihren Mut, mit mir in unbekannte Gewässer einzutauchen und ihre Situation aus der Perspektive des Autonomen Nervensystems zu erforschen, hätte ich dieses Buch nicht schreiben können.

Stephen Porges' erstes Buch, *Die Polyvagal-Theorie*, veränderte mein Leben. Durch die Lektüre erschloß sich mir plötzlich ein neuartiger Sinn dessen, was in der Welt geschieht. Mein Leben veränderte sich erneut, als ich Steve persönlich kennenlernte. Er ist ein besonderer Mensch, der die Qualitäten des Scharfsinns und der Güte verkörpert, eine seltene Kombination, die man hegen sollte. Steve hieß mich in seiner Welt willkommen und unterstützte mich in meinem Bemühen, seine Erkenntnisse in der klinischen Arbeit zu nutzen. Seine Aufforderung, aus der Perspektive der Polyvagal-Theorie heraus zu leben, ist in jedem Kapitel meines Buches spürbar.

Natürlich möchte ich an dieser Stelle auch mit besonderer Liebe meinem Mann Bob danken, der an mich glaubte und mich bei jedem meiner Schritte unterstützte. Seine aufrichtige Freude, wenn ich einen Teil abgeschlossen hatte, und seine unerschütterliche Präsenz, wenn ich nicht mehr weiter wußte, haben mir die Arbeit an diesem Buch letztlich überhaupt erst ermöglicht. Er überzeugte mich immer wieder davon, daß die richtigen Worte schon da seien und daß ich sie schließlich finden würde.

Das Buch wäre wohl ohne Caroline Pincus nie zu einer Realität geworden. Sie ist eine wunderbare Bücher-Hebamme, die mich ermutigt hat, es zur Welt zu bringen; ebensowenig wäre es ohne Deborah Malmud entstanden, meine Lektorin beim Verlag Norton, die mir zuerst grünes Licht gab, ein Buch mit dem Titel *Die Polyvagal-Theorie in der Therapie* zu schreiben, und mich dann bei jedem Schritt auf dem Weg zum fertigen Buch begleitete. Mit ihrem Team bei Norton zu arbeiten war eine Freude.

Meine Tage waren gesegnet durch die vielen Menschen, die während der Arbeit am Text in mein Leben getreten sind. Vor ihnen allen verneige ich mich in tiefer Dankbarkeit.

Einleitung

Wenn ich Kollegen und Klienten die Polyvagal-Theorie nahezubringen versuche, erkläre ich ihnen, daß sie etwas über die Suche nach Sicherheit lernen werden – über Möglichkeiten, sich so sicher zu fühlen, daß sie sich in das Leben verlieben und sich auf seine Risiken einlassen können. Die Polyvagal-Theorie vermag auf der physiologischen wie auch der psychologischen Ebene zu erklären, wie und warum Klienten sich permanent in einem Zyklus der Mobilisierung, Abkoppelung *(disconnection)* und Reaktivierung oder Ankoppelung *(engagement)* bewegen. In diesem Sinne sehen wir die Rolle des Autonomen Nervensystems (ANS) bei der Formung von Erlebnissen von Sicherheit und bei der Beeinflussung der Fähigkeit von Klienten, in Verbindung zu treten, aus der Perspektive der Polyvagal-Theorie.

Das ANS reagiert auf die Herausforderungen, mit denen wir im Alltagsleben konfrontiert werden, indem es uns nicht sagt, *was* oder *wer*, sondern *wie* wir sind. Es steuert unseren Umgang mit Gefahr und erzeugt Muster der Verbundenheit, indem es unseren physiologischen Zustand verändert. Bei vielen Menschen sind diese Veränderungen gering, und wenn doch einmal eine starke Zustandsveränderung eintritt, ist ihr System so resilient, daß es ihnen die Rückkehr in einen regulierten Zustand ermöglicht. Ein Trauma macht den Aufbau eines autonomen Zustandes sicherer Verbundenheit unmöglich und stört die Entwicklung der Fähigkeit zur Regulation und von Resilienz. Ein Klient mit einem unaufgelösten Trauma erlebt intensivere, extremere autonome Reaktionen, und dadurch wird seine Fähigkeit, sich zu regulieren und sich in Beziehungen wohl zu fühlen, beeinträchtigt. Die Polyvagal-Theorie hilft Therapeuten zu verstehen, daß die Verhaltensweisen ihrer Klienten autonome Aktivitäten im Dienste des Überlebens sind – adaptive Reaktionen, die feste Bestandteile einer Erzählung vom Überleben sind, in welche die Betroffenen automatisch eintreten.

Traumata verringern unsere Fähigkeit zur Kontaktaufnahme, indem sie Muster der Verbundenheit durch dem (Selbst-)Schutz dienende Muster ersetzen. Bleiben diese (früh entstandenen) zunächst adaptiven überlebenssichernden Reaktionen unaufgelöst bestehen, verwandeln sie sich in habituelle autonome

Muster. Eine Therapie, die sich an der Polyvagal-Theorie orientiert, unterstützt Klienten in der Umgestaltung der Funktionsweise ihres ANS, wenn ihr Überlebenstrieb und ihr Bedürfnis nach Verbundenheit mit anderen Menschen miteinander konkurrieren.

Das vorliegende Buch möchte Ihnen helfen, die Erkenntnisse der Polyvagal-Theorie in Ihre therapeutische Praxis einzubeziehen. Es präsentiert einen umfassenden Interventionsansatz, indem es erläutert, wie Sie die autonome Reaktion kartieren und die Aktivität des ANS auf die Förderung von Sicherheit hin orientieren können. Sie werden in diesem Buch die Polyvagal-Theorie kennenlernen und Ihre neu erworbenen Kenntnisse dann mit Hilfe von Arbeitsblättern und erlebensbasierten Übungen für die therapeutische Praxis zu nutzen lernen.

Teil I, »Mit dem Nervensystem vertraut werden«, beschreibt die Grundlagen der Verbundenheit und erläutert die Sprache der Polyvagal-Theorie. Die Kapitel dieses Teils stellen die wichtigen Elemente der Polyvagal-Theorie vor, schaffen dadurch eine solide Wissensgrundlage und bereiten so den Weg zu den im weiteren Verlauf des Buches beschriebenen klinischen Anwendungsmöglichkeiten.

Teil II, »Mapping des Nervensystems«, konzentriert sich auf die Vermittlung der Fähigkeit, die Muster des polyvagalen Reaktionssystems zu erkennen. Die in diesem Kapitel vorgestellten Arbeitsblätter ermöglichen, die Position eines Klienten in der Hierarchie autonomer Reaktionen zuverlässig zu bestimmen.

Teil III, »Im Nervensystem navigieren«, baut auf der neu erlangten Fähigkeit, autonome Zustände zu identifizieren, auf und vollzieht den nächsten Schritt des Prozesses: Therapeuten lernen nun, Reaktionsmuster zu verfolgen, Trigger zu erkennen und regulierend wirkende Ressourcen zu identifizieren. Verschiedene Arten des »Begleitens« werden vorgestellt, die eine neue Art der Einstimmung in Muster der Aktivität, der Abkoppelung und der Reaktivierung oder erneuten Ankoppelung unterstützen.

Teil IV, »Das Nervensystem umgestalten«, untersucht die Nutzung passiver und aktiver neuronaler Pfade zur Tonisierung des ANS und zu seiner Neuorganisation im Interesse einer Verstärkung der Reaktionsflexibilität. Die Kapitel dieses Teils erschließen Möglichkeiten, die Regulationsfähigkeiten des ventralen Vagus sowohl durch Interventionen im konkreten Augenblick zu nutzen als auch mit Hilfe von Übungen, die dem System ermöglichen, Sicherheit in der Verbundenheit zu finden.

Durch die in diesem Buch erläuterten Ideen wird Ihnen klar werden, inwiefern die Nutzung der Polyvagal-Theorie in einer Therapie die klinische Arbeit mit Traumatisierten effektiver zu gestalten vermag. Dies wird nicht nur Ihre therapeutische Praxis, sondern auch Ihre Art zu sehen und Ihr In-der-Welt-Sein verändern. Nach meiner persönlichen Erfahrung – und nach meinen Erfahrungen als Vermittlerin der Polyvagal-Theorie bei meiner Arbeit mit Therapeuten und mit Klienten – tritt beim Kennenlernen dieser Theorie ein Vorher-Nachher-Effekt auf. Wenn Sie den starken Einfluß des ANS auf unser Leben erst einmal verstanden haben, können Sie die Welt nie mehr *nicht* durch diese Linse sehen.

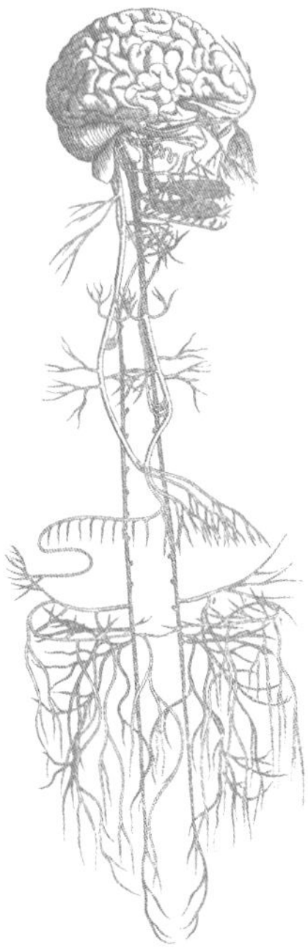

TEIL I

Mit dem Nervensystem vertraut werden

Das Wichtigste bei aller Erziehung ist deshalb, daß wir unser Nervensystem zu unserem Verbündeten statt zu unserem Feind machen.

— WILLIAM JAMES

Bei einer Google-Suche nach »Polyvagal-Theorie« erhält man über 120 000 Resultate, bei einer Suche nach »Stephen Porges« über 160 000 Resultate. Die Polyvagal-Theorie hat sich in erstaunlich kurzer Zeit von einer relativ unbekannten und umstrittenen Theorie zu einem im Bereich der Psychotherapie weithin akzeptierten Verständnisansatz entwickelt.

Die Ursprünge der Polyvagal-Theorie gehen auf das Jahr 1969 zurück, die Zeit, in der Dr. Porges wissenschaftliche Untersuchungen über die Herzratenvariabilität (HRV) durchführte. Er hatte damals »die Vision, daß die Untersuchung physiologischer Zustände Psychotherapeuten bei der Gestaltung ihrer klinischen Interaktionen nützlich sein könnte« (Porges 2011a/2010b, S. 19). Dr. Porges schreibt: »Ich glaubte, … ich könnte mich … mit Elan der Anwendung der bereits erzielten Resultate auf bestimmte klinische Populationen zuwenden. Damals lag es absolut nicht in meiner Absicht, eine Theorie zu entwickeln …« (Porges 2011a/2010b, S. 24). Die Polyvagal-Theorie resultierte letztlich aus der Frage, wie ein Nerv – der Vagusnerv – und sein Tonus, den Dr. Porges maß, gleichzeitig sowohl ein Marker für Resilienz als auch ein Risikofaktor für Neugeborene sein konnte. Indem er dieses Rätsel löste, das heute unter der Bezeichnung *Vagusparadox* bekannt ist, entwickelte Dr. Porges die Polyvagal-Theorie.

Drei Organisationsprinzipien bilden das Zentrum der Polyvagal-Theorie.

- **Hierarchie:** Das ANS reagiert auf Empfindungen im Körper und Signale aus der Umgebung und nutzt dabei drei Reaktionspfade. Diese werden in einer bestimmten Reihenfolge aktiviert und reagieren auf Herausforderungen vorhersehbar. Die drei Pfade (und ihre Reaktionsmuster) sind – in der Reihenfolge ihrer Entwicklung, vom ältesten bis zum neuesten – der dorsale Vagus (der eine Immobilisierung einleitet), das Sympathische Nervensystem (SNS – das mobilisierend wirkt) und der ventrale Vagus (der soziale Aktivitäten fördert und verbindend wirkt).

- **Neurozeption:** Diesen Begriff prägte Dr. Porges für die Reaktionen des ANS auf Signale für Sicherheit, Gefahr und Lebensgefahr, die aus dem Körper und aus der Umgebung stammen und durch unsere Kontakte zu anderen Menschen hervorgerufen werden. Anders als bei der Perzeption (Wahrnehmung) handelt es sich bei der Neurozeption um ein »Erkennen ohne Gewahrsein« (Porges 2011c, S. 10), ein subkortikales Erleben, das tief unterhalb des bewußten Denkens stattfindet.

- **Co-Regulation:** Die Polyvagal-Theorie versteht Co-Regulation als einen biologischen Imperativ: als ein Bedürfnis, das zwingend erfüllt werden muß, um das Leben zu erhalten. Aufgrund der reziproken Regulation unserer autonomen Zustände fühlen wir uns sicher genug, um uns auf Verbundenheit einzulassen und vertrauensvolle Beziehungen aufzubauen.

Wir können das ANS als die Grundlage unseres Erlebens verstehen. Diese biologische Ressource (Kok et al. 2013) ist die neuronale Plattform, die allem, was wir erleben, zugrunde liegt. Wie wir uns durch die Welt bewegen – ganz gleich, ob wir uns anderen zuwenden, uns von ihnen abwenden, ob wir zuweilen Kontakt suchen oder uns in anderen Fällen isolieren –, wird vom ANS gesteuert. Unterstützt durch co-regulierte Beziehungen, entwickeln wir Resilienz. In von Erlebnissen der Fehleinstimmung geprägten Beziehungen werden wir Überlebenskünstler. In jeder unserer Beziehungen »lernt« das ANS etwas über die Welt und wird dazu gebracht, Gewohnheiten der Verbundenheit oder der Schutzsuche zu entwickeln.

Hoffnungsvoll könnte uns das Wissen stimmen, daß frühe Erlebnisse zwar das Nervensystem prägen, es aber jederzeit durch das aktuelle Erleben umgeformt werden kann. So wie sich das Gehirn in Reaktion auf Erlebnisse und die Umgebung ständig verändert, kann auch das ANS durch seine Teilhabe am aktuellen Geschehen beeinflußt werden. Ist das Nervensystem eines Menschen auf Kontakt und Co-Regulation aus, werden Erlebnisse von Resonanz und Dissonanz als Augenblicke der Verbundenheit oder Augenblicke der Schutzsuche erlebt. Die übermittelten Signale, Anzeichen für Sicherheit oder Gefahr, die ein ANS einem anderen übermittelt, laden entweder zur Regulation ein oder verstärken die Reaktivität. Bei der Arbeit mit Paaren läßt sich verstärkte Reaktivität leicht beobachten, wenn eine Meinungsverschiedenheit rasch eskaliert und wenn Gefahrensignale, die zwischen den Nervensystemen der Partner übermittelt werden, bei beiden ein Schutzbedürfnis hervorrufen. Hingegen veranschaulicht der Einklang in der Beziehung zwischen Therapeut und Klient die Übermittlung von Signalen der Sicherheit und die autonome Einladung zur Verbundenheit.

Menschen verspüren oft den Drang, das »Warum« von Verhaltensweisen verstehen zu wollen. Wir schreiben anderen bestimmte Motivationen und Absichten sowie Schuld zu. Die Gesellschaft beurteilt Traumatisierte aufgrund ihrer Handlungen in Krisensituationen. Wir geben immer noch zu oft den Opfern die Schuld, wenn sie nicht gekämpft oder zu fliehen versucht, sondern sich unterworfen haben. Wir fällen ein Urteil über die Handlungen eines Menschen und leiten aus diesem Urteil eine Überzeugung darüber ab, wer der Betreffende ist. Traumatisierte denken oft selbst: »Es war meine eigene Schuld«, und ein strenger Kritiker in ihnen spiegelt die Reaktion der Gesellschaft auf das, was sie erlebt haben. In unseren täglichen Interaktionen mit unserer Familie, mit Freunden und Kollegen und sogar in den beiläufigen Gesprächen mit Fremden, die wir Tag für Tag führen, beurteilen wir unsere Gesprächspartner aufgrund der Art, wie sie zu uns in Beziehung treten.

Die Polyvagal-Theorie liefert Therapeuten einen neurophysiologisch fundierten Bezugsrahmen, in dem sie über die Gründe für das spezifische Handeln von Menschen nachdenken können. Die polyvagale Perspektive macht uns klar, daß Handlungen automatisch erfolgen, adaptiv zu verstehen sind und vom ANS tief unter dem Radar des Bewußtseins initiiert werden. Nicht das Gehirn trifft eine kognitiv fundierte Entscheidung, sondern autonome Energien bewegen sich in auf Schutz zielenden Mustern. Und aufgrund dieses neuartigen Gewahrseins öffnet sich die Tür zum Mitgefühl.

Ein Funktionsprinzip des ANS lautet: »Jede Reaktion ist eine Handlung im Dienste des Überlebens.« Ganz gleich, wie unpassend eine Handlung von außen wirken mag, aus autonomer Perspektive ist sie immer eine adaptive überlebenssichernde Reaktion. Das ANS urteilt nicht über Gut und Böse; es versucht nur, Gefahren einzugrenzen und Sicherheit zu suchen. Indem wir Klienten zu verstehen und zu würdigen helfen, daß ihre autonomen Reaktionen sie zu schützen versuchen, verringern wir die Scham- und Schuldgefühle, die Traumatisierte oft plagen. Wenn wir Klienten die Sicht der Polyvagal-Theorie erschließen, werden sie oft neugierig auf die Sicherheits- und Gefahrensignale, die ihr Nervensystem erkennt, und sie lernen, ihre Reaktionen als mutige Versuche, ihr Überleben zu sichern, zu verstehen, die sie mitfühlend betrachten können.

Traumakundige Therapeuten lernen durch die Polyvagal-Theorie, daß eine der Grundlagen guter Traumaarbeit darin liegt zu verstehen, daß »das Wahrgenommene wichtiger ist als die Wirklichkeit.« Die persönliche Wahrnehmung, nicht das Tatsächliche eines Erlebnisses, ruft posttraumatische Konsequenzen hervor. Die Polyvagal-Theorie zeigt, daß das ANS die Umgebung schon eingeschätzt und eine adaptive überlebensfördernde Reaktion initiiert hat, bevor das Gehirn einem Vorfall einen Sinn zuschreibt. Die Neurozeption geht der Wahrnehmung voraus. Die Erzählung folgt dem Zustand. Im Verständnisrahmen der Polyvagal-Theorie wird die wichtige Frage »Was ist passiert?« nicht untersucht, um die Details eines Ereignisses zu erforschen, sondern um etwas über die autonome Reaktion herauszufinden. Aufschluß über das gegenwärtige Leiden eines Klienten gibt die Erzählung über seine autonomen Reaktionen.

Ziel der Therapie ist, die Ressourcen des ventralen Vagus zu nutzen, um die Schaltkreise zu aktivieren, die die prosozialen Verhaltensweisen des Systems für soziale Verbundenheit unterstützen (Porges 2009a/2010b, Kap. 3; 2015a). Dieses ist unsere »Gesicht-Herz«-Verbindung, die auf der Beziehung zwischen dem ventralen Vagus (Herz) und den gestreiften Muskeln des Gesichts und des Kopfes basiert, die den Ausdruck unseres Gesichts, wie wir hören (den auditorischen Ausdruck) und wie wir sprechen (unsere Vokalisierung) steuern (Porges 2017a/2017c). In unseren Interaktionen senden und suchen wir mit Hilfe des Systems für soziale Verbundenheit Anzeichen für Sicherheit. In der Therapiesituation und in der konkreten Therapiesitzung müssen die Voraussetzungen für einen physiologischen Zustand geschaffen werden, der die Aktivität des Systems für soziale Verbundenheit unterstützt. »Wenn wir uns nicht sicher fühlen, befinden wir uns permanent in einem Zustand der Defensivität, und wir urteilen unablässig« (Porges 2011b, S. 14/2017a, S. 242/2017c, S. 186). Ein ventralvagaler Zustand und eine Neurozeption von Sicherheit bringen die Möglichkeit der Entstehung von Verbundenheit, Neugier und Veränderung mit sich. Ein von der polyvagalen Sicht geprägtes Verständnis therapeutischer Arbeit orientiert sich an den 4 R:

- E**r**kennen *(**r**ecognize)* des autonomen Zustandes.
- **R**espektieren der adaptiven überlebenssichernden Reaktion.
- **R**egulieren oder co-regulieren in einen ventral-vagalen Zustand hinein.
- Neufassung der Geschichte *(**r**e-story).*

Der nun folgende »Leitfaden für Anfänger« ist als Leitfaden für Therapeuten zu verstehen, die ihn darüber hinaus benutzen können, um Klienten auf verständliche Art mit der Polyvagal-Theorie vertraut zu machen.

Leitfaden zum Verständnis der Polyvagal-Theorie für Anfänger

Wir kommen mit der Anlage auf diese Welt, zu anderen Menschen in Verbindung zu treten. Von unserem ersten Atemzug an streben wir unser ganzes Leben lang danach, uns in unserem Körper, der Umgebung, in der wir uns aufhalten, und in unseren Beziehungen zu anderen Menschen sicher zu fühlen. Das ANS ist unser persönliches Observationssystem, das ständig im Einsatz ist und unablässig fragt: »Ist dies sicher?« Sein Ziel ist, uns zu schützen, indem es Situationen als sicher oder gefährlich identifiziert und Augenblick für Augenblick lauscht, was in unserem Körper, um ihn her und in unserem Austausch mit anderen Menschen geschieht.

Dieses Lauschen findet weit unterhalb der Schwelle dessen, was wir wahrnehmen, und außerhalb der Kontrolle unseres Bewußtseins statt. Weil Stephen Porges klar war, daß es dabei nicht um die Art von Gewahrsein ging, die mit der Wahrnehmung *(perception)* verbunden ist, prägte er den Begriff *Neurozeption*. Mit diesem wollte er beschreiben, wie unser ANS ständig versucht, Anzeichen für Sicherheit, Gefahr und Lebensgefahr zu erkennen, ohne daß die kognitiven Areale unseres Gehirns im Spiel sind. Und weil wir als Menschen unablässig bemüht sind, einen Sinnzusammenhang zu konstruieren, führt das, was als nonverbales Erleben der Neurozeption beginnt, schließlich zur Entstehung einer Erzählung, die unser Alltagsleben prägt.

Das Autonome Nervensystem (ANS)

Das ANS besteht aus zwei Hauptzweigen, dem sympathischen und dem parasympathischen Zweig, und es reagiert auf Signale und Empfindungen auf drei Arten, die jeweils charakteristische Reaktionsmuster nutzen. In jedem dieser drei Fälle reagieren wir »im Dienste des Überlebens«.

Der sympathische Zweig, der im mittleren Teil des Rückenmarks lokalisiert ist, bereitet uns darauf vor zu handeln. Er reagiert auf Gefahrensignale und initiiert die Ausschüttung von Adrenalin, wodurch Energie für die Kampf-oder-Flucht-Reaktion mobilisiert wird.

Im parasympathischen Zweig des ANS sind im Vagusnerv die beiden anderen Reaktionsweisen lokalisiert. *Vagus* bedeutet *(umher)schweifend*, eine sehr passende Bezeichnung, weil der Vagus vom Hirnstamm an der Schädelbasis in zwei Richtungen verläuft: abwärts zur Lunge, zum Herzen, zum Zwerchfell und zum Magen und aufwärts zum Hals, zur Kehle, zu den Augen und zu den Ohren, mit deren Nerven er verbunden ist.

Der Vagus ist in zwei Teile, den ventralen und den dorsalen Vaguspfad, gegliedert. Der ventrale Vaguspfad reagiert auf Signale für Sicherheit und unterstützt Gefühle, die mit auf Sicherheit basierender Aktivität und sozialer Verbundenheit assoziiert sind. Der dorsale Vaguspfad hingegen reagiert auf Signale, die extreme Gefahr ankündigen. Er unterbricht jedes Gefühl der Verbundenheit und jedes Gewahrsein und versetzt uns in einen kollabierten* Zustand – einen Zustand der Empfindungslosigkeit, der uns schützen soll. Wenn wir das Gefühl haben, erstarrt, wie betäubt oder »nicht hier« zu sein, dominiert der dorsale Vagus die Situation.

Dr. Porges entdeckte eine Hierarchie von Reaktionsweisen des ANS, die mit der Entwicklungsgeschichte unserer Art verbunden ist. Der im parasympathischen Zweig des ANS lokalisierte dorsale Vaguspfad und die für ihn charakteristische Immobilisierungsreaktion gehen auf unsere Wirbeltier-Vorfahren zurück, und dies ist die älteste der drei Reaktionsweisen des ANS. Als nächstes entstanden der sympathische Zweig des ANS und sein Mobilisierungsmuster.

---

* Stephen Porges erklärt das Verhältnis zwischen *Kollaps* und *Shutdown* wie folgt: »Wenn der Körper in einen Defensivzustand verfällt (d. h. in eine dorsal-vagale Reaktion), führt das oft zum Verlust des motorischen Tonus (d. h. zum Kollaps) und zu einer Hemmung des interaktiven (d. h. reziproken und synchronen) Verhaltens (d. h. zum Shutdown). Kollaps und Shutdown sind also synchron auftretende Merkmale einer ›zentralen‹ adaptiven Reaktion und manifestieren sich nicht unbedingt sequentiell.« Persönliche Mitteilung am 21.5.2018. Anm. d. Übers.

Der neueste der drei Pfade, der ventrale Vaguspfad des parasympathischen Zweiges, hat uns Möglichkeiten sozialer Verbundenheit erschlossen, die nur Säugetieren zur Verfügung stehen.

Wenn wir tief im ventralen Vaguspfad verwurzelt sind, fühlen wir uns sicher, ruhig und in soziale Bezüge eingebunden. Ein Empfinden (Neurozeption) von Gefahr kann uns aus diesem Zustand herausreißen und uns in einen entwicklungsgeschichtlich älteren Zustand, den für den sympathischen Zweig des ANS charakteristischen, versetzen. Wir sind dann mobilisiert und können reagieren und handeln, was uns helfen kann, in einen sicheren Zustand sozialer Verbundenheit zurückzukehren. Wenn wir das Gefühl haben, in einer Falle zu sitzen, und einer Gefahr nicht entrinnen können, zieht uns der dorsale Vaguspfad zurück in das erste Stadium unseres Entwicklungswegs, einen Zustand der Immobilität. Wir verschließen uns dann völlig, um zu überleben. Von diesem Zustand aus ist der Weg zurück zu einem Gefühl der Sicherheit lang und schmerzhaft.

Die autonome Leiter

Wir werden unser Grundwissen über das ANS nun in ein alltagstaugliches Modell übersetzen, indem wir uns das ANS wie eine Art Leiter vorstellen. Wie verändert es unser Erleben, wenn wir auf dieser Leiter aufwärts und abwärts steigen?

Das obere Ende der Leiter

Wie würde es sich anfühlen, in Sicherheit und im Warmen zu sein? Mit starken, aber sanften Armen. Eng angekuschelt, verbunden durch Tränen und Lachen. Frei, teilzuhaben, sich mitzuteilen, zu bleiben, zu gehen …

Sicherheit und Verbundenheit unterliegen dem Einfluß des entwicklungsgeschichtlich neuesten Teils des ANS. Unser System für soziale Verbundenheit ist im ventralen Vaguspfad des parasympathischen ANS-Zweigs aktiv. Wenn wir uns in diesem Zustand befinden, schlägt unser Herz regelmäßig, wir atmen tief und voll, nehmen Gesichter von Freunden offen auf und können unser Gehör auf Gespräche konzentrieren und ablenkende Geräusche ausblenden. Wir sehen das »große Bild« und treten zur Welt und zu anderen Menschen in Kontakt. Ich könnte mich in diesem Zustand als glücklich, aktiv, interessiert und die Welt als sicher, amüsant und friedlich beschreiben. In dieser Position des ventralen Vagus am oberen Ende der autonomen Leiter bin ich mit meinem Erleben verbunden und in der Lage, zu anderen Menschen in Kontakt zu treten. Einige der

Ausdrucksformen dieses Zustandes im Alltagsleben sind, organisiert zu sein, Pläne gänzlich umzusetzen, für sich selbst zu sorgen, sich Zeit für spielerische Aktivitäten zu nehmen, mit anderen Menschen Dinge gemeinsam zu tun, sich bei der Arbeit produktiv zu fühlen und generell das Gefühl zu haben, sich in einem regulierten, strukturierten und geordneten Zustand zu befinden. Zu den positiven Auswirkungen dieses Zustandes auf die Gesundheit zählen ein gesundes Herz, ein regulierter Blutdruck, ein gut funktionierendes Immunsystem, das die Anfälligkeit für Krankheiten mindert, eine gute Verdauung, ein erholsamer Schlaf und ein allgemeines Wohlgefühl.

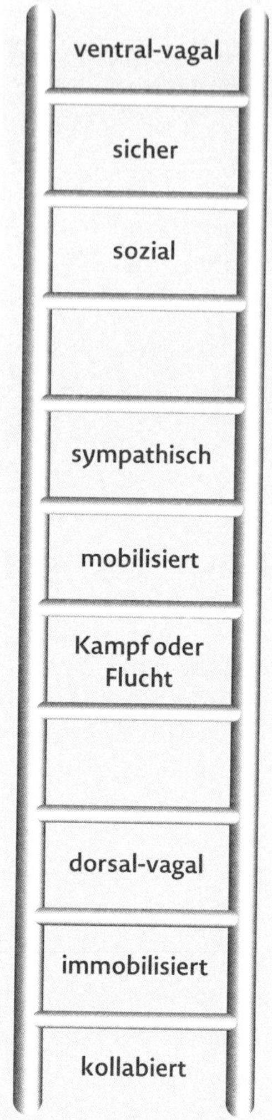

Abstieg auf der Leiter

Die Angst flüstert mir etwas zu, und ich spüre die Macht ihrer Botschaft. Bewege dich, werde aktiv, fliehe. Man kann niemandem vertrauen. Kein Ort ist sicher …

Der sympathische Zweig des ANS wird aktiviert, wenn wir einen Anflug von Unbehagen spüren – wenn irgend etwas eine Neurozeption von Gefahr stimuliert. Dann werden wir aktiv, und es kommt zu einem Kampf oder zur Flucht. In diesem Zustand schlägt unser Herz schneller, wir atmen kurz und flach, halten in der Umgebung nach Gefahren Ausschau – kurz, wir sind »in Bewegung«. Ich könnte mich in diesem Zustand als ängstlich oder wütend beschreiben und ein Aufwallen von Adrenalin erwähnen, das es mir erschwert, ruhig zu bleiben. Ich lausche, ob Geräusche auf eine Gefahr hinweisen, und überhöre den Klang freundlicher Stimmen. In diesem Zustand können wir die Welt als gefährlich, chaotisch und unfreundlich empfinden. Vom Punkt der sympathischen Mobilisierung aus – der sich einen Schritt weiter unten auf der autonomen Leiter befindet und in der Entwicklungsgeschichte früher entstanden ist – könnte ich denken: »Die Welt ist gefährlich, und ich muß mich vor Schädigungen schützen.« Einige Probleme des Alltags können Angst, Panikattacken, Wut, Unfähigkeit, sich zu konzentrieren oder etwas zu Ende zu bringen, sowie

Schwierigkeiten in Beziehungen sein. Gesundheitliche Auswirkungen können sein: eine Herzerkrankung; Bluthochdruck; ein hoher Cholesterolspiegel; Schlafstörungen; Gewichtszunahme; Gedächtnisstörungen; Kopfschmerzen; chronische Verspannungen im Hals-, Schulter- und Rückenbereich; Magenprobleme; und eine generell erhöhte Anfälligkeit für Krankheiten.

Das untere Ende der Leiter

Ich bin in weiter Ferne an einem dunklen, unerfreulichen Ort. Ich gebe keinen Laut von mir. Ich bin klein und still und atme kaum. Allein an einem Ort, an dem mich nie jemand finden wird. …

Unsere älteste Reaktionsmöglichkeit, der dorsale Vaguspfad des parasympathischen ANS-Zweiges, ist unser letzter Ausweg. Wenn alles andere scheitert, wenn wir in der Falle sitzen und durch Aktivität nichts erreichen können, versetzt uns der »primitive Vagus« in den *Shutdown* genannten Zustand, eine Art Notabschaltung, die auch Dissoziation genannt wird. Dies ist der unterste Punkt der autonomen Leiter, wo ich mit meiner Verzweiflung allein bin und ich mich in das Nicht-Wissen, Nicht-Fühlen und fast sogar in eine Empfindung des Nicht-Seins flüchte. Ich könnte mich in diesem Zustand als hoffnungslos, im Stich gelassen, benebelt, zu müde zum Denken und Handeln und die Welt als leer, tot und dunkel beschreiben. Von diesem frühesten Punkt der physiologischen Entwicklung unserer Spezies, an dem Geist und Körper in eine Art »Energiesparmodus« versetzt werden, denke ich vielleicht: »Ich weiß nicht mehr weiter, und hier wird mich niemand finden.« Zu den Problemen, die dieser Zustand im Alltag verursachen kann, zählen Dissoziation, Gedächtnisstörungen, Depression, Isolation und Mangel an Energie für die Erledigung der alltäglichen Pflichten. Gesundheitlich kann sich dieser Zustand in Form von chronischer Erschöpfung, Fibromyalgie, Magenproblemen, einem zu niedrigen Blutdruck, Diabetes Typ 2 und Gewichtszunahme auswirken.

Tägliche Bewegungen auf der Leiter

Nachdem wir nun alle Positionen auf der Leiter autonomer Reaktionen untersucht haben, werden wir uns vergegenwärtigen, wie wir uns auf ihr aufwärts und abwärts bewegen. Bevorzugt halten wir uns am oberen Ende der Leiter auf. Es gibt einen Song von Johnny Nash, *»I Can See Clearly Now«*, in dem es heißt: »Ich sehe jetzt klar; der Regen ist vorüber. Ich sehe alle Hindernisse auf dem Weg. Die Wolken, die mir den Blick getrübt haben, sind weitergezogen.« Der ventrale Vaguszustand ist von Hoffnung geprägt und er erschließt Ressourcen.

In ihm können wir leben, lieben und lachen, allein und in Gesellschaft. Zwar ist auch in diesem Zustand nicht alles wunderbar oder frei von Problemen. Aber wir können uns darin Leid eingestehen, neue Möglichkeiten erkunden, uns um Unterstützung bemühen und Reaktionen organisieren. Wenn wir Unbehagen – ein Gefühl drohender Gefahr – verspüren, steigen wir auf der Leiter in den Bereich des Handelns hinab. Wir hoffen dann, daß wir uns dort durch unser Aktivwerden genug Raum erschließen, um atmen und auf der Leiter wieder in den Bereich der Sicherheit und Verbundenheit emporsteigen zu können. Sinken wir bis zu den untersten Sprossen der Leiter hinab, erscheinen uns Sicherheit und Hoffnung, die am oberen Ende der Leiter lokalisiert sind, als vollkommen unerreichbar.

Wie könnte das tägliche Auf und Ab auf der Leiter autonomer Zustände in einer realen Alltagssituation aussehen? Versuchen Sie, sich in die folgenden beiden Szenarien hineinzuversetzen:

Ich fahre am Morgen zur Arbeit, höre während der Fahrt Radio und genieße den Tagesanfang *(oberes Ende der Leiter)*. Plötzlich ertönt hinter mir eine Sirene *(was ein schnelles Absinken zum untersten Punkt der Leiter zur Folge hat)*. Ich spüre, daß mein Herz rast, und mich überfällt die Sorge, ich könnte etwas falsch gemacht haben *(ich verharre am unteren Ende der Leiter)*. Ich fahre an den Straßenrand, und das Fahrzeug der Polizei schießt an mir vorbei. Daraufhin fahre ich auf die Straße zurück und setze meinen Weg zur Arbeit fort. Mein Herzschlag normalisiert sich allmählich *(ich steige auf der Leiter wieder empor)*. Ich erreiche meinen Arbeitsplatz, und dort angekommen, habe ich den Vorfall schon wieder vergessen und bin bereit, mich meiner Arbeit zu widmen *(Rückkehr zum obersten Punkt der Leiter)*.

Ich bin mit Freunden zum Essen verabredet und genieße das Gespräch und das angenehme Zusammensein mit Menschen, die ich mag *(oberster Punkt der Leiter)*. Das Gespräch wendet sich Urlaubsplänen zu, was dazu führt, daß ich meine eigene Situation mit derjenigen meiner Freunde zu vergleichen beginne. Ich bemerke, daß ich mich wütend fühle, weil ich mir keinen Urlaub leisten kann, weil ich in meinem Beruf nicht genug verdiene, weil ich so viele Rechnungen noch nicht bezahlt habe und mir aus all diesen Gründen wohl nie einen Urlaub leisten können werde *(womit ich mich dem unteren Ende der Leiter nähere)*. Ich lehne mich zurück und verfolge, wie meine Freunde sich weiter über ihre Reisepläne unterhalten. Ich löse mich aus dem Gespräch und fange an, mich unsichtbar zu fühlen, während das Gespräch um mich her seinen Lauf nimmt *(Shutdown und Erreichen des untersten Punktes der Leiter).* Meine Freunde registrieren mein Verstummen während des ganzen Abends nicht, weshalb ich mich in der Gruppe völlig fehl am Platz fühle *(am unteren Ende der Leiter festsitzend).* Ich gehe nach Hause und verkrieche mich im Bett *(der einzige Ort, der für mich jetzt existiert, ist das untere Ende der Leiter).* Am nächsten Morgen will ich nach dem Aufwachen nicht aufstehen und zur Arbeit gehen *(immer noch am unteren Ende der Leiter).* Ich fürchte, daß ich meine Arbeit verlieren könnte, wenn ich nicht erscheine; deshalb quäle ich mich aus dem Bett *(ein wenig Energie wird mobilisiert, und die Aufwärtsbewegung auf der Leiter beginnt).* Ich komme zu spät zur Arbeit. Mein Chef kommentiert mein Zuspätkommen mit einer Bemerkung, und es gelingt mir nur mit Mühe, nicht wütend darauf zu reagieren *(ich steige auf der Leiter weiter empor, und mehr Energie wird mobilisiert).* Mir wird klar, daß ich von diesem Job nun genug habe und daß ich mich ernsthaft nach einer neuen Tätigkeit umsehen muß *(steigt immer noch weiter auf der Leiter empor).* Ich denke darüber nach, welche Fertigkeiten mir in einem neuen Job nützlich sein könnten und daß ich, wenn ich eine Arbeit finde, die mir liegt, auch meine Rechnungen bezahlen und mir vielleicht sogar einen Urlaub leisten kann. Ich gehe mit einem Kollegen zum Lunch, und wir sprechen über unsere Arbeit und unsere Zukunftsträume *(wieder am obersten Punkt der Leiter angelangt).*

Systeme, die zusammenarbeiten

Wenn die drei Bestandteile unseres ANS gut zusammenarbeiten, fühlen wir uns wohl. Um diesen Zustand der Integration zu verstehen, lösen wir uns vom Bild der Leiter und stellen uns stattdessen ein Haus vor.

Das dorsale Vagussystem kümmert sich um die »grundlegenden Aufgaben«, die in einem Haus erledigt werden müssen. Dieses System ist ständig im Hintergrund aktiv und sorgt dafür, daß unsere wichtigsten Körpersysteme funktionsfähig und unbeschädigt bleiben. Tritt innerhalb des Systems eine Störung auf, richten wir die Aufmerksamkeit auf diese. Im günstigsten Fall erfüllen die Körperfunktionen ihre Aufgaben automatisch. Ohne daß das ventrale Vagussystem aktiv wird, kümmern sich die grundlegenden Versorgungssysteme um das leere Haus, doch »niemand ist zu Hause«. Und wenn wir zu Hause sind, verursacht die Umgebung kein Behagen. Alles spielt sich auf der niedrigsten Funktionsstufe ab – gerade so, daß Luft zirkuliert und die Leitungen nicht einfrieren. Die Umgebung ist nur so bewohnbar, daß das Leben erhalten bleibt.

Man kann sich den sympathischen Zweig des ANS als das Sicherheitssystem des Hauses vorstellen, das ein gewisses Spektrum an Reaktionsmöglichkeiten erhält und auf Notfallsituationen reagieren kann. Dieses Alarmsystem hat die Aufgabe, sofort eine Reaktion einzuleiten und anschließend wieder in den Standby-Zustand zurückzukehren. Fällt der Einfluß des ventralen Vagussystems aus, erreichen das Alarmsystem ständig Notfallanzeigen, und es initiiert ständig Alarmsignale.

Das ventrale Vagussystem ermöglicht uns, das Heim, das wir bewohnen, zu genießen. Wir können uns an ihm erfreuen als einem Ort, wo wir ausruhen und uns regenerieren können, und als einem Ort der Begegnung mit Freunden und mit unserer Familie. Wir spüren dabei, daß die »grundlegenden Versorgungssysteme« im Hintergrund ihre Aufgaben erfüllen. Der Rhythmus unseres Herzens und unserer Atmung werden reguliert. Wir vertrauen darauf, daß das »Überwachungssystem« auf Standby geschaltet ist. Die Integration der drei Teile des ANS ermöglicht uns, gegenüber anderen mitfühlend zu sein, der Welt, in der wir leben, mit Neugier zu begegnen und emotional und physisch mit anderen Menschen verbunden zu bleiben.

Was tun wir als nächstes?

Nachdem wir uns diesen ersten Eindruck von der Rolle des ANS im Dienste unserer Sicherheit und unseres Überlebens und seinen Reaktionen verschafft haben, können wir beginnen, uns mit dem ANS vertraut zu machen und unsere persönlichen Reaktionsmuster zu erfassen. Wenn wir mit der Beschaffenheit des ANS vertraut sind, ist die Entwicklung unserer Beobachtungsfähigkeit die natürliche Folge. Das Mapping unserer persönlichen Reaktionsmuster führt ganz von selbst zum Verfolgen (Tracking) dessen, was geschieht. Mit Hilfe der Erkenntnisse, die das Tracking uns erschließt, können wir unser ANS gezielt einstimmen und tonisieren. So können wir unser Streben nach Sicherheit und Verbundenheit mit Aussicht auf Erfolg fortsetzen.

KAPITEL 1

Sicherheit, Gefahr und Lebensgefahr: Adaptive Reaktionsmuster

Wir sind einander ähnlicher, meine Freunde,
als wir uns voneinander unterscheiden.
— Maya Angelou

Das Autonome Nervensystem ist eine Art gemeinsamer Nenner der Menschheitsfamilie. Wir alle haben das gleiche biobehaviorale Fundament. Aufgabe des ANS ist sicherzustellen, daß wir Gefahrensituationen überleben und in sicheren Situationen gedeihen. Um zu überleben, müssen wir Gefahren erkennen können und in der Lage sein, eine überlebenssichernde Reaktion zu initiieren. Damit wir gedeihen können, muß das Gegenteil geschehen – überlebenssichernde Reaktionen müssen gehemmt werden, um sozialen Austausch möglich zu machen. Sind wir zur Aktivierung, Hemmung und flexiblen Reaktion nicht in der Lage, leiden wir.

Wenn wir uns ein Trauma so vorstellen, wie Robert Macy (Leiter des International Trauma Center) es definiert hat, nämlich als »übermächtige, dem physiologischen System des Menschen aufgezwungene Anforderung«, läßt uns das augenblicklich an das ANS denken. Ganz gleich, ob es um ein einmaliges traumatisches Ereignis oder um wiederholte traumatische Vorfälle geht, Trauma und ANS stehen immer in einer Beziehung zueinander. Wenn Menschen sich nicht ständig in Sicherheit bietenden Systemen verankern und ihre neuronalen Schaltkreise für Aktivierung und Hemmung nicht adäquat nutzen können, ist die Fähigkeit ihres ANS zu effizienter Aktivierung (Ankoppelung – *engagement*), Deaktivierung (Entkoppelung – *disengagement*) und Reaktivierung *(reengagement)* beeinträchtigt.

Im Sinne der interpersonalen Neurobiologie (Siegel 2010) kann man Diagnosen des psychischen Zustandes als entweder mit Hyperarousal (Übererregung) oder mit Hypoarousal (Untererregung) verbunden verstehen, und aus Sicht der Polyvagal-Theorie ist dies plausibel. Wenn das Nervensystem eines Menschen Verteidigungsreaktionen nicht hemmen kann, befindet es sich ständig in einem Zustand, in dem mobilisierende (mit Übererregung verbundene) oder immobilisierende (mit Untererregung verbundene) Überlebensstrategien aktiviert sind. Zwar sehnt sich der betreffende Klient nach autonomer Regulation, aber es ist ihm nicht möglich, das dafür erforderliche körperlich empfundene Sicherheitsgefühl zu erreichen. Klienten sind häufig bestürzt über ihre Dysregulation und ihre Unfähigkeit, sich entweder eigenständig oder interaktiv zu regulieren. Ein solcher Zustand anhaltender Dysregulation kann sich in Form von körperlichen Krankheiten, problematischen Beziehungen, Beeinträchtigungen kognitiver Fähigkeiten und der permanenten Suche nach Sicherheit und Befreiung von der Intensität des aus dem Gleichgewicht geratenen Systems niederschlagen. Psychopharmaka versuchen, auf das ANS einzuwirken, indem sie entweder überaktive Teile beruhigen oder unteraktive Teile anregen und das System so in einen Zustand der Regulation zurückbefördern. Psychotherapie wirkt ähnlich, nutzt dazu aber statt der Medikamente die natürlichen Fähigkeiten des Nervensystems. Eine Therapie ermöglicht das gefahrlose Experimentieren mit Co-Regulation, die Entwicklung von Fertigkeiten zur Verbesserung der eigenständigen Regulation und das Üben der Nutzung jener neuronalen Schaltkreise, die soziale Verbundenheit fördern.

Menschen verfügen über ein autonomes Erbe, das frühere Entwicklungsstufen spiegelt, die für unsere heutige Physiologie immer noch eine Rolle spielen (siehe Abbildung S. 33). In unserem ANS fest verankert sind Strukturen des Umgangs mit Gefahr und Sicherheit, die wir mit anderen Wirbeltieren gemeinsam haben (Porges 2011a/2010b). Unser 500 Millionen Jahre altes primitives dorsales Vagussystem schützt uns durch Immobilisierung, die Abschaltung von Körpersystemen zwecks Energieersparnis, ähnlich wie sich Tiere bei großer Gefahr tot stellen (»Possum spielen«). Das Sympathische Nervensystem, das sich später, nämlich vor etwa 400 Millionen Jahren, entwickelt hat, ermöglicht uns, durch Bewegung und die Entscheidung für Aktivität oder Vermeiden (Kampf oder Flucht) zu überleben. Das neueste System schließlich ist das nur bei Säugetieren existierende ventrale Vagussystem, das vor etwa 200 Millionen Jahren entstand und uns zur Co-Regulation (zu sozialem Austausch) befähigt.

Das Sympathische Nervensystem (SNS) entspringt den (aus dem Rückenmark hervorgehenden) Spinalnerven und ist für die Mobilisierung zuständig. Die Nerven des SNS befinden sich in den Bereichen der Brust- und Lendenwirbelsäule. Um einen Eindruck von seiner Lage zu gewinnen, können Sie auf dem Rücken sanft mit einer Hand vom Hals nach unten und mit der anderen von der Taille nach oben streben. Der Bereich auf dem Rücken, den Ihre Hände nicht erreichen, ist ungefähr derjenige, von dem aus die Neuronen des SNS ihren Zielorganen (z. B. Augen, Herz, Lunge, Magen und Blase) zustreben.

Der Zeitstrahl der physiologischen Entwicklungsgeschichte

→	→	→
parasympathisch	*Sympathisches Nervensystem (SNS)*	*parasympathisch*
dorsaler Vagus		ventraler Vagus
Lebensgefahr	Gefahr	Sicherheit
Immobilisierung	Mobilisierung	soziales Engagement

Mit Hilfe von zwei Mobilisierungssystemen, dem sympathischen Nebennierenmarkssystem (SAM) und der Hypothalamus-Hypophysen-Nebennieren-Achse (HPA), bereitet das SNS den Körper auf Aktivität vor. Das SAM-System wird sehr schnell aktiviert und ermöglicht durch eine starke Adrenalinausschüttung eine rasche Reaktion auf einen Stressor. Die Schreckreaktion erfolgt innerhalb von 100 Millisekunden! Die SAM-Aktivierung hat eine kurzfristige, schnelle Reaktion zur Folge, woraufhin die Rückkehr zur Regulation erfolgt. Die HPA-Achse ergreift die Initiative, wenn der rasche, durch das Adrenalin ausgelöste Energiestoß den belastenden Zustand nicht aufzulösen vermag. Über die HPA-Achse wird Kortisol ausgeschüttet, das allgemein als das Streßhormon schlechthin bezeichnet wird. Dieser Vorgang kostet mehr Zeit, und bis das Hormon seine Wirkung entfaltet, vergehen eher Minuten als Sekunden. Mit Hilfe des SAM-Systems und der HPA-Achse kann das SNS bei einem Menschen bestimmte physiologische Phänomene hervorrufen (Weitung der Pupillen, Schwitzen), Reaktionen allmählich verstärken (Atem- und Herzfrequenz) oder eine massive Reaktion des ganzen Körpers einleiten (eine Kampf- oder Fluchtreaktion).

Das Parasympathische Nervensystem (PNS) entspringt den Kranialnerven (die unmittelbar aus dem Gehirn austreten). Wir haben zwölf Paar Kranialnerven, und der Vagusnerv, der längste und zehnte Kranialnerv, ist der Hauptbestandteil des PNS. Aufgrund der Aktivitäten des Vagusnervs ist das PNS sowohl für Immobilisierung als auch für Verbundenheit zuständig. Der Vagus ist in Wahrheit nicht ein einziger Nerv, sondern ein Bündel von Nervenfasern, die insgesamt mit einer Schutzschicht umgeben sind. Man könnte dies mit einem Elektrokabel vergleichen, dessen äußere Hülle eine mehr oder weniger große Zahl von Drähten umschließt. Das Wort *Vagus* leitet sich vom lateinischen Wort *vagari* her, was »Vagant« bedeutet, und tatsächlich ist dieser Nerv eine Art Vagabund. Der Vagus verläuft vom Hirnstamm abwärts zum Herzen und zum Magen und aufgrund seiner Verbindung zu anderen Kranialnerven aufwärts zum Gesicht. Dieser wunderbare schweifende Nerv ermöglicht die bidirektionale Kommunikation zwischen Körper und Gehirn. Achtzig Prozent seiner Fasern sind sensorischer (afferenter) Natur und übermitteln Informationen vom Körper zum Gehirn, und zwanzig Prozent sind motorischer (efferenter) Natur und senden Informationen über einzuleitende Handlungen vom Gehirn zum Körper. Um den Weg des Vagus zu verfolgen, können Sie eine Hand auf eine Wange und die andere auf Ihr Herz legen. Anschließend bewegen Sie die eine Hand zum Bauch. Experimentieren Sie damit, Ihre Hände zwischen diesen drei Positionen hin und her zu bewegen und sich gleichzeitig die Vagusfasern vorzustellen, die diese Bereiche Ihres Körpers miteinander verbinden.

Der Vagusnerv ist in zwei deutlich identifizierbare Pfade unterteilt (deshalb der Begriff *»polyvagal«*), nämlich in den dorsalen und den ventralen Vagus, die sich auf Höhe des Zwerchfells verzweigen. Obgleich beide dem gleichen Kranialnerv entspringen, weichen der dorsale und der ventrale Vagus in Aufbau und Funktion voneinander ab. Der dorsale und ventrale Aspekt des Vagus entspringen benachbarten Bereichen der *Medulla oblongata* (jenes Teils des Hirnstamms, der mit dem Rückenmark verbunden ist). Der dorsale Vagus, der älteste Teil des ANS, geht aus dem *dorsalen Motonucleus* hervor. Der ventrale Vagus, der neueste Teil des ANS, entspringt dem *Nucleus ambiguus*. Und weil der Nucleus ambiguus vor dem dorsalen Motonucleus liegt, wird dieser Vagusteil als »ventral« bezeichnet. Die dorsalen und ventralen Vagusfasern treten gemeinsam aus dem Hirnstamm aus und verlaufen auf unterschiedlichen Wegen über und unter dem Zwerchfell. Wenn Sie in Ihren Körper hineinspüren und sich die Lunge und den Bauchraum vorstellen, ist das Zwerchfell der Muskel, der diese beiden Körperregionen voneinander trennt. Vom Zwerchfell abwärts (subdiaphragmatisch) erstreckt sich der Bereich des dorsalen Vagus, vom Zwerchfell aufwärts (supradiaphragmatisch) erstreckt sich der Bereich des ventralen Vagus.

Die Fasern des dorsalen Vagus sind größtenteils nicht von einer Myelinschicht umgeben (»myelinisiert«), die Fasern des ventralen Vagus hingegen größtenteils myelinisiert. Myelin ist eine fetthaltige Substanz, die Nervenfasern umschließt und sie dadurch isoliert, was eine effizientere und schnellere Übermittlung von Informationen ermöglicht. Die Myelinisierung des ventralen Vagus, die Abschirmung der Nervenfasern durch Myelin, beginnt im letzten Drittel der Schwangerschaft und erstreckt sich über das erste Lebensjahr (Porges 2015a). Der dorsale Vagus wirkt auf die Organe unterhalb des Zwerchfells, insbesondere auf die mit der Verdauung zusammenhängenden, wohingegen der ventrale Vagus oberhalb des Zwerchfells aktiv ist, die Herz- und Atemfrequenz beeinflußt und unter Einbeziehung der Gesichtsnerven das System für soziale Verbundenheit begründet. Aus diesen biologischen Unterschieden resultieren die beiden Extreme der autonomen Reaktion. Der dorsale Vagus führt aus dem Zustand der Verbundenheit in den der Immobilisierung, und der ventrale Vagus versetzt in den Zustand sozialer Verbundenheit und der Co-Regulation.

Mit Hilfe dieser drei Pfade (des ventralen Vagus, des SNS und des dorsalen Vagus) reagieren wir »im Interesse des Überlebens«. Jeder autonome Zustand ist aufgrund der für ihn typischen Muster des Schutzes oder der Verbundenheit mit einem charakteristischen Spektrum von Reaktionen assoziiert. Wenn der dorsale Vagus eingreift, reicht die vorhandene Energie nicht aus, um die Aktivität des Systems aufrechtzuerhalten: Es verliert dann seine Kraft, und der Klient verfällt in einen Zustand der Empfindungstaubheit. Kommt es zu einer Reaktion des SNS, ist zuviel Energie im System, und der Klient wird von Energie überflutet. In einer vom ventralen Vagus bestimmten Situation befindet sich das System in einem regulierten Zustand, es ist offen für Verbindungen, und der Klient ist bereit, aktiv in Kontakt zu treten. In der Polyvagal-Theorie werden die drei Zustände der Hierarchie autonomer Reaktionen (mit der neuesten beginnend) »sozial verbunden (bzw. engagiert)«, »mobilisiert« und »immobilisiert« oder »sicher«, »in Gefahr« und »in Lebensgefahr« genannt. Wenn die Klienten ihre persönliche Reaktionshierarchie besser kennengelernt haben, können Sie ihnen anheimstellen, sich eigene Bezeichnungen auszudenken. Viele meiner Klienten nennen ihre Zustände *sicher*, *verängstigt* und *verschlossen*. Eine Klientin spricht von *Verbundenheit (connection)*, *Aufruhr (stormy)* und *Unfähigkeit, Zustände zu identifizieren*. Und ein anderer Klient nannte seine drei Zustände *hingebungsvoll*, *getrieben* und *gefühllos*.

In Sinne der autonomen Hierarchie können Sie sich den Bauch und die Verdauungsprozesse darin als den alten dorsalen Vagus vorstellen, sich von dort zum mittleren Teil des Rückens – der nächsten Schicht in der Entwicklung des Systems – dem SNS – emporbewegen und sich schließlich zum Herzen und zum Gesicht begeben, wo der neueste Teil des ANS, der ventrale Vagus, lokalisiert ist.

Ein genauerer Blick auf die autonome Hierarchie

Die frühesten Wurzeln

Der dorsale Vagus, manchmal auch »primitiver Vagus« genannt, ist der älteste Teil des ANS und ein Zweig des PNS. Im nicht-aktivierten Zustand ist dieser Vaguspfad wichtig für die Steuerung der Verdauung. Da der dorsale Vagus ein sehr alter Überlebensmechanismus ist, reagiert er, indem er mittels Kollaps und Shutdown Energie konserviert. Seine Reaktion wirkt analgetisch und schützt vor physischem und psychischem Schmerz. Im Falle eines traumatischen Ereignisses kann er durch Auslösen einer Dissoziation helfen. Ein neurologisches Resultat dieser Reaktion ist die Verringerung der Blutzufuhr zum Gehirn und damit seiner Sauerstoffversorgung, was die kognitive Funktion verändert und dissoziative Erlebnisse zur Folge hat (Porges 2013/2017c). Lange nach einem solchen Ereignis wird diese adaptive Überlebensreaktion im Rahmen unserer Arbeit mit Traumatisierten oft erkennbar, wenn das dissoziative »Weggehen« des dorsalen Vagus zu einem posttraumatischen Muster des Klienten auf seiner Suche nach Sicherheit wird. Eine Klientin beschrieb mir einmal die Macht der Reaktion ihres dorsalen Vagus, indem sie mir sagte, sie könne meine Worte und den Klang meiner Stimme nicht hören und verstehe auch nicht, was ich sagte. Oft kann sie nicht einmal mein Gesicht sehen.

Der dorsale Vaguspfad reagiert auf Signale, die auf eine extreme Gefahr hinweisen. Dies ist die letzte Möglichkeit, das Überleben zu sichern: den Energiebedarf durch Erstarren zu verringern, unsere Verbindung zu anderen zu unterbrechen und so einen schützenden kollabierten Zustand des Nicht-Gewahrseins herbeizuführen. Wenn wir uns erstarrt, wie betäubt oder »nicht hier« fühlen, hat der dorsale Vagus die Kontrolle übernommen. Der Ausdruck »zu Tode erschrecken« entspricht dem für den dorsalen Vagus typischen Erleben. So wie für eine unserer frühen Vorfahren, die Schildkröte, lautet auch für uns die autonome Reaktion in einer lebensgefährlichen Situation: »Zieh den Kopf ein, rühre dich nicht, und verberge dich.«

Wenn wir uns die Rolle vergegenwärtigen, die der dorsale Vagus für die Organe unter dem Zwerchfell spielt, könnten wir erwarten, daß ein Trauma, das diesen Bereich des Körpers betrifft – etwa in Form von Mißhandlungen, sexuellem Mißbrauch, traumatischer medizinischer Behandlungen, Krankheiten oder Verletzungen – eine Reaktion des dorsalen Vagus auslöst. Im Extremfall ist Ohnmacht (eine sogenannte vaso-vagale Synkope) die Folge; doch die Reaktion des dorsalen Vagus kann in einem ganzen Spektrum erfolgen. Eine Beeinträchtigung der Immunfunktion kann gesundheitliche Probleme verursachen, chronischer Energiemangel kann entstehen, und Verdauungsprobleme und psychische Folgen können in Form von Dissoziation, Depression oder Rückzug aus sozialen Kontakten zum Ausdruck kommen.

Versuchen Sie, sich die folgenden Ausdrucksformen einer dorsalen Vagusreaktion vorzustellen, mit der Sie in einer Therapiesitzung konfrontiert werden können: Der Klient starrt aus dem Fenster in die Luft; sein Blick ist ausdruckslos, sein Gesichtsausdruck wirkt leblos; seine Haltung ist zusammengesunken; er ist unfähig zu sprechen; er ist verstummt, ohne zur Ruhe zu kommen. Verfällt ein Klient in den Shutdown-Zustand des dorsalen Vagus, wirkt er in der Regel abwesend, und es drängt sich die Frage auf: »Wohin bist du gegangen?« Der Therapeut spürt, daß der Klient versucht, zu jemandem in Kontakt zu treten, daß er aber niemanden findet, zu dem er in Kontakt treten kann. Ich habe von Klienten immer wieder gehört, sie hätten das Gefühl, allein, verloren und unerreichbar zu sein. Dies ist der Ort der Verzweiflung.

Durch Bewegung geschützt

Das SNS, das in der Evolutionsgeschichte als zweites entstandene Schutzsystem, ermöglicht die Mobilisierung. Durch seine homöostatische Funktion ergänzt es das Parasympathische System, indem es im Einklang mit dem ventralen Vagus die Herz- und Atemfrequenz reguliert und gemeinsam mit dem dorsalen Vagus die Verdauungsfunktion unterstützt.

Seit Entstehung des SNS ist das Erstarren nicht mehr unsere einzige überlebenssichernde Reaktion. Das SNS bereitet uns auf Aktivität in Form von Kampf oder Flucht vor, wobei wir die Bewegungsfähigkeit, die Aktivität der Gliedmaßen, nutzen. Charakteristisch ist für diesen Zustand das Gefühl, in Bewegung zu sein. Durch die schützende Mobilisierung des Sympathischen Nervensystems entfernen wir uns von der Co-Regulation. Auf der Suche nach Sicherheit werden wir von anderen Menschen abgeschnitten. In früheren Phasen unserer Entwicklungsgeschichte war es gefährlich, nicht Teil einer Gruppe zu sein, und die Mobilisierungsreaktion des SNS weckt dieses Gefühl der Isolation und Gefahr.

Mit der Aktivierung der sympathischen Reaktion ist verbunden, daß sich unser Hören verändert. Die Muskeln des Mittelohrs befähigen uns dazu, uns auf die menschliche Stimme zu konzentrieren. Im ventral-vagalen Zustand werden diese Muskeln aktiv, um bestimmte Frequenzen wahrzunehmen, speziell das Hören und Erkennen von Stimmen zu fördern. Übernimmt das SNS die Führung, wechselt die Aktivität des Mittelohrs vom Hören menschlicher Stimmen zur Identifikation der niedrigen Frequenzen von Raubtieren oder der hohen Frequenzen von Schmerzensschreien. Das System ist dann darauf eingestellt, für Gefahren charakteristische Geräusche zu identifizieren, statt auf Geräusche zu achten, die mit Verbundenheit assoziiert werden.

Abgesehen von der einschränkenden Wirkung des SNS auf das Hören beeinträchtigt seine Aktivierung auch die Fähigkeit, den Ausdruck der Mimik zu deuten. In einem Zustand, der sympathischem Einfluß unterliegt, deuten wir Signale falsch. Ein Gesicht mit eigentlich neutralem Ausdruck kann uns dann als wütend erscheinen, weil uns neutral als gefährlich erscheint (Porges 2006). Eine Klientin berichtete mir, sie habe einmal im Zustand sympathischer Aktivierung beim Anblick von Gesichtern ein Lächeln nicht zu erkennen vermocht, und sie sei sich nicht darüber im klaren gewesen, ob die Person, die sie angeschaut habe, ihr freundlich gesinnt oder gefährlich gewesen sei. Mit dieser autonomen Reaktion müssen Sie sich bei Ihren Interaktionen mit Klienten auseinandersetzen. Auch wenn Ihr Gesicht einen im Grunde neutralen Ausdruck hat, können andere Sie als wütend und gar als gefährlich wahrnehmen.

Wenn Augenblicke sympathischer Aktivierung häufig vorkommen, noch stattfinden und nicht aufgelöst wurden, bleibt das SNS in einem Zustand erhöhter Wachsamkeit. Wegen des hohen Kortisolspiegels kann der Klient dann nicht still sitzen. Sein Herz schlägt schnell, sein Atem ist kurz und flach, und er hält in der Umgebung unablässig nach Gefahren Ausschau. Weil sein SNS nicht in der Lage ist, Gefahrensignale zu neutralisieren, bleibt es chronisch aktiviert.

In einer Therapiesitzung können Sie in solch einem Fall folgende Reaktionen auf die SNS-Aktivierung beobachten: Zappeln, wobei irgendein Körperteil ständig in Bewegung ist; der Klient ist unruhig, und sein Blick schweift unablässig durch den Raum; er hat eine steife Haltung und wirkt desorganisiert. Befindet sich ein Klient in einem »sympathischen Sturm«, stehen ihm die Möglichkeiten des Kampfes und der Flucht offen. Das kann bei Ihnen den Eindruck hervorrufen, daß Ihr Klient sich auf Sie zu oder von Ihnen weg bewegt. Die Kampfreaktion führt häufig zu einer Konfrontation, die manchmal als sehr intensiv und feindselig empfunden wird. Die kämpferische Haltung wird spürbar, sobald die Energie des Klienten den Behandlungsraum zu erfüllen beginnt. Dann wird seine Körperhaltung starrer und der Klang seiner Stimme herausfordernder. Eine Fluchtreaktion kann im chaotischen Ablauf einer Therapiesitzung zum Ausdruck kommen. Sie kann sich auch in einer permanenten Unruhe des Körpers niederschlagen, etwa in Form ständiger Haltungsveränderungen, und man kann sie auch daran erkennen, daß der Klient etwas sagt wie: »Ich will heute gar nicht hier sein. Ich hätte nicht herkommen sollen. Ich muß JETZT SOFORT gehen.« In sympathisch aufgeladenen, auf Kampf und Flucht zielenden Zuständen lauert überall Gefahr, und zu anderen Menschen in Kontakt zu treten ist für die Betroffenen ein viel zu großes Risiko. Die Welt ist für sie dann ein unfreundlicher Ort, und Mißtrauen droht ständig, die Reaktion des Systems noch zu verstärken.

Sicher und sozial

Verbundenheit ist ein biologischer Imperativ (Porges 2015a), und an der Spitze der Hierarchie autonomer Reaktionen steht der ventrale Vaguspfad, der Gefühle der Sicherheit und Verbundenheit unterstützt. Der ventrale Vagus (manchmal auch »kluger Vagus« oder »sozialer Vagus« genannt) schafft die neurobiologische Voraussetzung für Gesundheit, Entwicklung und Genesung. Ist der ventrale Vagus aktiv, konzentriert sich unsere Aufmerksamkeit auf Verbundenheit. Wir suchen dann Möglichkeiten zur Co-Regulation. Die Fähigkeit, zu beruhigen und beruhigt zu werden, zu reden und zuzuhören, zu geben und zu empfangen, sich ungehindert in Verbindungen hinein und wieder aus ihnen heraus zu bewegen, ist diesem neuesten Teil des ANS zuzuschreiben. Reziprozität, der ständige Wechsel von Ebbe und Flut, der für nährende Beziehungen charakteristisch ist, wird durch den ventralen Vagus möglich. Seine myelinisierten Pfade begünstigen schnelle und organisierte Reaktionen (Porges 1997/2010b, Kap. 7, S. 155–172). In einem vom ventralen Vagus bestimmten Zustand steht uns ein ganzes Spektrum von Reaktionen offen, darunter ruhige, glückliche, meditative, aufgeschlossene, aufmerksame, aktive, interessierte, begeisterte, leidenschaftliche, aktionsbereite, entspannte, genießerische und freudige.

Der Vagus wird auch »mitfühlender Nerv« genannt. Dacher Keltner vom Greater Good Science Center erklärt, daß wir durch Aktivitäten des ventralen Vagus zu fürsorglichem Verhalten veranlaßt werden. Ein vom ventralen Vagus bestimmter Zustand unterstützt von Mitgefühl geprägte Verbindungen. Die Herzfrequenz sinkt, der Blick wird sanfter, die Stimme nimmt einen freundlichen Klang an, und wir werden dazu animiert, zu anderen in Kontakt zu treten.

Die vom ventralen Vagus ausgehende Energie unterstützt auch das Selbst-Mitgefühl: eine Wendung nach innen, die uns dazu bringt, gütig mit unserem eigenen Leiden umzugehen. Das Mitgefühl stärkende Übungen wirken sich infolge der Aktivierung des ventralen Vagus positiv auf die Gesundheit aus, unter anderem indem sie Streß verringern und die Immunabwehr stärken (Keltner 2012). Bei den Azteken gab es das wundervolle Wort *apapacho*, »die Seele umarmen oder liebkosen«. Der vom ventralen Vagus bestimmte Zustand der Sicherheit und Verbundenheit erschließt die Möglichkeit, *apapacho* anzubieten und zu empfangen. Die Aktivität des ventralen Vagus ist für jeden von uns und für die ganze Welt gut!

Befinden sich Klienten in dem vom ventralen Vagus geprägten Zustand der Regulation, erfüllt eine Atmosphäre der Verbundenheit den Raum. Die Sitzung hat dann einen Rhythmus. Auch wenn die Arbeit schwierig ist, bestimmt ein Gefühl der Geerdetheit die Situation. Die Energie des ventralen Vagus weckt Neugierde und die Bereitschaft zu experimentieren. Die Möglichkeiten der Regulation können ein wenig erweitert werden. Neue Möglichkeiten werden erkannt, weil die alte Erzählung der vom ventralen Vagus bestimmten Sicherheit nicht mehr entspricht. Manchmal überrascht es Klienten, als wie fremdartig ihnen dieser Zustand erscheint. In ihm kommt Hoffnung auf, und Veränderungen finden statt.

Der vom ventralen Vagus geprägte Zustand läßt unser System sozialer Verbundenheit lebendig werden. Dieses ist im Laufe der menschlichen Entwicklungsgeschichte entstanden, als sich die neuronalen Pfade, die zum Gesicht und zum Kopf führen, im Hirnstamm mit dem ventralen Vagus verbanden. Die Integration von fünf Kranialnerven (V, VII, IX, X, XI) führte dazu, daß die Augen und Ohren, die Stimme und der Kopf mit dem Herzen im Einklang standen. Das System für soziale Verbundenheit übermittelt nicht nur Signale, sondern sucht auch nach Anzeichen für Sicherheit. Dieser »Sicherheitsschaltkreis« ist vom Zeitpunkt der Geburt an aktiv, und er steuert Verhaltensweisen in einem Spektrum, das von sozialer Verbundenheit bis zur Beobachtung der Umgebung reicht. Wir übermitteln Signale für Sicherheit und Einladungen zur Aufnahme von Beziehungen durch den Klang unserer Stimme, durch den Ausdruck unseres Gesichts und durch die Neigung unseres Kopfes. Wir übermitteln von Nervensystem zu Nervensystem, daß es gefahrlos möglich ist, in Beziehung zu treten. Erreichen uns durch Mimik, Stimme und Gestik eines anderen Menschen Signale, die wir als Anzeichen für Sicherheit deuten, bestätigt das System für soziale Verbundenheit, daß es gefahrlos möglich ist, in Beziehung zu treten.

Signalisieren die Anzeichen hingegen das Bestehen einer Gefahr, wechseln wir in den Zustand der Wachsamkeit. Das System für soziale Verbundenheit signalisiert uns, ob es ungefährlich ist, sich bestimmten anderen Menschen zu nähern, und mit seiner Hilfe können wir signalisieren, daß wir keine Feinde, sondern Freunde sind.

Die Vagusbremse

Wir mögen glauben, unser Herz schlage gleichmäßig, doch ein gesundes Herz schlägt nicht wie ein Metronom in ständig gleichen Zeitabständen. Der ventrale Vagus beeinflußt die Herzfrequenz, indem er sie beim Ausatmen verlangsamt und sie beim Einatmen beschleunigt. Diese natürlichen Schwankungen des Herzschlags werden *Respiratorische Sinus-Arrhythmie* (RSA) genannt. Mit Hilfe der RSA wird der Tonus des Vagus gemessen, der nicht nur Aufschluß über das physiologische, sondern auch das soziale und psychische Wohlbefinden gibt (Kok & Fredrickson 2010).

Ein wichtiges Konzept der Polyvagal-Theorie ist das der Vagusbremse. Eine Aufgabe des ventralen Vagus ist die Stabilisierung der Herzfrequenz bei ca. 72 Schlägen pro Minute. Möglich ist dies durch die Beeinflussung unseres natürlichen Schrittmachers, des Sinusknotens. Ohne diese Stabilisierung schlüge das Herz gefährlich schnell. Die Polyvagal-Theorie bezeichnet diesen Stabilisierungsprozeß als »Vagusbremse« (Porges 2009b/2010b, Kap. 15, S. 283–301; Porges & Furman 2011). Stellen Sie sich die Bremsen eines Fahrrads vor: Wenn Sie sie lösen, können Sie schneller fahren, und wenn Sie sie betätigen, fahren Sie langsamer. Bei der Vagusbremse verhält es sich ähnlich: Lösen wir sie, können wir rasch Energie aktivieren; tritt sie wieder in Funktion, kehren wir in den Ruhezustand zurück. Durch ihre Wirkung auf das Herz ermöglicht die Vagusbremse unserem System, flexibel zu reagieren.

Das Erleben von Wachsamkeit und das von Gefahr haben ihren Ursprung in verschiedenen Teilen des autonomen Systems. Ist die Vagusbremse teilweise gelöst, bereitet der ventrale Vagus unseren Körper darauf vor zu handeln und ermöglicht dadurch einen stärkeren Zufluß sympathischer Energie, hemmt aber gleichzeitig die Ausschüttung von Kortisol und Adrenalin. Bei Gefahr hingegen wird die Vagusbremse vollständig gelöst, und das SNS übernimmt die Führung, leitet die Ausschüttung von Kortisol und Adrenalin ein und macht so eine Kampf-oder-Flucht-Reaktion möglich.

Wir benötigen die Fähigkeit der Vagusbremse, sich zu entspannen und wieder aktiv zu werden, im normalen Tagesverlauf. Die Vagusbremse leistet uns sehr wichtige Dienste, wenn wir schnell die Herzfrequenz erhöhen oder senken, den autonomen Tonus verändern und bei alldem die Steuerung durch den ventralen Vagus aufrechterhalten wollen. Funktioniert die Vagusbremse gut, vermag sie die genannten Veränderungen mit einer gewissen Leichtigkeit zu vollziehen. Die Fähigkeit zur schnellen Regulierung und zu leichten Wechseln wird durch traumatische Erlebnisse beeinträchtigt. Bei der Arbeit mit Klienten, die ein Trauma erlebt haben, sollten Sie versuchen, deren Reaktionen im Hinblick auf die Aktivität der Vagusbremse zu verstehen. Der Verlust der Vagusbremse und das Bemühen, zunächst das SNS und später den dorsalen Vagus zu kontrollieren, fordert seinen Tribut. Verfällt ein Klient schnell in einen Zustand der Dysregulation und wird in eine Überlebensreaktion versetzt, hat er in der Kindheit oft keine Co-Regulation erlebt, die er gebraucht hätte, um seine Vagusbremse ausreichend zu trainieren. Wenn Traumatisierten diese wichtige Erfahrung fehlt, empfinden sie häufig schon kleine Augenblicke des Leidens als zu große Herausforderung für ihre Vagusbremse. In einer Therapie kann man in solchen Fällen beispielsweise die Methoden des Pendelns (des gezielten Wechsels zwischen Aktivierung und Ruhe) und der Titrierung (der Variation des Arbeitstempos und der Aufgliederung des Erlebten mit dem Ziel, Reaktionen darauf zu dosieren) nutzen, wenn man gefahrlos mit der Lösung und Aktivierung der Vagusbremse experimentieren will (Payne, Levine & Crane-Godreau 2015).

Die Vagusbremse soll durch ihre Lösung und Reaktivierung auf Herausforderungen reagieren und gleichzeitig die Regulation des ventralen Vagus erhalten. Ist die autonome Herausforderung behoben, erholt sich die Vagusbremse, tritt wieder in Aktion und versetzt das System zurück in einen Zustand der Balance. Dieses Muster wiederholt sich im Laufe eines Tages sehr oft, wenn wir für die zahlreichen und oft einander widersprechenden Bedürfnisse, die mit beruflichen und familiären Verpflichtungen zusammenhängen, Energie zu mobilisieren versuchen.

Kann das System des ventralen Vagus das Bedürfnis nach Sicherheit nicht erfüllen, wird die Vagusbremse gelöst, um dem SNS zu ermöglichen, den Zustand vollständiger Aktivierung zu erreichen. Ein Beispiel hierfür ist, daß ein Klient trotz Ihrer Bemühungen, die Arbeit zu dosieren, in einen bestimmten Teil eines traumatischen Erlebnisses zurückversetzt wird und diesen Augenblick erneut erlebt. Im Falle einer Kampfreaktion ist der betreffende Klient in die Erzählung verstrickt und kämpft mit ihr. Sein Körper kann sich dann aufgrund eines

Adrenalinansturms bewegen, und möglicherweise verspürt er starke Emotionen, die er in Form von Bewegungen ausdrückt, unterstrichen durch markante Gesten. Im Falle einer Fluchtreaktion versucht ein Klient möglicherweise hektisch, sich von einer Erinnerung zu entfernen. Der Betreffende spricht dann oft gehetzt und wie unter Druck, und manchmal bittet er flehentlich darum, die momentane Arbeit oder sogar die ganze Sitzung zu beenden. Hat Ihr Klient in einem Fall wie dem beschriebenen das Gefühl, daß Sie ihm von Ihrem ventralen Vagus aus begegnen und daß Sie Signale für Sicherheit ausstrahlen, vermag sein ANS das Angebot der Co-Regulation zu spüren; dies trägt zur Reaktivierung der Vagusbremse bei, und kann die Rückkehr in den Zustand der Regulation fördern.

War das Erlebnis Ihres Klienten so überwältigend für ihn, daß er Ihr Angebot der Co-Regulation nicht annehmen und Ihre Signale für Sicherheit nicht erkennen kann, übernimmt das System des dorsalen Vagus die Kontrolle und versetzt den Klienten in den Shutdown-Zustand. Er befindet sich dann nicht mehr mit Ihnen in der Gegenwart, sondern ist unerreichbar. Um die Verbundenheit wiederherzustellen, muß sein ANS die Präsenz Ihres ventralen Vagus spüren, Signale für Sicherheit aufnehmen und mittels sympathischer Aktivierung in der autonomen Hierarchie wieder emporsteigen, um die Regulation durch den ventralen Vagus zu erreichen. Er muß einen sanften Aufruf zum Handeln spüren, damit sein SNS anfängt, Energie zurückzubringen (z. B. in Form eines kurzen Blickkontakts, durch Ausführen kleiner Bewegungen oder durch die Auflösung der Sprachlosigkeit). Ein zu starkes Aufwallen sympathischer Impulse überlastet das System und führt zur Rückkehr des vom dorsalen Vagus ausgelösten Shutdowns. Wenn Sie und Ihr Klient spüren, daß die Energie in das System zurückzukehren beginnt, können Sie ihm helfen, dies als eine Sicherheit signalisierende Reaktion zu erkennen, die sein System reaktiviert. Halten Sie an diesem Punkt gemeinsam einen Moment inne, um die Befreiung aus dem Shutdown zu würdigen, bevor Sie mit Hilfe sympathischer Mobilisierung in den für den ventralen Vagus charakteristischen Zustand der Verbundenheit überwechseln.

Homöostase

So wie die linke und rechte Hemisphäre des Gehirns das Erleben von Geist und Gehirn in eine Balance bringen, kooperieren alle drei Teile unseres ANS in dem Bemühen um eine Empfindung körperlichen Wohls. Der ventrale Vagus sorgt für die Verbindung zwischen Gesicht und Herz; das SNS kümmert sich um gesunde Atemzyklen und Herzrhythmen und spielt bei der Regulierung der Körpertemperatur eine wichtige Rolle; und der dorsale Vagus fördert eine gesunde Verdauung. Mit der regulierenden Energie des ventralen Vagus und den nicht-reaktiven Aktivitäten des dorsalen Vagus wird ein Zustand der Homöostase oder, wie Peter Levine es nennt, ein dynamisches Gleichgewicht erreicht.

Wenn ein Baby nach 30-wöchiger Schwangerschaft oder früher geboren wird, ist der schützende Teil seines Vagus, der ventrale Vagus, noch nicht vollständig entwickelt und myelinisiert. In dieser Zeit ist das Baby hinsichtlich der Regulierung seiner Zustände von der »konservierenden« Wirkung des dorsalen Vagus und von der sympathischen »Aktivierung« abhängig. Die zahlreichen Maschinen, Kabel und Röhren auf einer Intensivstation für Neugeborene übernehmen einen Teil der Aufgaben des ventralen Vagus, während das ANS des Babys seine Entwicklung abschließt.

Ohne den ventralen Vagus, der auf die Anforderungen des Alltags flexibel zu reagieren vermag, werden Menschen aller Altersstufen in den »Konservierungs«- oder »Aktivierungs«-Modus versetzt, um mit den Schwierigkeiten der Regulation fertig werden zu können. Mangelt es einem ANS an regulierendem Einfluß des ventralen Vagus, verursacht es gesundheitliche Probleme, Leiden in Beziehungen und wirkt sich negativ auf das alltägliche Erleben von Leiden aus.

Sich um die Hierarchie kümmern

Das ANS geleitet uns durch unser alltägliches Erleben. Zuerst versuchen wir, mit Hilfe unseres ventralen Vagus zu navigieren. Wir benutzen in unserem Bemühen um Co-Regulation Strategien sozialer Verbundenheit und sozialer Kommunikation. Wir sind soziale Wesen, die im Alltag zuverlässige und reziproke Beziehungen benötigen, sowohl um unseres körperlichen als auch um unseres emotionalen Wohls willen (Hawkley & Cacioppo 2010; Seppala, Rossomando & Doty 2013). Wenn es uns nicht gelingt, Verbundenheit und Kommunikation zu nutzen, um zu anderen in Kontakt zu treten, verläßt unser ANS die Sicherheit des ventral-vagalen Zustandes und aktiviert das SNS und löst eine Kampf-oder-Flucht-Reaktion aus. Der sympathische aktivierte Zustand ist mit Strategien der Konfrontation oder des Vermeidens verbunden, mit deren Hilfe er versucht, die Gefahr zu neutralisieren und in den Zustand der Sicherheit der ventral-vagalen Regulation zurückzukehren.

Dieser Zyklus der Reaktion und Rückkehr zur Regulation zwischen den beiden autonomen Zuständen vollzieht sich im Laufe eines Tages wiederholt. Erweisen sich die Mobilisierungsbemühungen des SNS als erfolglos, bewegen wir uns entwicklungsgeschichtlich zurück zur letzten Reaktionsmöglichkeit: zum mit dem dorsalen Vagus assoziierten Shutdown oder Kollaps. Wir sind dann von uns selbst, anderen Menschen und unseren inneren und äußeren Ressourcen abgeschnitten. Im Falle der Immobilisierungsreaktion des dorsalen Vagus warten wir, fühlen uns verloren und sehen uns nicht in der Lage, den Weg zurück zur Verbundenheit zu finden.

Um vom Shutdown des dorsalen Vagus zu genesen, müssen wir uns entwicklungsgeschichtlich wieder vorwärts bewegen, um zunächst die Energie des SNS und schließlich erneut den Zustand der Regulation des ventralen Vagus zu erreichen. Ohne ausreichende Ressourcen (innere Fähigkeiten, eine sichere Umgebung, soziale Unterstützung) wiederholt sich in einer Art schmerzhafter autonomer Bandschleife ein Muster der Immobilisierung, Mobilisierung und erneuten Immobilisierung. Die starke Sehnsucht, die Sicherheit der durch den ventralen Vagus vermittelten Verbundenheit zu erreichen, bleibt unerfüllt, verbunden mit Gefühlen der Hoffnungslosigkeit. Beginnt das autonome System, sich aus dem Kollaps des dorsalen Vagus zu befreien, gehen aus der Energie des SNS wahrscheinlich »Augenblicke der Unordnung« hervor. Führen diese adaptiven Überlebensstrategien nicht zu einem Gefühl der Verbundenheit – entweder mit sich selbst oder mit anderen –, hat die Erschöpfung, die Folge unablässiger Mobilisierung, die erneute Konservierung von Energie durch Kollaps zur Folge. Um uns durch Handeln aus dem Shutdown befreien zu können, müssen wir im metaphorischen Sinne eine »Hand auf unserem Rücken« spüren.

Autonome Muster entwickeln sich über längere Zeit. Das ANS verändert sich durch Erfahrungen. In Reaktion auf Erlebnisse der Verbundenheit und auf Herausforderungen entwickeln wir ein persönliches neuronales Profil mit habituellen Reaktionsmustern. Diese Reaktionen zu erkennen und die Aktivierungsmuster zu sehen ist der erste Schritt auf dem Weg zu einer therapeutischen Praxis im Sinne der Polyvagal-Theorie. Manche Klienten wechseln schnell in Zustände der Mobilisierung. Selbst kleine Augenblicke der Fehleinstimmung sind für sie »zu große neuronale Herausforderungen«, und ihr ANS initiiert dann eine überlebenssichernde Reaktion. Eine Klientin, bei der dieses Muster vorlag, sagte mir: »Als mein Partner mich fragte, ob ich es geschafft hätte, alles zu erledigen, spürte ich, wie die Wut in mir emporstieg. Ich dachte, wenn er mir nicht zutraut, daß ich es richtig mache, kann er es selbst machen. Mir reicht es! Später erklärte mein Freund mir, seine Frage sei ›völlig normal‹ und zeige sogar seine Anteilnahme. Aber ich kann die Dinge einfach nicht so sehen.« Andere Klienten gelangen fast unbemerkt über die Mobilisierung zum Kollaps, womit ihr ANS sich in den Zustand der Abkoppelung flüchtet. Ein Klient, der so reagierte, teilte mir mit: »Ich fühle mich nicht in der Lage, in meinem Leben die einfachen Dinge zu tun, die allen anderen so leicht zu fallen scheinen, weil ich in meiner Kindheit alle Hände voll damit zu tun hatte, dafür zu sorgen, daß ich die nächste Nacht überlebte. Ich hatte absolut keine Zeit, um all die Dinge zu lernen, die normale Menschen lernen. Deshalb sehe ich mich jetzt nicht in der Lage, in der Alltagswelt zu leben. Sobald ich mich wie ein Außenseiter fühle, breche ich zusammen.«

ÜBUNG

Fragen Sie Ihr Nervensystem

Die folgenden drei Fragen und häufig darauf gegebene Antworten sollen Ihnen helfen, einen ersten Blick auf die drei Zustände autonomer Aktivierung zu werfen. Lesen Sie die Äußerungen, und denken Sie darüber nach, wie Ihr ANS darauf reagieren würde.

- **Mein dorsales Vagussystem tritt in Aktion, wenn ich**
  keine Möglichkeiten habe; mich in einer Situation gefangen fühle; unwichtig bin; kritisiert werde; mich fühle, als spielte ich nicht die geringste Rolle: mich fühle, als ob ich nicht dazugehörte.

- **Mein SNS tritt in Aktion, wenn ich**
  gedrängt werde; ignoriert werde; verwirrt bin; gedrängt werde, mich zu entscheiden oder für etwas Partei zu ergreifen; in meinem Umfeld ein Konflikt besteht; mich für zu viele Menschen und Dinge verantwortlich fühle.

- **Mein ventrales Vagussystem wird aktiv, wenn ich**
  an Menschen denke, die mir wichtig sind; ich in der Natur bin; mir zugestehe, eigene Entscheidungen zu treffen; Musik höre; die Ruhe in Gesellschaft meines Hundes genieße; unter den Sternen stehe; die Füße im Meer baumeln lasse; mit meinem Sohn mit Lego-Steinen spiele; mit einem Freund eine Tasse Tee trinke.

KAPITEL 2

Neurozeption

Es gibt eine Stimme ohne Worte. Höre.

— Rumi

Wir leben eine Erzählung, die aus unserem autonomen Zustand hervorgeht, auf den Pfaden des ANS zum Gehirn gelangt und vom Gehirn in Überzeugungen übersetzt wird, die unser Alltagsleben prägen. Der Geist erzählt, was das Nervensystem weiß. Die Erzählung resultiert aus dem Zustand.

Die Polyvagal-Theorie verweist auf einen wichtigen Unterschied zwischen der Wahrnehmung *(Perzeption)*, die mit einem gewissen Gewahrsein verbunden ist, und der Neurozeption, die in Reaktion auf bestimmte Hinweisreize den autonomen Zustand verändert, ohne daß dies bewußt wird. Durch die Neurozeption entstehen die Bauchgefühle, vom Herzen geprägte implizite Gefühle, mit deren Hilfe wir uns im Bereich zwischen einem Zustand der Sicherheit und überlebenssichernden Reaktionen bewegen können. Wir können die Neurozeption als »somatische Signale« verstehen, »die Entscheidungsfindung und Verhaltensreaktionen beeinflussen, ohne daß wir uns explizit der Auslöserreize bewußt sind« (Klarer et al. 2014, S. 7067). Mit Hilfe der Neurozeption schätzt das ANS Gefahren ab und wird gegebenenfalls aktiv. Im Falle einer Neurozeption von Unsicherheit (bzw. Gefahr) findet eine sympathische Mobilisierung oder ein dorsal-vagaler Kollaps statt. Eine Neurozeption von Sicherheit führt zur Hemmung des SNS und des dorsal-vagalen Systems, der ventrale Vagus übernimmt die Kontrolle, und das System für soziale Verbundenheit wird aktiv.

Neurozeption ist ein nonverbaler Vorgang. Durch sie reagiert das ANS nicht nur auf Signale aus der Umgebung, sondern auch aus dem Körper (Porges 2004/2010b, Kap. 1, S. 29–41). Informationen von den inneren Organen (z. B. Herz, Lunge und Darm), von dem Ort, an dem wir uns befinden, sowie von den Menschen und Dingen, die uns umgeben, sind alle wichtige Komponenten der Neurozeption. Bevor das Gehirn versteht und einem Erlebnis einen Sinn zuschreibt, hat das ANS die Situation schon mit Hilfe der Neurozeption eingeschätzt und eine Reaktion eingeleitet.

Einige Merkmale der Neurozeption sind in unserem Nervensystem fest verankert – adaptive Strategien, die im Zuge der Evolution vererbt wurden (Porges 2009b/2010b, Kap. 15, S. 283–301) – und allen Menschen gemeinsam. Ein Beispiel hierfür ist die Reaktion auf Geräusche (Schwingung und Frequenz). Musik, eine Art, bewußt zu Geräuschen in Beziehung zu treten, wird zuweilen so komponiert, daß sie vorhersehbar bestimmte physiologische Zustände hervorruft. Auch unsere persönlichen traumatischen und positiven Erlebnisse können die Neurozeption aktivieren. Sie verändert unseren Zustand, läßt das, was wir erleben, als farbiger erscheinen, und ruft eine autonome Reaktion hervor. Oft sind wir uns über den Auslöserreiz nicht im klaren, bemerken aber die somatische Reaktion. Eine Klientin, die ihre autonomen Reaktionen verfolgte, teilte mir mit: »Ich bin im Moment bei Walmart und suche nach Stempeln für das Scrapbooking. Plötzlich fängt mein Herz heftig zu pochen an, und ich habe das Gefühl, rot zu werden. Niemand ist in der Nähe, und mir fällt kein deutlich erkennbarer Trigger auf. Der Effekt verschwindet ebenso schnell wieder, wie er aufgetaucht ist … merkwürdig.«

Die Neurozeption beeinflußt den Zustand, und der Zustand beeinflußt die Reaktion. Eine Neurozeption von Sicherheit erschließt die Eigenschaften des ventralen Vagus und des Systems für soziale Verbundenheit. Sie ermöglicht uns, in Verbindung zu treten, zu kommunizieren und uns der Co-Regulation zu widmen. Die Aktivitäten des SNS und des dorsalen Vagus sind in diesem Fall eingeschränkt. Hingegen schränkt eine Neurozeption von Unsicherheit (bzw. Gefahr) unsere Möglichkeiten so ein, daß wir nur noch die Kampf oder Flucht fördernden Energien des SNS oder die immobilisierende Wirkung des dorsalen Vagus (Shutdown und Dissoziation) nutzen können. Von jemandem, der in einer Neurozeption von Gefahr oder Lebensgefahr gefangen ist, zu erwarten, daß er die Möglichkeiten des Systems für soziale Verbundenheit nutzt, ist sinnlos. Der ventrale Vagus ist in diesem Zustand nicht erreichbar.

Was könnte die anatomische Grundlage dieses autonomen Überwachungssystems sein? Möglicherweise handelt es sich um den Schläfenlappen, das zentrale Höhlengrau und die Insel (Porges 2009b/2010b, Kap. 15; 2011a/2010b). Der Schläfenlappen reagiert auf Gesichter, Stimmen und Handbewegungen, indem er die Frage »Ist dieser Mensch ungefährlich und vertrauenswürdig?« aufwirft. Er kommuniziert mit der Amygdala, um Bewegungen und Intentionen zu evaluieren. Das zentrale Höhlengrau ist ein alter Teil des Mittelhirns, liegt auf dem

Hirnstamm und kommuniziert mit dem SNS und dem dorsalen Vagus, um über Kampf, Flucht und Immobilisierung zu entscheiden. Die Insel, die tief im Kortex in der Falte liegt, die den Schläfenlappen vom Frontallappen trennt, ist an der Interozeption (dem Empfinden von physiologischen Vorgängen in unserem Inneren) beteiligt und macht somit viszerales Feedback dem Gewahrsein zugänglich (Craig 2009a). Die drei genannten Systeme sind wahrscheinlich am Prozeß der Neurozeption beteiligt.

Unsere Reaktionen auf Neurozeption können innerlich erfolgen und unbemerkt bleiben oder für Außenstehende wahrnehmbar sein. Wir spüren Veränderungen des Herzschlags, Verdauungsaktivitäten, Empfindungen in der Kehle sowie Handlungsimpulse, die wir nicht in die Tat umsetzen. Durch die Neurozeption hervorgerufene Veränderungen können sich aber auch in unserem Gesichtsausdruck, im Klang unserer Stimme, unserer Gestik und unserer Haltung niederschlagen und sind dann für andere Menschen erkennbar. Obwohl das Spektrum, das von Sicherheit über Gefahr bis zur Lebensgefahr reicht, für uns alle gleich ist, sind Bewegungen im Bereich dieses Spektrums individuell sehr unterschiedlich und werden entsprechend unterschiedlich erlebt. Weil das ANS durch das Erleben geformt wird, ist es plausibel, daß jeder Klient seine speziellen Reaktionsmuster hat und sowohl globale Reaktionen mit großer Intensität erlebt, die ihn zwischen Gefühlen der Sicherheit und Unsicherheit wechseln lassen, als auch differenzierte Reaktionen, die sein Erleben subtil verändern. Wenn die Neurozeption ihre Aufgabe erfüllt, ermöglicht sie eine Abstimmung des autonomen Zustandes auf die Gefahrenlage (Porges 2009a/2010b, Kap. 3, S. 83–91). Erreichen uns Hinweise auf eine Gefahr, reagieren wir. Erreichen uns Hinweise auf eine sichere Situation, entspannen wir uns. Doch viele Klienten sind nicht in der Lage, ihre Defensivsysteme in einer sicheren Umgebung zuverlässig zu hemmen oder sie in einer gefährlichen Umgebung zu aktivieren. Wenn man die Funktionalität der Neurozeption nicht kennt, kann einem diese Unfähigkeit als verblüffend erscheinen, was dazu führen kann, daß ein Therapeut einen Klienten davon zu überzeugen versucht, daß seine Reaktion entweder unnötig oder ungeeignet ist. Wenn Therapeuten lernen, die Nuancen der Neurozeption zu verfolgen und zu würdigen, wie das ANS im Dienste von Sicherheit und Überleben zuhört und handelt, können sie dem, was ihre Klienten erleben, mit deutlich tieferem Verständnis begegnen.

Die Neurozeption eines Klienten verfolgt unablässig die Situation in der Therapie und die therapeutische Beziehung. Der Therapeut bemüht sich, dem Klienten einen sicheren Ort zu bieten und ihm ein Gefühl der Sicherheit zu vermitteln – trotzdem gibt es Augenblicke, in denen diese Botschaft den Klienten nicht erreicht und seine Neurozeption statt dessen eine Diskrepanz zwischen seinem autonomen Erleben und der Intention des Therapeuten entdeckt. Etwas in der Umgebung oder in der therapeutischen Beziehung, ein Teil einer alten verkörperten Erzählung erwacht zum Leben und drängt sich in den Vordergrund. Besteht in diesem Augenblick in dieser Umgebung Sicherheit? In meinem Körper und um ihn her? Ist mein Therapeut eine stärkende Ressource oder eine Gefahr? Diese Fragen beantwortet die Neurozeption..

Es gibt einen *aktiven* und einen *passiven Pfad zu Sicherheit und Regulation* (Porges 2017b). Der aktive Pfad nutzt bewußt den Sicherheit fördernden Schaltkreis des ventralen Vagus. Der passive Pfad agiert außerhalb des Bewußtseins mittels Neurozeption. Über den passiven Pfad empfängt das ANS ständig einen Strom von Informationen, die sich mit der Frage »Ist es gefahrlos möglich, in diesem Augenblick und an diesem Ort zu diesem Menschen in Kontakt zu treten?« beschäftigt. Während die Neurozeption diese Frage beantwortet, versucht das ANS, das Überleben zu sichern, indem es den autonomen Zustand wechselt, um soziale Verbundenheit einzuschränken oder zu fördern.

Autonome Erwartungen

Die Polyvagal-Theorie hat unseren Blick für Momente des Erlebens mangelnder Eingestimmtheit bei Unterbrechung der sozialen Verbundenheit, in denen die Neurozeption von Sicherheit zu einer Neurozeption von Gefahr wechselt, geschärft, und Stephen Porges hat solche Augenblicke *moments of biological rudeness* (annähernd: »biologischer Rüpelei«*)* (Porges 2017a/2017c) genannt.* Augenblicke dieser Art kommen in unserem Privat- und Berufsleben häufig vor. Einige derartige Situationen ereignen sich häufig, beispielsweise solche, die die allgegenwärtige Nutzung von Handys betreffen (Hyde 2013). Eine Kollegin erzählte mir einmal von einem Erlebnis mit einer Freundin: »Wir schmiedeten gerade Pläne, als sie sich plötzlich abwandte, um auf ihr Handy zu schauen. Mich überkam augenblicklich das Gefühl, keine Rolle zu spielen. Ich empfand die Situation nicht mehr als sicher und verspürte das Bedürfnis zu verschwinden.

* Porges 2017a, S. 8. Der Begriff *biological rudeness* wird in der *nach* der deutschen [Porges 2017c] Ausgabe fertiggestellten amerikanischen Ausgabe des zweiten Porges-Buches erläutert, verbunden mit einem Verweis auf eine inhaltlich entsprechende Passage aus dem Interview mit Serge Prengel, die sich in der deutschen Ausgabe auf den Seiten 176–178 befindet. Anm. d. Übers.

Und all das nur, weil sie auf ihr Handy geschaut hatte.« Ganz gleich, wie oft wir solche Augenblicke erleben, unsere Neurobiologie empfindet eine abrupte Veränderung des autonomen Zustandes. Sogar Vorgänge, die wir als verständlich bezeichnen, können solch eine autonome Reaktion hervorrufen, denn »Verstehen« findet im Gehirn statt, hat aber nichts unmittelbar mit dem Nervensystem zu tun.

Die Polyvagal-Theorie beschreibt ein System neuronaler Erwartungen und die damit verbundene Verletzung dieser Erwartungen (Porges 2017a/2017c). Wir erleben eine autonome Reaktion, wenn eine antizipierte Reaktion nicht eintritt. Erwarten wir reziproke Beziehungen zu anderen Menschen, und diese Erwartung wird nicht erfüllt, kommt es zu einem Rückfall in primitivere Verhaltensweisen *(moments of biological rudeness)*, und eine Neurozeption von Unsicherheit entsteht. Aber was geschieht, wenn die durch ein Trauma geprägten neuronalen Erwartungen enttäuscht werden? Was, wenn die autonome Erwartung des Klienten nicht der Reaktionsweise seines Therapeuten entspricht? In solchen Fällen ist die Enttäuschung der Erwartung positiv zu sehen, als ein notwendiges »ent-täuschendes« Erlebnis, das habituelle neurozeptive Reaktionen unterbricht. Kurze Augenblicke dieser Art sind im Therapieprozeß sehr wichtig. Durch die wiederholte Enttäuschung neuronaler Erwartungen in der Therapeut-Klient-Dyade werden die autonomen Annahmen eines Klienten verändert. Sein Nervensystem entwickelt dann andere Antizipationen, die altbekannte Erzählung eignet sich nicht mehr, und eine neue Erzählung kann erforscht werden.

Die Neurozeption sucht nach Hinweisen

Unsere Augen senden Anzeichen für die Sicherheit einer Situation aus und suchen auch selbst nach solchen Anzeichen. An den Außenseiten der Augen, wo die Krähenfüße entstehen, beginnt unsere Suche nach Anzeichen für Sicherheit. Wir können die Fähigkeit der Augen, Hinweise auf Sicherheit oder Gefährlichkeit auszusenden, spüren und die entsprechenden neurozeptiven Reaktionen erleben, indem wir mit verschiedenen Arten des Fokussierens experimentieren. Mit Hilfe dieser einfachen Übung können wir lernen, sehr schnell der Neurozeption und der mit ihr verbundenen Zustandsveränderungen infolge subtiler Veränderungen beim Blickkontakt gewahr zu werden. Stellen Sie sich entweder vor, daß Sie jemanden anschauen, oder führen Sie die Übung zusammen mit einem Kollegen aus: Versuchen Sie zunächst zu starren (kräftig, fokussiert, mit einem »Funkeln«). Wechseln Sie anschließend zu einem neutralen Blick (der nicht viel Information preisgibt) und schließlich zu einem sanften (warmherzigen und einladenden) Schauen. Achten Sie in jeder dieser drei Phasen des Blickkontakts darauf, welche Signale Ihre Neurozeption übermittelt. Ist Ihr System für soziale Verbundenheit oder Ihre Abwehr aktiv? Und wo befinden Sie sich in der autonomen Hierarchie: im ventral-vagalen, im sympathischen oder im dorsal-vagalen Bereich? Falls Sie die Übung zusammen mit einem Kollegen ausführen, können Sie diesen fragen, welche Botschaften dessen Neurozeption bei jeder der drei Arten von Blickkontakt aussendet.

Was unterscheidet ein *echtes Lächeln* von einem *sozialen Lächeln*? Bei einem echten Lächeln, das oft auch Duchenne-Lächeln (nach einem französischen Arzt des 19. Jahrhunderts, Guillaume Duchenne, der die Physiologie des Gesichtsausdrucks erforschte) genannt wird, senken sich die Augenlider leicht, die Wangen streben aufwärts, und die Haut um die Augen »runzelt« sich ein wenig. Ein echtes Lächeln übermittelt dem ANS aller Menschen in der unmittelbaren Umgebung eine Neurozeption von Sicherheit und in Verbindung damit eine Einladung zur Annäherung. Der große Jochbeinmuskel (*Musculus zygomaticus major*), der die Wangen bewegt, und der Augenringmuskel *(Musculus orbicularis oculi)*, der die »Krähenfüße« verursacht, erwecken das Gesicht zum Leben. Beim sozialen Lächeln jedoch findet in der oberen Gesichtshälfte keine Bewegung statt, die Augenwinkel »runzeln« nicht, und die übermittelte neurozeptive Botschaft beinhaltet keine Einladung, sondern eine Warnung.

Als vor langer Zeit die Säugetiere in einer Welt heimisch wurden, die vorher von Reptilien dominiert war, lösten sich die Mittelohrknochen vom Kiefer, und die Nerven des ventralen Vagus verbanden sich mit den für die Mittelohrmuskeln zuständigen Nerven (Porges 2015a). Dieses wichtige Ereignis in der Evolutionsgeschichte verband die Fähigkeit der Verarbeitung von Geräuschen mit dem autonomen Zustand. Die beruhigende Wirkung bestimmter Frequenzen auf uns ist im Gehirn »fest verdrahtet«. Tiefe Geräusche und Vibrationen niedriger Frequenz, die eine Neurozeption von Lebensgefahr übermitteln und einen auf Raubtiere gerichteten Zustand besonderer Wachsamkeit aktivieren, verstärken die Sensibilität für dorsal-vagale Immobilisierung. Geräusche und Schwingungen hoher Frequenzen hingegen verursachen eine Neurozeption von Gefahr und eine Mobilisierung des SNS (Porges 2010a/2010b, Kap. 13, S. 257–264).

Geräusche zählen zu den wichtigsten Triggern einer Neurozeption von Sicherheit. Das ANS erkennt Eigenschaften der Prosodie – der Melodik des stimmlichen Ausdrucks. Nicht die Worte selbst, sondern die rhythmischen und klanglichen Muster in Verbindung mit Frequenz, Dauer und Intensität des Sprechens offenbaren unsere Intentionen. Das ANS achtet mittels Neurozeption auf »subverbale« Geräusche, die Sicherheit und Freundschaft signalisieren.

»Wir sind stärker damit befaßt, mit denjenigen, die uns bedrohen oder verletzen, zurechtzukommen, als damit, was unser Nervensystem braucht, um sich sicher zu fühlen« (Porges 2015a, S. 2). Zwei Elemente sind für eine Neurozeption von Sicherheit erforderlich: die Auflösung von Anzeichen für eine Gefahr und das Aufspüren von Anzeichen für Sicherheit. Anzeichen für Gefahr aufzulösen ist zweifellos ein wichtiger Schritt. Unterbleibt er, löst die Neurozeption weiterhin überlebenssichernde Defensivreaktionen aus. Doch wenn in einer Umgebung keine Anzeichen für Sicherheit zu finden sind, fehlen ihr möglicherweise die Voraussetzungen für die Stimulation einer Neurozeption von Sicherheit. Welche Signale braucht das ANS, um sich aus einer Neurozeption von Gefahr zu befreien und in eine Neurozeption der Sicherheit überzuwechseln, die Neugier, Kreativität, Verbundenheit und Mitgefühl fördert? Wichtig für die Förderung einer lebendigen Neurozeption von Sicherheit sind immer wieder neue Gelegenheiten zur Co-Regulation, zuverlässige Beziehungen im Geiste wechselseitigen Gebens und Nehmens (Reziprozität) und Zeit mit Sicherheit vermittelnden Menschen bei gemeinschaftlichen Aktivitäten.

Einige wichtige Aspekte der Neurozeption

- Autonome Reaktionen finden ständig statt. Unser ANS evaluiert ununterbrochen potentielle Gefahren und reagiert aufgrund dieser Einschätzung im Dienste der Überlebenssicherung. Unbemerkt vom Bewußtsein bewegen wir uns im Fluß der Neurozeption.

- Indem wir der autonomen Reaktion bewußt werden, verstärken wir den Einfluß der Wahrnehmung auf das Erleben der Neurozeption. Infolge der Bewußtmachung bewegen wir uns von einem Zustand des »In-Seins« in einen des »Mit-Seins« und nutzen die Beobachterenergie, um tief verwurzelte Reaktionsmuster zu unterbrechen. Geschieht dies nicht, bewegen wir uns aufgrund der Zugkraft der alten Muster in der Hierarchie autonomer Reaktionen abwärts und entfernen uns damit von der Neurozeption von Sicherheit. Wenn wir den Einfluß des Gewahrseins erleben, können wir uns bewußt dem Selbst-Mitgefühl zuwenden.

- Durch die Verbindung zum Selbst-Mitgefühl betreten wir einen Ort des Entwickelns von Vertrauen. Dort können wir bleiben und innere Güte und Fürsorge anbieten, die uns schon allein in den ventral-vagalen Zustand zurückzuführen vermögen, der uns sagt, daß wir in Sicherheit sind. Vom Ort des Selbst-Mitgefühls aus können wir auch in den Zustand der Neugier versetzt werden, was ein natürliches Verlangen hervorruft, unsere habituellen neurozeptiven Muster gründlicher zu erforschen.

- Wenn wir tief in die Neugier und in die aktive Untersuchung hineingehen, gelangen wir in das Reich der Möglichkeiten. Neugier wurde auch als Öffnen der Intuition unseres Herzens bezeichnet. Hier, im Fluß eines ventral-vagalen Zustandes gibt es unzählige Möglichkeiten und Resultate. Hier kann Regulierung stattfinden, Ressourcen können entdeckt und genutzt werden, Reziprozität in Beziehungen ist möglich, Verbindungen können wiederhergestellt, überkommene Muster verändert und Geschichten neu erzählt werden!

Finden Sie Ihr autonomes Gefühl, zu Hause zu sein

Unser Körper weiß, daß er dazugehört; unser Geist
läßt uns im Leben so heimatlos werden.

— John O'Donohue

Die Neurozeption übermittelt uns Botschaften der Sicherheit: daß wir da sind, wo wir hingehören, daß wir zu Hause sind. Unser Geist ist mit diesen Botschaften nicht immer einverstanden und möchte etwas anderes wahrhaben. Wir können versuchen, uns selbst etwas einzureden oder auszureden, doch das letzte Wort hat stets unser ANS mittels Neurozeption. Meine persönlichen Wurzeln befinden sich seit vielen Generationen auf Boden in Meeresnähe. Das Meer ist Bestandteil meines Rhythmus. Entferne ich mich auf Reisen vom Meer, erinnert mich mein Nervensystem daran, daß ich fern der Heimat bin. Kehre ich dann zum Wasser zurück, erfüllt mich Leichtigkeit. Wo signalisiert Ihr ANS Ihnen, daß die Situation sicher ist und Sie zu Hause sind?

KAPITEL 3

Zur Verbundenheit veranlagt

Möglicherweise sind die Überlebensfähigsten auch die Sanftmütigsten, denn um überleben zu können, braucht man oft Hilfe und die Fähigkeit, mit anderen zusammenzuarbeiten.

— Theodosius Dobzhansky

Wir sind von Natur aus soziale Wesen, und es liegt in unserer Natur, mit anderen zu interagieren und zu ihnen in Beziehung zu treten (Cacioppo & Cacioppo 2014). Von den ersten Augenblicken des Lebens an, in denen wir uns instinktiv dem Gesicht unserer Mutter zuwenden, bis zum Lebensende haben wir ein beständiges Bedürfnis, in harmonischen Beziehungen zu leben. Die Polyvagal-Theorie bezeichnet die autonome Sicherheit als »Präambel der Bindung« (Porges 2012/2017c, Kap. 2, S. 45). Co-Regulation schafft ein Fundament der Sicherheit, dem später die Entwicklung einer Bindung folgt. Durch Co-Regulation entsteht eine physiologische Plattform der Sicherheit, die eine psychologische Erzählung über Sicherheit fördert, welche ihrerseits zu sozialer Verbundenheit führt. Die Autonomen Nervensysteme zweier Menschen finden Zuflucht in einem von beiden gemeinsam geschaffenen Erlebnis von Verbundenheit.

Die folgende Geschichte, die eine Kollegin mir erzählte, veranschaulicht wunderschön die Macht der Verbundenheit.

> Meine zweijährige Tochter Iris hat vor kurzem angefangen, farbige Marker zu benutzen. Sie zeichnet Vögel, Fische und Wale, die alle wie längliche Kreise mit kleinen Gesichtern aussehen; aber Iris weiß, was sie jeweils darstellen. Eines Morgens zeichnete sie einen Wal und sagte dann zu mir: »Der Wal

ist traurig.« Ich fragte sie, was der Wal nach ihrer Meinung bräuchte, um sich besser zu fühlen. Sie antwortete: »Er braucht einen anderen Wal, der ihn anschaut.« Dann bat sie mich, einen zweiten Wal zu zeichnen, der ihren Wal anschaute. Als ich sie später fragte, wie sich der traurige Wal nun fühle, antwortete sie: »Viel besser.« Ich war verblüfft über die intuitive Weisheit menschlicher Wesen – darüber, daß wir alle offenbar von Natur aus Sicherheit in Gegenwart anderer Menschen suchen. Seit jenem Tag hat Iris viele Tiere gezeichnet, die ein anderes Tier brauchten, das sie anschaute, und wir haben mit ihr in einer für ein zweijähriges Kind verständlichen Sprache darüber gesprochen, wie es uns hilft, uns gut zu fühlen, wenn wir den liebevollen Ausdruck des Gesichts eines anderen Menschen sehen, und wie wir das so entstandene Gefühl der Sicherheit anderen übermitteln können, wenn diese traurig sind oder sich einsam oder verletzt fühlen.

Co-Regulation steht im Mittelpunkt positiver Beziehungen: therapeutischer Allianzen ebenso wie dauerhafter Freundschaften und Intimpartnerschaften. Wenn wir in unserer Kindheit zu wenige Möglichkeiten zur Co-Regulation erhalten, spüren wir diesen Mangel im Erwachsenenalter in unseren Beziehungen. Traumata, sowohl in Form von selbst verursachten Schädigungen als auch in Form von selbst erlebter mangelnder Fürsorge, lassen die Co-Regulation als gefährlich erscheinen und stören die Entwicklung unserer Fähigkeit dazu. Das ANS ist zwangsläufig zu unabhängiger Regulation fähig. Klienten sagen oft, sie hätten es gebraucht, Verbundenheit zu erleben, doch in ihrem Leben habe es niemanden gegeben, bei dem sie sich sicher gefühlt hätten; deshalb hätten sie irgendwann aufgehört, sich darum zu bemühen. Aus Sicht der Polyvagal-Theorie wissen wir, daß sie zwar tatsächlich aufgehört haben mögen, explizit nach Sicherheit Ausschau zu halten, und daß sie Möglichkeiten fanden, ohne Hilfe von außen zurechtzukommen, daß ihr ANS aber nie aufhörte, sich nach Co-Regulation zu sehnen und sie zu brauchen.

Wenn wir keine Möglichkeit haben, zu anderen Menschen in Verbindung zu treten, wirkt sich das dadurch verursachte Leiden auf unser Nervensystem aus. Unsere Einsamkeit bereitet uns Schmerzen. Einsame Menschen leiden unter Beeinträchtigungen der körperlichen und psychischen Gesundheit, unter anderem in Form von Störungen der Immunfunktion, Herzerkrankungen und Depression (Cacioppo 2011) – Problemen, die alle mit der autonomen Funktion zusammenhängen. Obwohl uns Einsamkeitsgefühle manchmal dazu bringen, uns um Kontakt zu bemühen, verstärkt Einsamkeit auch unsere Wachsamkeit gegenüber potentiellen Bedrohungen (Hawkley & Cacioppo 2010) in Form einer verstärkten Kortisolausschüttung und der Aktivierung des SNS (Cacioppo 2011). Ein einsamer Mensch ist nicht nur unglücklich, sondern fühlt sich auch nicht sicher. Einsamkeit aktiviert eine Neurozeption von Unsicherheit, die unser autonomes Defensivsystem aktiviert. Chronische Einsamkeit übermittelt permanent eine Gefahrenbotschaft, und unser Autonomes Nervensystem bleibt im überlebenssichernden Modus gefangen.

Die Polyvagal-Theorie zeigt uns, daß Co-Regulation für unser Sicherheitsgefühl unverzichtbar ist (Porges 2012/2017c, Kap. 2, S. 29–64) und daß unsere Physiologie durch unsere Verbundenheit mit einem anderen Menschen reguliert wird. Co-regulierend wirkende Verbindungen fördern ein Gefühl der Zugehörigkeit und Geborgenheit in der Welt. Wird unser biologisch fundiertes Bedürfnis nach Verbundenheit nicht erfüllt, leiden wir, und unser Leiden führt zu autonomen Reaktionen. Das kann in Form eines Versuchs des SNS geschehen, mittels Mobilisierung Kontakt herzustellen (durch Unterbrechung, Streit, Kampf um Aufmerksamkeit) oder durch den dorsalen Vagus in Form einer Shutdown-Strategie (was oft als Schweigen, Distanzierung oder Isolation zum Ausdruck kommt). Welche autonomen Überlebensstrategien beobachten Sie bei Klienten, wenn diese sich einsam fühlen und es ihnen an jeder Eingestimmtheit mangelt?

Viele Menschen haben im Leben noch keine Co-Regulation kennengelernt. Wenn Klienten in ihrer Kindheit Traumata erlebt haben, ist ihnen das Gefühl, nicht dazu zu gehören, bestens vertraut, und sich einsam zu fühlen ist für sie ein wohlbekanntes autonomes Erlebnis. Die Therapiesitzung ist für solche Menschen manchmal die einzige Situation im Laufe einer Woche, in der sie Co-Regulation erleben können. Therapeuten sind dafür verantwortlich, ihren eigenen autonomen Zustand zu regulieren und einen zuverlässigen Fluß ventraler Vagusenergie in die Therapiesitzung mitzubringen. Ein wichtiger Teil des Therapieprozesses ist es, zu den Klienten in Kontakt zu treten, ihnen Signale für Sicherheit anzubieten und sie in die Sicherheit ventral-vagaler Verbundenheit einzuladen. Beginnen die Autonomen Nervensysteme zweier Menschen, sich in ventral-vagaler Verbundenheit zu co-regulieren, bilden sie eine Feedbackschleife, die eine aufwärts führende Spirale eines stärker werdenden vagalen Tonus erzeugt (Kok & Fredrickson 2010). Aufgrund solcher Erlebnisse entstehen neue autonome Muster, und aus diesen erwächst eine neue Erzählung.

Reziprozität in Beziehungen

Reziprozität ist ein wichtiger regulierender Faktor des ANS. Das lateinische Wort *reciprocus* bedeutet »auf dem gleichen Weg zurück« oder »wechselseitig«. »Reziprozität und und spontaner Tausch der Rollen des Gebens und Nehmens sind positive Merkmale starker Beziehungen. ... Andererseits zeigt ein Mangel an Reziprozität oft an, daß eine Beziehung unglücklich und gestört ist« (Porges & Carter 2011/Porges 2010b, Kap. 14, S. 268). Reziprozität ist die Bezeichnung für eine Verbindung zwischen zwei Menschen, die durch wechselseitige Kommunikation zwischen ihren Autonomen Nervensystemen entsteht. Dabei geht es um das Erleben eines von Herzen kommenden Zuhörens und Antwortens. Reziprozität zu erleben nährt uns. Wir spüren dann Ebbe und Flut, Geben und Nehmen, Eingestimmtheit und Resonanz. Wir nehmen in unserem Körper und in unseren Erzählungen wahr, wie das Geben und Empfangen fürsorglicher Zuwendung uns zu Wohlbefinden verhilft.

Reziprozität ist eine Art, die in einer Beziehung wirksamen Dynamiken zu verstehen. Wo im Spektrum reziproker Interaktionen ist eine bestimmte Beziehung zu verorten? Wir können uns anhand einer einzelnen Interaktion mit Reziprozität auseinandersetzen, indem wir die Qualität des Turn-taking sowie des Sprechens und Zuhörens untersuchen, also all das, was echten kommunikativen Austausch ausmacht. Doch einzelne Augenblicke können die ganze Wahrheit über eine Beziehung nicht wiedergeben. Die konkreten temporären Umstände stören oft die Balance in ihr. Der eine Partner hat in einem bestimmten Moment mehr Bedürfnisse, der andere vermag so lange regulierende Energie zu mobilisieren, bis sich die Reziprozität wieder einstellt. Fürsorgliche Zuwendung ist angenehm, wenn sie mit den gleichen Intentionen angeboten und empfangen wird. Wenn wir die Reziprozität in einer Beziehung über einen längeren Zeitraum betrachten, fragen wir uns: Erfolgt beständig die Einladung, am Fluß der Reziprozität teilzuhaben? Nährt die Beziehung ein Gefühl der Verbundenheit? Besteht in der Beziehung Symmetrie?

In den meisten Beziehungen wird die Balance zeitweise gestört, wiederhergestellt und später erneut gestört. Diese immer wieder vorkommenden Phasen der Ungleichheit vertiefen die Beziehung auf natürliche Weise. In anderen Beziehungen ist die Balance häufiger gestört, und es entsteht das Muster, daß die Bedürfnisse des einen Partners gegenüber denjenigen des anderen regelmäßig bevorzugt werden. Eine Beziehung, der es ständig an Reziprozität mangelt, wird als erschöpfend empfunden. Manchmal bleibt eine Störung der Reziprozität wegen eines Unfalls oder einer Krankheit dauerhaft bestehen, was die Balance in der Beziehung dauerhaft verändert. An die Stelle des Austauschs tritt dann ein nur in eine Richtung strömender Fluß fürsorglicher Zuwendung.

Erinnerte Reziprozität nutzt die Fähigkeit der Körper-Geist-Einheit, ein Erlebnis wiederaufleben zu lassen, indem man einen Augenblick des Gebens und Nehmens reanimiert. Therapeuten können Klienten helfen, sich auf Augenblicke der Verbundenheit zu besinnen und zu diesen zurückzukehren. Haben Klienten wenig unmittelbare Erfahrung mit Reziprozität, kann man ihnen mit imaginierter Reziprozität helfen. Therapeuten können die Betreffenden dazu anleiten, sich Erlebnisse von Reziprozität vorzustellen und sie (wieder) lebendig werden zu lassen. Sowohl erinnerte Reziprozitätserlebnisse als auch imaginierte Reziprozität sprechen den angeborenen Drang des ANS zu Verbundenheit und Co-Regulation an. Das Erinnern und Sich-Vorstellen von Augenblicken der Reziprozität hemmt die autonomen Defensivsysteme und aktiviert den ventralen Vagus und sein Streben nach Sicherheit und Verbundenheit. Weil dies innere Experimente sind, können Reziprozitätsübungen von einem Menschen allein (obwohl das ein Widerspruch in sich ist) jederzeit und überall ausgeführt werden, sofern der Betreffende die mit Gefahr assoziierte autonome Empfindung verspürt, die mit mangelnder Verbundenheit einhergeht. Klienten ohne zuverlässiges soziales Unterstützungsnetz bieten diese Übungen eine Möglichkeit, Verbundenheit zu erleben, wenn dies notwendig ist und wenn Menschen, von denen keine Gefahr ausgeht, für sie nicht erreichbar sind. Mit Hilfe solcher Übungen kann man eine Ressource der Reziprozität entwickeln.

In der afrikanischen Bantu-Sprache bedeutet das Wort *ubuntu*, daß ein Mensch nur mit Hilfe anderer Menschen zur Person wird. Ich bin ein Mensch, weil ich dazugehöre. Nach jahrzehntelangen Untersuchungen wissen wir, daß die Trennung von sämtlichen sozialen Bezügen, also die vollständige Isolation von anderen Menschen, lebenslang ein Risikofaktor ist, der die körperliche wie auch die psychische Gesundheit beeinflußt. Soziale Isolation und soziale Exklusion aktivieren im Gehirn die gleichen Schmerzpfade wie reale Verletzungen (Eisenberger 2012). Die Sprache bringt diese Dinge sehr anschaulich zum Ausdruck: Unser Herz schmerzt oder bricht uns, unsere Gefühle werden verletzt, wir werden von Schmerz gequält. Mit der Zeit fällt das ANS eines einsamen Menschen den Gewohnheitsmustern einer adaptiven Defensivhaltung anheim, was es unmöglich macht, den physiologischen Zustand der Sicherheit zu erleben. In der Regel beruhigt uns die Gegenwart anderer Menschen, und wir leiden, wenn wir uns allein gelassen fühlen (Eisenberger, Lieberman & Williams 2003).

Obwohl wir in einer Kultur leben, die Autonomie und Unabhängigkeit fördert, müssen wir stets daran denken, daß wir aus neurobiologischer Sicht dazu prädestiniert sind, in Verbindung zu leben.

TEIL I

Zusammenfassung

Hoffnung vermag zu erkennen, daß es trotz aller Dunkelheit Licht gibt.

— Desmond Tutu

Die Polyvagal-Theorie verspricht Therapeuten Hoffnung, deren Klienten aufgrund schützender Muster in Erlebnissen der Isolation gefangen bleiben. Mit Hilfe dieser »Wissenschaft der Verbundenheit« läßt sich das ANS so modifizieren, daß es Sicherheit und Verbundenheit ermöglicht. Das System für soziale Verbundenheit, das durch eine adaptive überlebenssichernde Reaktion deaktiviert wird, wartet auf seine Wiedererweckung. Die Vagusbremse ist intakt, und ihre »Dysfunktion« ist nicht struktureller Natur, sondern kann gefahrlos wegtrainiert werden (Porges 2003).

Die autonome Regulation ist für das körperliche und psychische Wohl unverzichtbar. »Der Zustand des ANS spielt bei fast jeder Funktion, deren Ausführung sich Menschen widmen, eine Rolle« (Williamson, Porges, Lamb & Porges 2015, S. 2). Traumata beeinflussen die autonome Regulation, indem sie Defensivsysteme permanent aktivieren. Die Folge hiervon ist anhaltendes Leiden, das es einem Menschen erschwert, nährende Beziehungen aufzubauen und zu erhalten, oft mit der Folge mangelnder sozialer Unterstützung. Erkennt das ANS dies, wittert es eine Gefahr, entfernt sich noch weiter von jeglicher Verbundenheit und verfällt in eine schützende Reaktion. Diese Feedbackschleife erzeugt die habituellen Reaktionsmuster, die wir bei Klienten so häufig finden. Indem wir die Erkenntnisse der Polyvagal-Theorie in eine Therapie einbeziehen, können wir Klienten helfen, ihre habituellen Reaktionsmuster zu erkennen und zu verstehen, wie diese durch ihre Umgebung geprägt wurden.

Wir bewegen uns in der autonomen Hierarchie ständig aufwärts und abwärts. Im Laufe eines Tages vollziehen wir diese Aufwärts- und Abwärtsbewegung mehrfach. Weil in unserem Leben so viele Menschen und Verbindungen eine Rolle spielen, entsteht häufig eine chaotische Mixtur autonomer Energien. Unser Ziel muß sein zu lernen, mit der autonomen Reaktionshierarchie flexibel umzugehen.

Aus einem Zustand des Mangels in einen des Überflusses zu wechseln ist ein sehr drastisches Erlebnis. Aus Sicht der Polyvagal-Theorie bedeutet dies, daß wir von den überlebenssichernden Reaktionen des SNS und des dorsalen Vagus zur Regulation durch den ventralen Vagus wechseln. Wenn wir diese neuronale Plattform erreichen, können wir mit den normalen, unvermeidlichen Situationen fertig werden, die es im Leben jedes Menschen gibt und in denen wir in eine Verteidigungshaltung hineingezogen werden, und trotzdem weiter die Solidität des ventral-vagalen Zustandes der Sicherheit und der Erzählung von der Fülle spüren.

Die Polyvagal-Theorie macht uns mit den grundlegenden Prozessen vertraut, die unsere alltäglichen Erlebnisse beeinflussen. Nachdem wir uns ein gewisses Verständnis der Grundelemente der Polyvagal-Theorie angeeignet haben, können wir uns der Auseinandersetzung mit spezifischen Übungen zuwenden, die helfen, neuronale Muster zu verändern. Therapeutische Interventionen zur Unterstützung der autonomen Regulation, zur Aktivierung des Systems für soziale Verbundenheit und zur Mäßigung schützender Reaktionen haben in der Regel eine sehr starke Wirkung (Williamson et al. 2015). Die Polyvagal-Theorie bietet Therapeuten eine Anleitung zur Umgestaltung des Nervensystems und hilft Klienten, sich aus habituellen Schutzmustern zu befreien und sich neue Muster der Verbundenheit anzueignen.

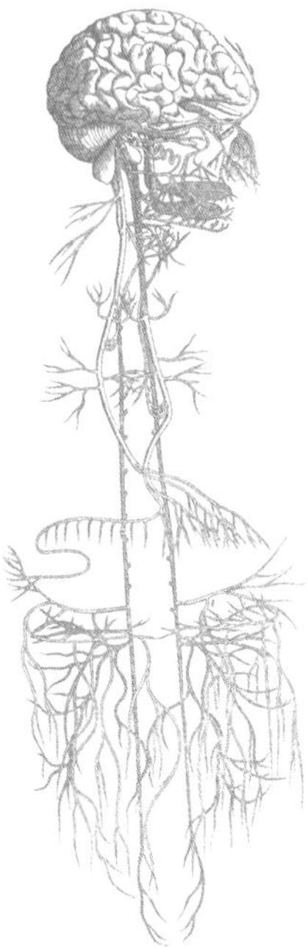

TEIL II

Mapping des Nervensystems

Ein guter Kartograph ist Wissenschaftler und Künstler zugleich.

– Erwin Josephus Raisz

Es ist schwer, sich eine Welt ohne Karten vorzustellen. Menschen zeichnen sie seit vielen Jahrhunderten. Schon im achten Jahrtausend v. Chr. entwickelten die Babylonier Karten vom Himmel und von den Sternen. Der griechische Philosoph Anaximander, der im sechsten Jahrhundert v. Chr. lebte, wird oft als Schöpfer der ersten Karte der damals bekannten Welt bezeichnet. Google Maps startete im Jahre 2005, und heute bricht kaum noch jemand zu einer Reise auf, ohne vorher ein Werkzeug benutzt zu haben, das über die beste Route zum angestrebten Ziel Auskunft gibt. Jede Kultur benutzt Karten (Blaut, Shea, Spencer & Blades 2003), und wenn wir uns an der gleichen Karte orientieren, hilft uns das, auf der gleichen Wellenlänge zu sein. Wir benutzen Karten, wenn wir uns verirrt haben und den Weg nach Hause finden müssen. Haben wir es mit einer Karte des autonomen Systems zu tun, ist das Zuhause die Sicherheit des vom ventralen Vagus bestimmten Zustandes, der an der Spitze der Hierarchie autonomer Reaktionsweisen steht.

Klienten interessieren sich für ihre Neurobiologie – sie wollen verstehen, wie »das Fahrzeug, mit dem sie durch das Leben reisen«, funktioniert. Erwachsene und Kinder möchten etwas über die drei Bausteine des ANS lernen. Ziel der Kartierung autonomer Reaktionen ist, Klienten ihr Erleben der Welt im Sinne der drei Aktivierungszustände – bei Sicherheit, Gefahr und Lebensgefahr – durch Beschreibung der damit verbundenen Körperreaktionen, Überzeugungen, Emotionen und Verhaltensweisen zu veranschaulichen. Durch das Mapping, das Entwickeln von Kartierungen, entdecken die Klienten ihre individuellen Eigenarten hinsichtlich Engagement und Aktivierung – und dies ist der erste Schritt auf dem Weg zu einem somatischen Empfinden von Sicherheit und Stabilisierung.

Mit Hilfe des Mapping-Prozesses entwickeln Therapeut und Klient ein gemeinsames Verständnis des individuellen autonomen Profils – und schaffen so eine gute Ausgangslage für die erste Behandlungsphase. Das Mapping verbindet Fähigkeiten der linken und rechten Hemisphäre miteinander, wobei es zunächst um ein verkörpertes Empfinden des autonomen Zustandes geht (was die rechte Hemisphäre ins Zentrum rückt), und dem Erlebten später die Dimension des sprachlichen Ausdrucks hinzugefügt wird (wodurch die linke Hemisphäre in den Vordergrund tritt). Die drei im folgenden erläuterten Kartierungen der Mapping-Sequenz werden so zu praktischen Repräsentationen des ANS eines Klienten in Aktion. Die drei »Karten« unterstützen die Orientierung während der klinischen Arbeit. Weil die Umformung von Mustern des Engagements durch einen vom ventralen Vagus bestimmten Zustand unterstützt und durch eine sympathische Reaktion oder eine Reaktion des dorsalen Vagus gehemmt wird, ist die Identifikation des aktuellen autonomen Zustands eines Klienten ein wichtiger Teil des Therapieprozesses.

Kartierungen helfen Klienten, es sich zur Gewohnheit zu machen, sich ihre aktuelle Position in der autonomen Hierarchie zu vergegenwärtigen. Manche Klienten berichten mir, sie befestigten ihre Kartierungen zu Hause am Kühlschrank oder trügen sie in der Brieftasche bei sich. Durch ein wenig Übung können Klienten lernen, sich ihre Kartierungen vorzustellen und diese inneren Bilder zu nutzen, um sich ihre aktuelle Position in der autonomen Hierarchie vor Augen zu führen. Weil Kinder wahrscheinlich schon im Alter von vier Jahren mit Mapping-Modellen arbeiten können (Blaut et al. 2003), ist das Mapping des autonomen Zustandes ein nützliches Werkzeug bei der therapeutischen Arbeit mit Kindern und Familien. Eine autonome »Familiensprache« zu entwickeln kann helfen, mit den unvermeidlichen Augenblicken eines allgemeinen Chaos, die für die Arbeit mit Familien so typisch sind und auch im häuslichen Umgang von Familien oft vorkommen, besser fertig zu werden. Paare können

Kartierungen nutzen, um das Erleben von Fehleinstimmung zu erforschen, derentwegen sie häufig eine Therapie beginnen. Wenn man in der Lage ist, Zustände der Dysregulation in einer autonomen Kartierung zu erkennen, kann das zu dem Verständnis führen, daß jemand sich nicht grundsätzlich weigert, präsent zu sein, sondern aufgrund seines neurobiologischen Zustandes nicht dazu in der Lage ist. Kartierungen autonomer Zustände lenken das Gewahrsein auch auf Augenblicke autonom geprägter Nähe: auf die angenehmen gemeinsamen Augenblicke eines vom ventralen Vagus bestimmten Zustandes der Eingestimmtheit.

Durch das Mapping entsteht eine Gewohnheit autonomen Gewahrseins. Die grundlegende Mapping-Sequenz besteht aus drei Teilen: der Darstellung des *persönlichen Profils*, der Darstellung der *Trigger und Glimmer* und der Darstellung der *Ressourcenregulierung.*

Karte 1, die das *persönliche Profil* wiedergibt, ist die Grundlage für die Untersuchung der Frage »Wo bin ich?«. Mit Hilfe dieser Karte können Klienten ihre aktuelle Position in der Hierarchie autonomer Reaktionen bestimmen. Die Karte fördert die grundlegenden Fertigkeiten, die erforderlich sind, um autonome Zustände zu erkennen. Mit Hilfe der Kartierung ihres persönlichen Profils können die Klienten ihre somatischen, kognitiven, emotionalen und handlungsbezogenen Orientierungspunkte für jeden Zustand beschreiben.

Karte 2 gibt Aufschluß über *Trigger und Glimmer.* Diese Beschreibung hilft Klienten, die wichtige Frage »Was hat mich hierher gebracht?« zu beantworten. Trigger werden sympathische und dorsal-vagale Provokationen genannt, wohingegen Glimmer die Augenblicke sind, in denen der ventrale Vagus aufleuchtet. Man muß beide erkennen können, und bei der Arbeit mit Traumatisierten verfangen sich Therapeuten leicht in der Fokussierung auf Dysregulation. Weil das Gehirn grundsätzlich dazu neigt, negative Aspekte hervorzuheben, muß die Aufmerksamkeit auf die Mikro-Momente sicherer Verbundenheit gerichtet werden, weil die Klienten sie leicht übersehen und die positive Wirkung dieser blitzartigen Erlebnisse autonomer Regulation ihnen nicht zugute kommt.

Karte 3 befaßt sich mit der Ressourcenregulierung und ist mit der Frage »Wie finde ich den Weg zur Regulation durch den ventralen Vagus?« befaßt. Wir sind potentiell sowohl zur individuellen als auch zur interaktiven Regulation in der Lage und brauchen beide. Diese dritte Karte dient dazu, in beiden Kategorien Ressourcen zu identifizieren. Je nachdem wie Erlebnisse das Nervensystem bestimmter Klienten beeinflußt haben, neigen diese dazu, sich stärker auf die eine oder andere der beiden Regulationsarten zu verlassen. Die Karte für die Ressourcenregulierung lenkt die Aufmerksamkeit auf die Existenz individueller oder interaktiver Ressourcen bzw. deren Mangel sowie auf die Herausbildung neuer regulierend wirkender Pfade.

Das Leben auf der Leiter

Seit du in diese Welt gekommen bist, steht eine
Leiter vor dir, auf daß du sie überwindest.

— Rumi

Die einleitende Mapping-Sequenz nutzt das Konzept der Leiter, das schon im *Leitfaden zum Verständnis der Polyvagal-Theorie für Anfänger* (siehe S. 23) vorgestellt wurde. Das Bild der Leiter vermittelt den Eindruck, daß ein gefahrloser Wandel möglich ist. Um auf einer Leiter hinauf und hinab zu steigen, braucht man keinen Abgrund zu überwinden, sondern muß sich nur stetig von Sprosse zu Sprosse bewegen. Eine Leiter ist immer mit dem Boden in Kontakt und bietet die Möglichkeit, gefahrlos höhere Orte zu erreichen. Die entwicklungsgeschichtlichen Wurzeln des dorsalen Vagus sind der Boden unserer Leiter, und auf dem Weg nach oben gelangen wir zunächst in den energiereichen sympathischen Zustand und schließlich in den Zustand sozialer Verbundenheit des ventralen Vagus. Die Frage »Wo bist du auf der Leiter?« zu beantworten fällt Klienten leicht, und ebenso leicht vermögen sie mit Hilfe des Bildes des Auf- und Absteigens auf der Leiter Zustandsveränderungen zu verfolgen. Auf dem Bild der Leiter basierende Kartierungen kann man anderen Menschen problemlos vermitteln und so zu einem gemeinsamen Verständnis autonomer Zustände gelangen.

Das Bild des Auf- und Abstiegs auf einer Leiter mit Gut oder Schlecht zu assoziieren wäre verfehlt. Vielmehr soll diese Metapher die Hierarchie der autonomen Reaktionsmöglichkeiten veranschaulichen sowie die Aufsicht über den vom ventralen Vagus bestimmten Zustand durch Aufrechterhaltung der Homöostase. Im Laufe meiner therapeutischen Arbeit und meiner Lehrtätigkeit lernte ich einige Menschen kennen, die unter Höhenangst litten und das Bild der Leiter deshalb als beunruhigend empfanden. Eine Kollegin kam auf den genialen Gedanken, einer Klientin zu empfehlen, das obere Ende der Leiter breiter zu zeichnen als das untere, was der Klientin ermöglichte, sich auf die Metapher einzulassen. Ein Kollege drehte das Bild der Leiter um 90 Grad zur Seite, wobei er den Eindruck einer Hierarchie aufrechterhielt, indem er von einer Progression von »zurück und vorwärts« statt von »aufwärts und abwärts« sprach.

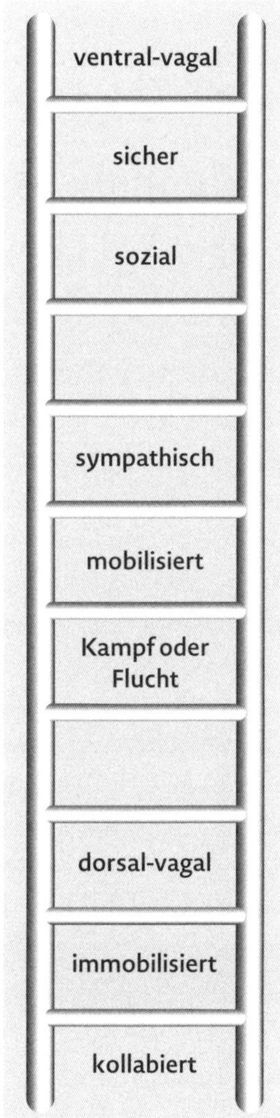

Diese Darstellungen unterteilen die Leiter in Drittel, und jeder der drei Abschnitte repräsentiert einen autonomen Zustand (das obere Drittel den ventral-vagalen, das mittlere den sympathischen und das untere den dorsal-vagalen) und umfaßt jeweils mehrere Sprossen, was veranschaulichen soll, daß in allen drei Zuständen ein Spektrum von Reaktionen möglich ist und daß eine Progression stattfindet, wenn man von einem Zustand in einen anderen wechselt. Die drei Abschnitte benutzen zur Bezeichnung der autonomen Zustände Begriffe, die der Polyvagal-Theorie entstammen: ventral-vagal (sicher, sozial); sympathisch (mobilisiert, Kampf, Flucht) und dorsal-vagal (immobilisiert, kollabiert). Wichtig ist außerdem, daß die Klienten ihre persönlichen Kürzel finden, eine für sie angenehme Art, über ihr Erleben autonomer Zustände zu sprechen – weshalb jeder der drei Abschnitte der Leiter bzw. der Karte auch Leerraum beinhaltet, den Klienten für eigene Bezeichnungen nutzen können.

KAPITEL 4

Mapping des persönlichen Profils

Diese erste Kartierung ermöglicht Klienten, in das autonome Gewahrsein einzutreten und sich das nonverbale Erlebnis der Neurozeption der Wahrnehmung zu erschließen. Sobald sie ihre Kartierung entwickelt haben, wird diese für sie zum Anker, zu dem sie mit Hilfe der Orientierungsfrage »Wo auf meiner Karte bin ich?« zurückkehren können.

Die Struktur dieses Mapping-Erlebnisses soll eine »kritische Masse« an ventral-vagaler Energie aufrechterhalten, damit die Klienten gefahrlos sympathische und dorsal-vagale Zustände aktivieren können, in jedem dieser Zustände verweilen können, ohne von ihm »gekidnappt« zu werden, und absichtlich zwischen den Zuständen wechseln können. Therapeuten unterstützen ihre Klienten im gefahrlosen Wechsel zwischen autonomen Zuständen, indem sie ihre eigene ventral-vagale Energie in den Prozeß der Co-Regulation einbringen. Obwohl der Klient die Karte produziert, handelt es sich um einen dyadischen Prozeß. Weil vielen Klienten der Wechsel zwischen den autonomen Zuständen schwerfällt und weil es dabei zu längeren Perioden der Dysregulation kommen kann, müssen Therapeuten autonome Signale für Sicherheit übermitteln und so das gemeinsame Erleben des Vertrautwerdens ermöglichen.

Fertigstellen der Karte für das persönliche Profil

Nehmen Sie eine unausgefüllte Kopie der Karte für das persönliche Profil (siehe S. 218) zur Hand, und legen Sie farbige Markerstifte bereit. Sie können die Karte auch mit einem Kugelschreiber oder einem Bleistift fertigstellen; allerdings benutze ich persönlich beim Mapping gerne Farben. Diese zählen zu den ersten Merkmalen, mit deren Hilfe wir Objekte zu unterscheiden lernen, und es liegen

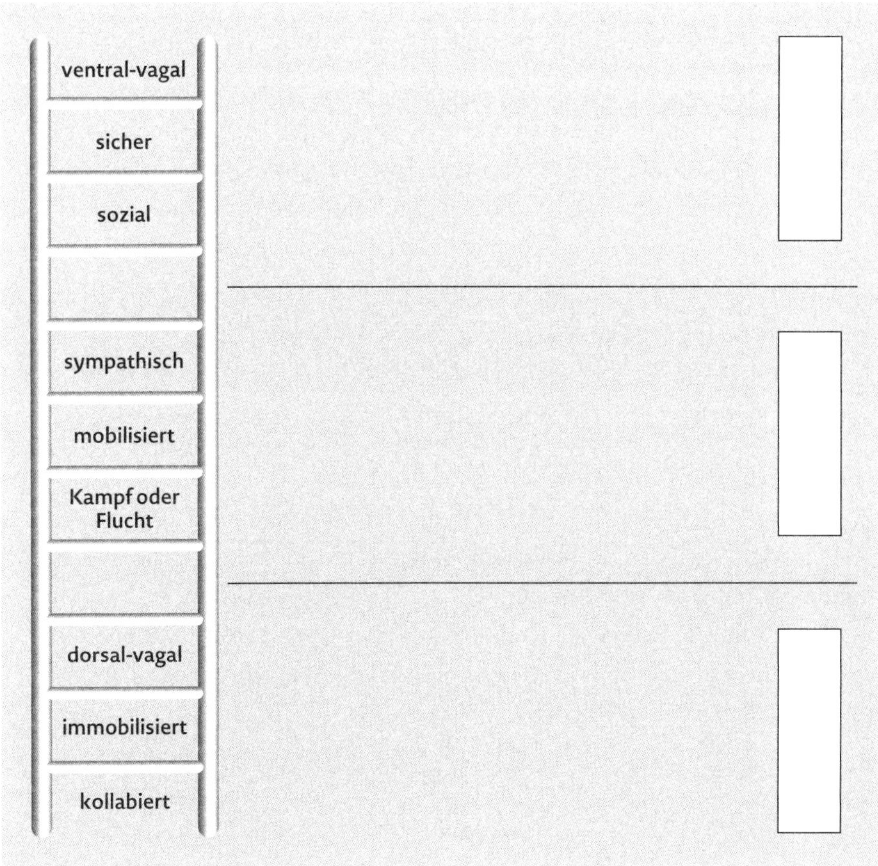

Untersuchungen vor, nach denen Farben physiologisch stimulieren und psychische Wirkungen hervorrufen (Yoto, Katsuura, Iwanaga & Shimomura 2007). Die Arbeit mit farbigen Markerstiften führt Jugendliche und Erwachsene aus ihren Gewohnheitsmustern und setzt eingefleischte Muster der Verwendung von Kugelschreibern und Bleistiften sowie einer Schreibmaschine außer Kraft. Farbige Markerstifte lenken die Aufmerksamkeit von Klienten darauf, daß es beim Erstellen solcher Karten um mehr geht als um eine kognitive »topdown«-Übung, und die Teilnehmenden werden so dazu eingeladen, sich neuen Arten des Erlebens auszusetzen. Kinder, die noch nicht auf die von Erwachsenen bevorzugten Arten zu arbeiten festgelegt sind, verbinden Kreiden und Marker noch mit kreativer Aktivität.

Wenn Ihr Klient an den einzelnen Abschnitten der Leiter zu arbeiten beginnt, können Sie ihm vorschlagen, für jeden der autonomen Zustände einen andersfarbigen Marker zu benutzen. Stellen Sie ihm jeweils die Frage: »Zu welcher Farbe fühlen Sie sich hingezogen, während Sie sich darauf vorbereiten, sympathische Gefahr/dorsal-vagale Lebensgefahr/ventral-vagale Sicherheit zu kartieren?« Dies ermöglicht ihm, sich darin zu üben, eine Entscheidung zu treffen, wobei Sie sich auf die vom autonomen Zustand kommunizierte Information einstimmen, statt sich eine kognitive Erzählung über Farbe anzuhören. Während ich Hunderten von Menschen half, ihre Kartierungen zu entwickeln, habe ich beobachtet, daß Grau oder Schwarz oft eine dorsal-vagal orientierte Entscheidung kennzeichnen, Rot einer vom SNS bestimmten Entscheidung entspricht und Blau und Grün auf eine ventral-vagal geprägte Entscheidung hinweisen.

Weil während des Mapping-Prozesses jeder autonome Zustand aktiviert wird, ist es wichtig, den Prozeß mit dem ventral-vagalen »sicheren und sozialen« Abschnitt zum Abschluß zu bringen, denn dies ist der autonome Zustand, von dem Sie sich wünschen, daß Ihre Klienten ihn am Ende der Übung aktiv erleben. Beginnen Sie mit dem Abschnitt für die sympathische Reaktion, und fahren Sie mit dem für die dorsal-vagale Reaktion fort. Der Übergang vom sympathischen zum dorsal-vagalen Abschnitt führt in der Hierarchie autonomer Zustände abwärts, und den meisten Klienten ist dieser Verlauf vertraut. Nach Abschluß der Arbeit am dorsal-vagalen Abschnitt vollenden Sie das Mapping, indem Sie sich den ventral-vagalen Teil vornehmen. Der Rückweg vom dorsal-vagalen zum ventral-vagalen Teil ist schwieriger und erfordert, den Zustand sympathischer Mobilisierung zu durchlaufen. Um die Rückkehr zur ventral-vagalen Regulierung zu erleichtern, können Sie Ihren Klienten dazu anleiten, mit Hilfe eines Atemmusters die Rückkehr der Energie zu fördern (ein Seufzer zeigt oft an, daß sich das System um Regulation bemüht) – übermitteln Sie Signale, nach denen das System für soziale Verbundenheit sucht (einen warmen Stimmklang, Blickkontakt und eventuell ein leichtes Vorlehnen, um durch Nähe Verbundenheit zu signalisieren). Und bringen Sie sprachlich die Sequenz zum Ausdruck, die mit dem Verlassen des kollabierten dorsal-vagalen Zustandes beginnt, in der Mobilisierung mit Hilfe des SNS ihre Fortsetzung findet und schließlich in den Zustand ventral-vagaler Verbundenheit eintritt.

Einen Zustand zu kartieren erfordert, ihn zu aktivieren und dann seine Eigenschaften zu dokumentieren. Wenn Sie den sympathischen und den dorsal-vagalen Zustand lebendig werden lassen wollen, um beide kartieren zu können, sollten Sie Ihrem Klienten helfen, das Erlebte mit soviel Aroma oder Geschmack des jeweiligen Zustandes zu versehen, daß eine Kartierung möglich ist. Geht es um den ventral-vagalen Zustand, können Sie Ihren Klienten einladen zu erleben, wie er »sich von seinem Zentrum bis zur Haut füllt«, und so ein völlig verkörpertes und lebendiges Erlebnis kreiert. Fordern Sie den Klienten auf, sein verkörpertes Erleben zu spüren (*Neuro*zeption) und dieses Erlebnis dann zu Gewahrsein zu bringen (kortikale *Per*zeption [Wahrnehmung]). Empfehlen Sie Ihrem Klienten, seine Aufmerksamkeit auf Gedanken, Gefühle, Körperreaktionen und Verhaltensweisen zu richten: »Notieren Sie für jeden der drei Zustände, wie er sich anfühlt, wie er aussieht und wie er klingt. Was geschieht dabei in Ihrem Körper? Was tun Sie? Was fühlen Sie? Was denken und sagen Sie?«

Sobald Sie ein Gefühl für das Mapping entwickelt haben, werden Sie Ihre persönliche Sprache für den Prozeß finden. Indem Sie Ihre Klienten regelmäßig mit dem Mapping bekannt machen, werden Sie lernen, sich so auszudrücken, daß für jeden der drei autonomen Zustände eine angemessene Aktivierung erreicht wird. Um Ihnen einen Eindruck davon zu vermitteln, wie Sie diesen Prozeß unterstützen können, sollten Sie die folgenden Einführungen für die einzelnen Phasen lesen, die ich sehr häufig benutze.

- **Der vom Sympathischen Nervensystem (SNS) bestimmte autonome Zustand:** Erinnern Sie sich an eine Situation, in der Sie in sich eine sympathische mobilisierende Energie spürten. Sie könnten das Gefühl gehabt haben, daß sich in Ihrem System zuviel Energie befindet, könnten ein gewisses Unbehagen gespürt und vielleicht sogar das Gefühl haben, überflutet zu werden. Oder Sie denken: »Wenn noch so etwas passiert, bin ich am Ende.« Lassen Sie einfach genug davon in Ihren Geist und Körper, um einen gewissen Eindruck davon zu erhalten, und beginnen Sie dann mit dem Mapping.

- **Der vom dorsalen Vagus bestimmte autonome Zustand:** Denken Sie an eine Situation, in der Sie das vom dorsalen Vagus bestimmte Gefühl der Beziehungslosigkeit gespürt haben, eine Art Kollaps. In diesem Zustand haben Sie nicht genug Energie, um Ihr System aktiv zu halten. Befänden Sie sich in diesem Zustand mit vielen anderen Menschen in einem Raum, könnten Sie das Gefühl bekommen, daß zwischen Ihnen und den anderen eine Art Plexiglaswand steht – Sie könnten die anderen zwar sehen, aber nicht physisch berühren. Der Zustand könnte sich wie eine Depression anfühlen. In ihm ist es schwer, hoffnungsvoll zu bleiben. Lassen Sie einfach ein wenig von diesem Zustand in Ihren Geist und Körper ein, nur so viel, daß Sie einen Eindruck davon gewinnen. Und nun fangen Sie mit dem Mapping an.

- **Der vom ventralen Vagus bestimmte autonome Zustand:** Denken Sie an eine Situation, in der Sie den Energiefluß des ventralen Vagus gespürt haben – das Gefühl, daß alles okay ist, nicht wunderbar oder perfekt, aber okay. Die Welt ist sicher genug, und Sie können sich leicht in ihr bewegen. Lassen Sie diesen Moment lebendig werden, und lassen Sie sich von ihm erfüllen ... von Ihrem innersten Kern bis zur Haut. Wenn er vollständig zum Leben erwacht ist, dann beginnen Sie mit dem Mapping.

Fordern Sie Ihren Klienten, während er sein Mapping-Formular ausfüllt, auf, sich zu vergegenwärtigen, wie sein Schlaf, seine Beziehung zu Nahrung und sein Konsum bestimmter Stoffe in jedem der drei Abschnitte (bezogen auf die drei autonomen Zustände) beeinflußt wird.

Wenn Ihr Klient die Arbeit an einem Abschnitt abgeschlossen hat, bitten Sie ihn, die beiden Sätze »Ich bin ...« und »Die Welt ist ...« zu vervollständigen. Sie geben Aufschluß über die in jedem der drei Zustände wirksamen zentralen Überzeugungen, und obwohl es sich nicht um neue Erkenntnisse handelt, werden Klienten sich dadurch oft über neue Aspekte ihrer Bedeutung klar.

Fordern Sie den Klienten nach Abschluß der Mapping-Übung auf, Ihnen die Resultate zu den einzelnen Abschnitten genau in der Reihenfolge mitzuteilen, in der die Beschreibungen entstanden sind: beginnend mit der sympathischen über die dorsal-vagale zur ventral-vagalen Reaktion. Reisen Sie zusammen mit ihm durch die Kartierung. Lernen Sie auf diese Weise, den Körper, das Verhalten und die vom Klienten identifizierten zentralen Überzeugungen zu erkennen. Im Laufe dieses Prozesses können Sie und Ihr Klient die Veränderungen spüren und gemeinsam herausfinden, ob die Wechsel zwischen den drei Zuständen nur schwer oder leicht möglich sind. Der gesamte Prozeß ist von ventral-vagaler Verbundenheit geprägt. Sie bleiben dabei neugierig und mitfühlend und beteiligen sich aktiv an der Co-Regulation.

Manchen Klienten fällt es schwer, einen Augenblick ventral-vagaler Regulation zu finden. Es kommt vor, daß sie glauben, ihrem Nervensystem fehle die ventral-vagale Energie. Eine Klientin erklärte mir einmal, sie sei überzeugt, daß ihr Vagus defekt sei! Der Zustand der Eingestimmtheit im gegenwärtigen Augenblick, der zwischen Ihnen und dem Klienten besteht, kann eine Quelle sicherer sozialer Verbundenheit sein, die den ventral-vagalen Zustand für das Mapping lebendig werden läßt. Sie könnten fragen: »Was sagt Ihnen Ihr ANS in diesem Moment, in diesem sicheren Raum zwischen uns?« Die Verbindung zu einem Haustier ist eine andere Möglichkeit, einen Augenblick ventral-vagaler

Sicherheit zu finden. Eine liebevolle Verbindung zu einem Tier ruft regelmäßig eine ventral-vagale Reaktion hervor. Untersuchungen an Hunden und ihren Besitzern haben gezeigt, daß eine erhöhte menschliche Herzfrequenz auf Normalniveau sinkt, wenn der Eigentümer mit seinem Hund zusammentrifft (Beetz, Uvnäs-Moberg, Julius & Kotrschal 2012). Auch Naturerlebnisse können den ventral-vagalen Zustand zum Leben erwachen lassen. Die Beziehung eines Menschen zur Natur hat erwiesenermaßen eine deutlich positive Auswirkung auf sein Wohlbefinden (Nisbet, Zelenski & Murphy 2011). Zeit in der Natur zu verbringen verringert Streß (was am Kortisolspiegel ablesbar ist) und wirkt sich positiv auf die psychische Gesundheit aus (Ewert, Klaunig, Wang & Chang 2016). Wenn Beziehungen eine Quelle der Dysregulation waren, kann die Natur helfen, einen für das Mapping geeigneten ventral-vagal geprägten Augenblick zu entdecken.

Die Nutzung der Kartierung des persönlichen Profils kann Ihrem Klienten helfen, darüber nachzudenken, welchen Zustand er am häufigsten nutzt, um im Alltag zurechtzukommen: eine »agitierte«, hypervigilante sympathische Reaktion oder eine gedämpfte, eher apathische dorsal-vagale Reaktion? Manche Klienten bewegen sich häufig an der Grenze zwischen der ventral-vagalen und der sympathischen Reaktionsweise. Ohne die Wachsamkeit sympathischer Aktivierung fühlen sie sich nicht sicher. Anderen ist die Atmosphäre dorsal-vagaler Unverbundenheit besonders vertraut. Viele Klienten beginnen, indem sie in die ventral-vagale Energie »eine Zehe eintauchen«, um sich so allmählich an den Zustand der Sicherheit zu gewöhnen, der ihrem Nervensystem bisher verschlossen war. Die Position des jeweiligen Klienten auf seiner Leiter autonomer Reaktionen kann Ihnen in der Therapiesitzung helfen, sich zu orientieren. In einem sympathischen oder dorsal-vagalen Zustand bleibt das ANS des Klienten in einer Überlebenserzählung gefangen, wohingegen ein ventral-vagaler Zustand zur Verbundenheit führt und das System der Möglichkeit von Veränderung erschließt. Sobald Ihr Klient seine autonomen Zustände kartieren kann, können Sie mit ihm gemeinsam Sicherheit und Gefahr aus autonomer Perspektive einschätzen. Gegen Ende einer Therapiesitzung ist die Frage »Wo sind Sie jetzt auf Ihrer Karte?« eine zuverlässige Hilfe bei der Erforschung dessen, was für Ihren Klienten nützlich sein könnte, wenn er in seinen Alltag zurückkehrt, wo er sich nicht auf die Sicherheit stützen kann, die ihm die Therapiesitzung bietet.

Manchmal handeln Klienten einfach deshalb, weil sie etwas tun wollen. In anderen Fällen basieren ihre Handlungen auf einem unerfüllten Bedürfnis, und zu wissen, wo auf ihrer Karte sie sich gerade befinden, liefert dann nützliche

Informationen. Schauen wir uns beispielsweise die Frage an, ob es sinnvoll ist, in Verbindung zu treten oder nicht. Vergegenwärtigt man sich, daß der autonome Zustand die Erzählung beeinflußt, kann der Entschluß, in Verbindung zu treten, entweder ein ventral-vagal inspirierter Wunsch nach Verbundenheit mit einem anderen Menschen sein, es kann sich aber auch um ein vom sympathischen Zustand bestimmtes Bedürfnis, nicht allein zu sein, handeln. Im einen Fall geht es um eine Erzählung über Freundschaft und Reziprozität, im anderen um eine Erzählung über die unablässige Suche nach Verbundenheit. Bei ablehnender Beantwortung der obigen Frage kann der Grund für die Entscheidung, nicht in Verbindung zu treten, ebenfalls ein ventral-vagales Erlebnis sein, nämlich das Genießen eines mit Lesen verbrachten Abends zu Hause, also eine Erzählung über Selbstfürsorge, oder ein dorsal-vagales Erlebnis von Verzweiflung, verbunden mit einer Erzählung über das Gefühl, Außenseiter zu sein.

Zu Beginn der therapeutischen Arbeit mit einem Klienten sollte man diesen gleich das Mapping für das persönliche Profil durcharbeiten lassen. Will man Klienten, mit denen man schon länger arbeitet, an einem bestimmten Punkt mit der Polyvagal-Theorie bekannt machen, ist das Mapping des persönlichen Profils ebenfalls ein guter Ausgangspunkt. Durch das Mapping lernen sich Klienten auf eine ihnen bisher unbekannte Weise kennen. Die Arbeit an ihrem persönlichen Profil lehrt sie, sich ihren Erlebnissen ohne jedes Urteil zu nähern, ihre Dysregulation als einen Versuch, sich zu schützen, zu verstehen, und ihr Bedürfnis nach Verbundenheit als normales menschliches Bedürfnis einzuordnen.

Ein Kollege erzählte mir folgende Geschichte über ein Mapping-Erlebnis mit einem Klienten.

> Ich habe einmal mit einem Mädchen in der fünften Schulklasse gearbeitet, dessen Eltern sich hatten scheiden lassen. Sie hatten ihre Tochter zu mir geschickt, um ihr zu ermöglichen, mit jemandem zu reden. Kürzlich erläuterte ich ihr, was es mit der Polyvagal-Theorie auf sich hat, und wir kartierten die drei Zustände ihres ANS. In unserer folgenden Sitzung fragte ich sie, ob ihr in der vergangenen Woche ihr autonomer Zustand bewußt geworden sei. Sie sagte, sie habe in der Cafeteria allein am einen Ende des Tischs gesessen, und ihre Freunde hätten am anderen Ende gesessen. Als ihr klar geworden sei, daß sie allein war, habe sie sich gefragt, ob sie sich im dorsal-vagalen Zustand befinde, weil sie sie selbst war. Sie dachte über ihre autonome Reaktion nach und kam zu der Überzeugung, daß sie sich im ventral-vagalen Zustand befand und daß sie dort, wo sie war, okay war.

KAPITEL 5

Mapping von Triggern und Glimmern

Viele der in unserem Alltagsleben – in Schulen ebenso wie im beruflichen Umfeld – wichtigen Systeme sind ohne Berücksichtigung der Rolle des ANS hinsichtlich der Regulierung unserer Emotionen und Aktivitäten entstanden und sind infolge dessen nicht geeignet, individuellen autonomen Sicherheitsbedürfnissen gerecht zu werden. In sozialen Zusammenhängen sind Einheitslösungen zur Norm geworden. Verhaltensweisen, die als konsensuell gelten, werden für angemessen gehalten und erwartet. Wenn wir versuchen, uns in einen sozialen Konsens einzupassen, kann uns das Gefühl erfassen, mit Gefahrensignalen konfrontiert zu werden, wohingegen wir Signale für Sicherheit vermissen. Setzt die autonome Überlebensreaktion die Wirkkraft des Systems für soziale Verbundenheit außer Funktion, ist es uns nicht möglich, uns mit anderen Menschen gemeinsam um Co-Regulation zu bemühen. In Ermangelung der autonomen Perspektive werden Menschen, die durch ihren grundlegenden Zustand gehindert werden, sich dem von der Allgemeinheit akzeptierten Verhalten anzupassen, zu Außenseitern abgestempelt, und man unterstellt ihnen, sie könnten ihr Verhalten ändern, wenn sie nur wollten. Unsensible Systeme verstärken die autonome Dysregulation durch Schuldzuweisungen, die ihrerseits Schuldgefühle hervorrufen. Das Ganze wird dann zu einer Erzählung über das *Wer* statt über das *Wie* oder *Warum*.

Beim zweiten Mapping-Werkzeug geht es um Trigger und Glimmer. Hierbei ist der Fokus auf Augenblicke der Aktivierung und Augenblicke der Regulation gerichtet. Wir verstehen *Trigger* als Signale für Gefahr, welche die sympathische und die dorsal-vagale Abwehr aktivieren, und *Glimmer* als Signale für Sicherheit, die aus einem ventral-vagalen Zustand der Gesundheit, des Wachstums und der Regeneration resultieren. Unser Überleben hängt von unserer Fähigkeit ab, nützliche wie schädliche Erlebnisse auf angemessene Weise als solche zu erkennen. Weil es nicht ausreicht, Gefahrensignale zu entfernen, sondern wir auch Signale für Sicherheit erkennen müssen, geht es bei dieser Mapping-Übung um die Erlebnisse des Klienten in den drei autonomen Zuständen.

Diese zweite der drei Mapping-Arten soll Klienten herauszufinden helfen, was bestimmte Zustandsveränderungen herbeiführt, und sie dazu anleiten, sich darüber klar zu werden, daß sie ihre autonomen Erlebnisse zuverlässig voraussagen können. Sobald sie eine gewisse Voraussehbarkeit erkennen, haben sie nicht mehr das Gefühl, ihrem Schicksal ausgeliefert zu sein. Dieses Mapping hilft Klienten zu verstehen, was, wie sie häufig meinen, »einfach so passiert«. Wenn ihnen klar wird, daß jeder Zustand Ursachen hat, können sie lernen, ihre Bewegung in einen Zustand hinein und aus ihm heraus, also Wirkungen, zu erkennen. Wirkungen hängen von Ursachen ab (Rim, Hanseln & Trope 2013), und das Warum zu erforschen aktiviert ein wenig Beobachterenergie, die es wiederum erleichtert, den jeweiligen autonomen Zustand anzuschauen.

Trigger

Trigger zu identifizieren ist eine Möglichkeit, der selbstkritischen Erzählung des »Wer bin ich« zu entkommen und in den Zustand der Neugier darauf, »wie ich reagiere«, zu wechseln. In dieser Mapping-Übung werden Trigger identifiziert und mit einem autonomen Zustand in Verbindung gebracht. Trigger tauchen auf, wenn die Vagusbremse sich nicht lösen, wieder in Funktion treten und so die ventral-vagale Regulation aufrechterhalten kann. Trigger sind ein Resultat einer die Flexibilität des Systems überfordernden neuronalen Anforderung. Sie sind mit einer Neurozeption von Gefahr oder Lebensgefahr verbunden, und das ANS wird bei ihrem Auftauchen veranlaßt, eine Überlebensreaktion auszulösen. Solche Gefahrensignale führen entweder zu einer sympathischen Mobilisierung oder zu einem dorsal-vagalen Shutdown.

Glimmer

Das System des ventralen Vagus steuert, wie wir Glimmer erleben. Die Neurozeption von Sicherheit ermöglicht uns, uns in einen Augenblick der Verbun-

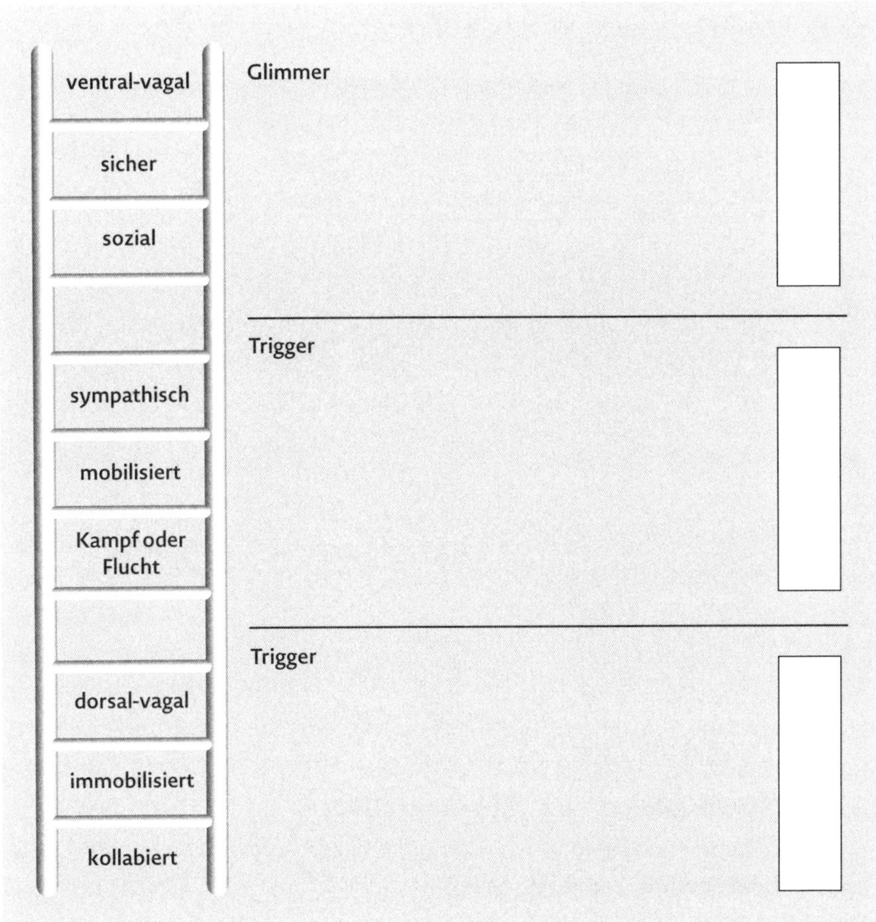

denheit mit uns selbst, mit anderen Menschen oder mit unserer Umgebung hinein zu entspannen. Signale für Sicherheit sind mit Glimmern verbunden, die wir oft in Mikro-Momenten ventral-vagaler Aktivierung spüren. Glimmer können helfen, ein Nervensystem im Überlebensmodus zu beruhigen und die autonome Regulation wiederherzustellen. Untersuchungen von Kok und Kollegen (2013) ergaben, daß auch durch kurzes Erleben einer positiven Emotion dauerhafte Ressourcen entstehen können. Wird auf diese kurzen Augenblicke fokussiert, gelangt das System an einen Wendepunkt, und eine größere Anzahl von Mikro-Momenten kann so signifikant werden, daß der autonome Zustand verändert wird.

Mapping der Trigger und Glimmer

Beim Mapping der Trigger und Glimmer (Vorlage siehe S. 220) wird die gleiche Leiter verwendet wie beim Mapping des persönlichen Profils, wobei der ventral-vagale Abschnitt der Leiter durch die Bezeichnung »Glimmer« und der sympathische und der dorsal-vagale Abschnitt um die Bezeichnung »Trigger« ergänzt wird. Dieses zweite Mapping wird nach dem Mapping für das persönliche Profil erstellt. Es basiert auf dem allmählich sich herausbildenden Verständnis der Erlebnisse in den drei autonomen Zuständen. Die Übung fokussiert die Aufmerksamkeit auf Vorgänge im Körper, in der Umgebung und in Beziehungen, die zu Veränderungen des autonomen Zustandes führen. Trigger und Glimmer sind die konkreten Ereignisse, die bewirken, daß Klienten auf der autonomen Leiter aufwärts und abwärts steigen. Die Frage »Was bringt mich hierhin?« leitet die Erkundung ein. Oft fallen den Klienten zuerst die »Schlagzeilen« auf, und erst danach kann man ihnen helfen, die konkreten »Inhalte« zu bezeichnen.

- **Die dorsal-vagale Schlagzeile: Sich unerwünscht fühlen**
  Inhalte: Wenn meine Freunde ein Treffen planen und mich nicht fragen, ob ich daran teilnehmen will; wenn meine Arbeitskollegen ein Gespräch führen und mich nicht beachten.
- **Die SNS-Schlagzeile: Sich nicht geachtet fühlen**
  Inhalte: Wenn mein Freund sich während eines Gesprächs von mir abwendet; wenn mein Partner mich unterbricht.
- **Die ventral-vagale Schlagzeile: Sich gesehen fühlen**
  Inhalte: Wenn ein Verkäufer in einem Geschäft mich anschaut und lächelt; wenn meine Arbeitskollegen mich fragen, wie es mir heute geht.

Es ist wichtig, vom Identifizieren der Schlagzeilen zur Beschreibung der spezifischen Ereignisse (Inhalte), die den Schlagzeilen zugrunde liegen, zu gelangen. Die Faktoren, die zum Eintritt in einen bestimmten Zustand geführt haben, konkret zu beschreiben, ist notwendig, wenn man herausfinden will, wie sich solche Veränderungen voraussagen lassen, wie man mit ihnen umgehen oder wie man sie wiederholen kann.

Manche Klienten legen bei der Arbeit an diesem zweiten Mapping ihr Mapping für das persönliche Profil bereit. Andere beziehen sich dabei nur auf neuere Erlebnisse. Wie beim Mapping für das persönliche Profil kann der Klient auch in diesem Fall farbige Marker benutzen. Arbeiten Sie zuerst an den Triggern. Ihre Klienten sind zu Ihnen in die Therapie gekommen, weil sie leiden; deshalb sind die Trigger bei ihnen in der Regel leicht zugänglich. Bitten Sie Ihre Klienten festzustellen, aus welchem überlebenssichernden Zustand (dem dorsal-vagalen oder dem sympathischen) sie ihre Trigger am besten benennen können, und kartieren Sie zuerst diesen Zustand und dann den anderen. Nachdem Sie die sympathischen und dorsal-vagalen Trigger identifiziert haben, können Sie die Glimmer erforschen. Während die Klienten an den drei Abschnitten der Karte arbeiten, können Sie sie bitten, sich jeweils verbal darüber zu äußern. Indem sie immer nur auf eine Situation fokussieren, können sie sich besser darüber klar werden, was sie jeweils in die Zustände hineinversetzt und welche Unterschiede zwischen ihnen bestehen.

Ein Klient kann aufgrund seines persönlichen autonomen Profils mit jedem der durch dieses Mapping erfaßten Zustände ringen. Ist der Zustand der sympathischen Mobilisierung oder derjenige des dorsal-vagalen Kollaps ihm nicht vertraut, gestaltet sich die Identifizierung der damit verbundenen Trigger schwieriger. Klienten stellen oft fest, daß das Erkennen von Glimmern für sie der schwierigste Teil dieser Mapping-Übung ist, und es wirkt ermutigend auf sie zu merken, daß Glimmer durch bestimmte Ereignisse zum Leben erweckt werden. Wenn wir die Aufmerksamkeit auf Glimmer richten, bedeutet das nicht, daß wir das Leiden, das für unsere Klienten mit dem Erleben von Triggern verbunden ist, ignorieren. Trigger und Glimmer zählen zu den Phänomenen, die zu erleben die Therapie zu fördern versucht. Eine stärkenbasierte Sicht macht uns darauf aufmerksam, daß Wohlbefinden nicht nur die Abwesenheit von Problemen, sondern auch das Vorhandensein von Stärken beinhaltet. Wir sind es gewöhnt, uns Wohlbefinden als Nichtvorhandensein von Krankheiten und Störungen vorzustellen. Mittlerweile setzt sich jedoch die Erkenntnis durch, daß Wohlbefinden mehr beinhaltet als das Fehlen von Krankheiten und daß positive soziale und emotionale Funktionsfähigkeit ebenso wichtig dafür ist. Aus Sicht des autonomen Systems erkennt die Polyvagal-Theorie eine Verbindung zwischen physiologischem und psychischem Wohlbefinden und beschreibt das Bedürfnis sowohl nach der Auflösung von Gefahrensignalen als auch nach dem Erkennen und der Nutzung von Signalen für Sicherheit. Beim Mapping der Trigger und Glimmer werden die Klienten dazu angehalten, ihr autonomes Erleben vollständig zu erforschen.

Das Mapping der Trigger und Glimmer hilft Klienten, sich aus einer Haltung der Neugier heraus über ihre sympathischen und dorsal-vagalen Empfindlichkeiten und ihre ventral-vagalen Stärken klar zu werden. Die autonome Reaktion wird aufgrund der Intensität oder Nuanciertheit von Augenblicken der Aktivierung oder des Behagens gespürt, sowie aufgrund ihrer Dauer und der Häufigkeit ihres Vorkommens. Die Relation zwischen Triggern und Glimmern festzustellen ist eine andere Möglichkeit, Reaktionen zu beobachten und ihre Wirkung auf das Alltagsleben zu erforschen. Veränderungen dieser Marker über einen längeren Zeitraum (Frequenz, Intensität, Dauer und Relation) stehen in einem Verhältnis zur Bewegung auf der von Sensibilität bis Resilienz reichenden autonomen Skala.

KAPITEL 6

Mapping regulierend wirkender Ressourcen

Das Mapping regulierend wirkender Ressourcen ist die letzte der drei grundlegenden Mapping-Übungen. Nachdem sie festgestellt haben, wie sie die drei autonomen Zustände erleben (Mapping des persönlichen Profils), und sich über die Signale für Gefahr und Sicherheit klar geworden sind, die diese drei Zustände aktivieren (Mapping der Trigger und Glimmer), machen die Klienten sich mit Hilfe dieses letzten Mappings ihre Regulierungsmuster bewußt. Das Mapping regulierend wirkender Ressourcen soll Klienten helfen, individuelle und interaktive Handlungen zu entdecken, die sie aus dem dorsal-vagalen und dem sympathischen Zustand befördern, sowie Handlungen, die den ventral-vagalen Zustand aufrechterhalten. Bei diesem Mapping-Prozeß lernen die Klienten ihr autonomes Profil noch gründlicher kennen und werden sich sowohl des Vorhandenseins als auch des Mangels individueller und interaktiver Ressourcen in den drei autonomen Zuständen bewußt.

Etwas über die Regulierung lernen

Wir kommen mit dem Bedürfnis nach Co-Regulation auf die Welt, um zu überleben. Babys und ihre Mütter sind durch reziproke Regulation miteinander verbunden. Das Baby wendet sich naturgemäß seiner Mutter zu, diese reagiert darauf, und beide erzeugen gemeinsam einen physiologischen und psychischen Zustand (Apicella et al. 2013). Dieses interaktive Erlebnis tonisiert das Nervensystem des Babys und initiiert so die Entstehung seines individuellen neuronalen Profils. Treten die erwarteten und häufig vorkommenden Augenblicke des

Beziehungsbruchs ein, bemerkt eine regulierte und eingestimmte Mutter dies, stellt die Verbindung zu ihrem Kind wieder her, und das Baby erlebt in der interaktiven Regulation Sicherheit. Ein Beispiel hierfür ist eine Mutter, die mit ihrem Baby spielt und sich von ihm abwendet, um mit einem älteren Kind zu interagieren. Das Baby spürt in solchen Momenten den Verlust der Verbindung und bringt zum Ausdruck, daß es darunter leidet (durch Laute, Ausstrecken der Arme und Weinen). Die Mutter erkennt die Dysregulation des Babys und schenkt ihm durch Blickkontakt und prosodische stimmliche Zuwendung Aufmerksamkeit. Tronick und Reck (2009) demonstrierten, daß Augenblicke der Fehleinstimmung oder interaktiver Dissonanz nicht immer einen ungünstigen Einfluß auf die Bindung haben: Das Baby entwickelt nur dann, wenn im Falle eines Beziehungsbruchs die Beziehung nicht wiederhergestellt wird, eine negative Erwartung bezüglich zukünftiger Interaktionen. Für das obige Beispiel gilt: Erkennt die Mutter nicht, daß ihr Baby unter der Situation leidet, oder reagiert sie wütend auf das Bestreben des Babys, die Verbindung wiederherzustellen, findet die notwendige Wiederherstellung nicht statt. Bei einer Mutter, die sich permanent im Zustand der Dysregulation befindet, leidet die Fähigkeit zu interaktiver Regulation. Das ANS ihres Babys wird dann in den Schutzmodus versetzt, was zur Folge hat, daß es sich nicht mehr um Sicherheit in der Co-Regulation bemüht. Für ein Baby in dieser Situation hängt das Überleben von der Selbstregulation ab.

Die Fähigkeit zur Selbstregulation sollte möglichst auf der Fähigkeit zu interaktiver Regulation basieren. Ein Baby lernt durch interaktive Regulation in der eingestimmten Mutter-Kind-Dyade, sich selbst zu regulieren. Die Fähigkeit zur Selbstregulation entwickelt sich während der ganzen Kindheit weiter und wird durch den sozialen Kontakt zu autonom regulierten anderen unterstützt. »Die Fähigkeit, die eigenen Gefühle vollständig zu erleben, insbesondere wenn sie sehr stark und/oder schmerzhaft sind, wird durch die Möglichkeit, dies zusammen mit einem unterstützenden, empathischen und emotional präsenten Anderen zu tun, erheblich verstärkt« (Fosha 2001, S. 229). Nimmt die Fähigkeit zur Selbstregulation zu, folgen auf Reaktionen Regulation und Wiederherstellung. Unterstützt uns ein Nervensystem, das sowohl mit interaktiven als auch mit individuellen Bemühungen um Regulation umgehen kann, ist ein sicheres und flexibles Navigieren im Alltagsleben möglich.

Untersuchungen über soziale Bezüge deuten auf einen generellen Rückgang der Verbundenheit und ein Zunehmen von Isolation und Einsamkeit hin (Seppala, Rossomando & Doty 2013). Ohne zuverlässige Interaktionspartner greifen wir auf unsere Selbstregulationsfertigkeiten zurück und verlieren die Fähigkeit zu interaktiver Regulation und zur Erzeugung von Wohlbefinden durch Verbundenheit mit anderen. Fühlen wir uns einsam, fühlen wir uns nicht sicher (Cacioppo & Cacioppo 2014), und Einsamkeit aktiviert die überlebenssichernden Systeme des ANS.

Im Rahmen des Systems für soziale Verbundenheit benutzen wir unsere Augen, unsere Stimme und die Bewegungen des Gesichts und Kopfes, um Signale für Sicherheit auszusenden und zu empfangen, uns um Verbundenheit zu bemühen und sie auch selbst zu ermöglichen. Bei der Kommunikation mit Hilfe technischer Geräte gehen die wichtigen nonverbalen Elemente der Kommunikation, die durch den Klang unserer Stimme, den Gesichtsausdruck und die Körpersprache übermittelt werden, oft verloren. Durch stärkere Nutzung der Online-Kommunikation verringern wir die Zahl unserer Möglichkeiten, unsere Schaltkreise für soziale Verbundenheit zu trainieren. Sherry Turkle, die Direktorin der *MIT Initiative on Technology and Self*, hat gesagt: »Kommunikation von Angesicht zu Angesicht ist das Menschlichste und Vermenschlichendste, was wir tun« (2015, S. 3).

Das Erleben dysfunktionaler elterlicher Fürsorge in der Kindheit und nicht behobener Beziehungsbrüche bringt das ANS dazu, die Suche nach Schutz zu priorisieren und das Bedürfnis nach Verbundenheit in den Hintergrund zu verbannen. Soziale Isolation und die Wahrnehmung unzureichender sozialer Bezüge kann einen Mangel an interaktiven Ressourcen zur Folge haben. Erlebnisse beider Art werden zu einer Erzählung über Einsamkeit. Eine in Reaktion auf den Kontakt mit anderen getriggerte chronische Neurozeption von Gefahr oder Lebensgefahr erschwert die Nutzung interaktiver Ressourcen. Verfällt das Nervensystem eines Klienten in einen Zustand der Dysregulation, sobald sich ihm eine Möglichkeit zu sozialer Verbundenheit bietet, empfindet der Betreffende die interaktive Regulation vermutlich anfangs als zu starke nervliche Belastung. Für manche Klienten besteht die erste Möglichkeit zu interaktiver Regulation wahrscheinlich einfach darin, an einem Ort zu sitzen, an dem sich auch andere Menschen aufhalten (in einem Einkaufszentrum, Café oder Kino) und deren Gegenwart aus sicherer Entfernung zu spüren.

Bei der Erforschung von Ressourcen, die ermöglichen, von einer dorsal-vagalen oder sympathischen Reaktion Abstand zu gewinnen, ist es wichtig, sich der dabei involvierten Energiezustände bewußt zu werden. Bei einem dorsal-vagalen Kollaps befindet sich das ANS in einem Zustand der »Konservierung«, in dem innerhalb des Systems nicht genug Energie aktiv ist, als daß eine Regulation möglich wäre. Die Befreiung aus diesem Zustand kann nur durch eine sanfte Rückkehr der Energie gelingen. Die Ressource kann keine starke Veränderung des Energiezustandes bewirken, weil sich dies gefährlich anfühlen und das System noch stärker aus der Balance bringen würde. Im Zustand sympathischer Mobilisierung überflutet eine zu große Energiemenge das System. Um dem zu entkommen, muß die Ressource eine Möglichkeit erschließen, die überschüssige Energie ungefährlich zu machen.

Einige Handlungen können als Ressource für alle autonomen Zustände fungieren, wenn man jeweils etwas anders damit umgeht. Ein Beispiel hierfür ist Bewegung. Menschen sind dazu geschaffen, sich zu bewegen. Bewegung war einmal für das Überleben unverzichtbar (Owen et al. 2010) und ist auch weiterhin von großer Bedeutung für die Regulation. Aus Sicht der Polyvagal-Theorie ist Bewegung ein zentrales Charakteristikum sympathischer Aktivierung, bei einem dorsal-vagalen Shutdown fehlt sie, und sie ist ein natürlicher Bestandteil des ventral-vagalen Zustandes der Verbundenheit. Als Ressource, die imstande ist, die Immobilisierung des dorsal-vagalen Zustandes zu verändern, kann eine Bewegung minimal sein oder sogar nur gespürt werden (also vorgestellt, statt tatsächlich ausgeführt, wodurch aber trotzdem der motorische Kortex vitalisiert wird). Im sympathischen Zustand muß die Bewegungsintensität gesteuert werden, und im ventral-vagalen Zustand kann man Bewegungen einfach genießen. Betrachten wir das Gehen als Beispiel für Bewegungen, könnten die Schritte im dorsal-vagalen Modus klein sein, etwa in Form von Schritten in Zeitlupe (oder auch nur vorgestellten Schritten); im sympathischen Zustand könnte die Bewegung in einem schnellen Laufen bestehen; und im ventral-vagalen Zustand könnte sie in einem erfrischenden, erholsamen Spaziergang oder einer Wanderung zum Ausdruck kommen.

Durchführung des Mappings für regulierende Ressourcen

Das Mapping für regulierende Ressourcen (siehe Vorlage S. 222) nutzt die gleiche Leiter wie die anderen beiden Mapping-Übungen, wobei der Graphik diesmal eine senkrechte Linie hinzugefügt wird, um die Darstellung in zwei Kategorien für die Regulation zu unterteilen: die interaktive Regulation (Dinge, die ich mit anderen tun kann) und die Selbstregulation (Dinge, die ich allein tun kann). In den Feldern für den sympathischen und den dorsal-vagalen Modus

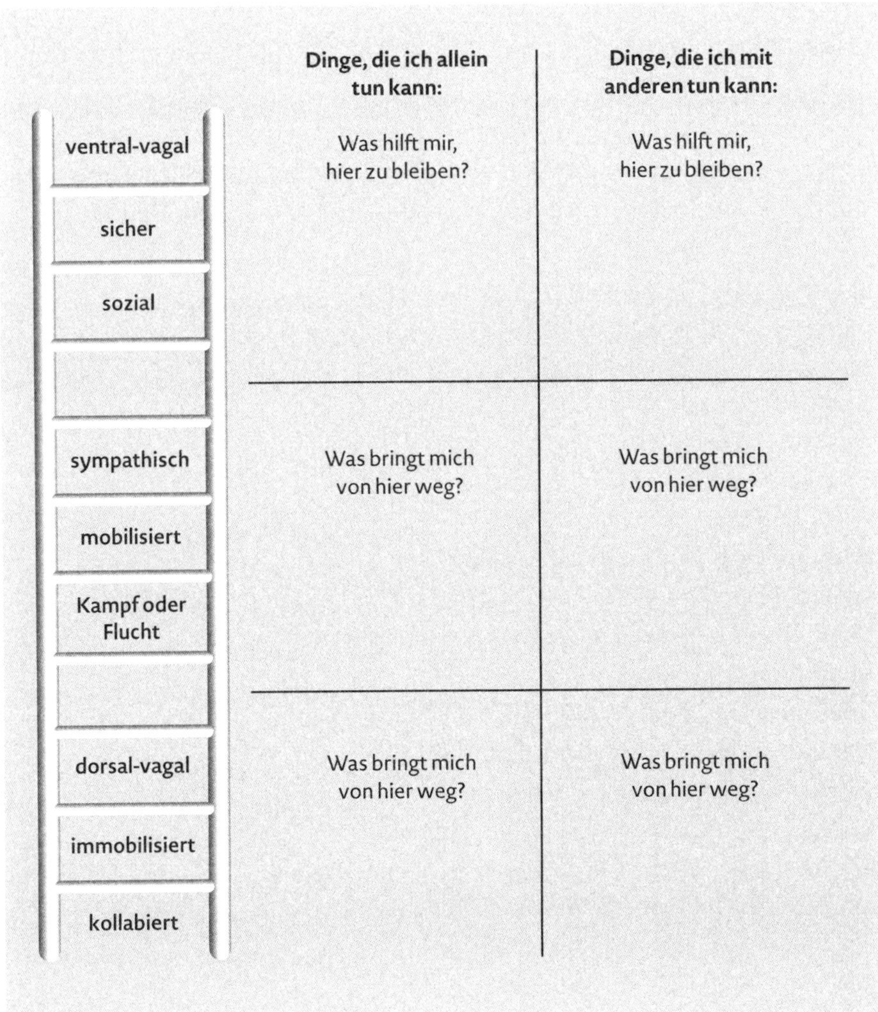

steht die Frage: »Was bringt mich von hier weg?«, und in denjenigen für den ventral-vagalen Modus die Frage: »Was hilft mir, hier zu bleiben?« Wie beim Mapping der Trigger und Glimmer ist auch hier nicht wichtig, ob ein Klient mit dem sympathischen oder dem dorsal-vagalen Modus beginnt. Lassen Sie ihn in dem Zustand beginnen, der ihm am vertrautesten ist, und notieren Sie seine Ressourcen sowohl für die Selbstregulation als auch für die interaktive Regulation in diesem Zustand. Verfahren Sie anschließend mit den anderen überlebenssichernden Zuständen in der gleichen Weise. Arbeiten Sie zuletzt an den Feldern für den ventral-vagalen Modus.

Wie bei den anderen Mapping-Übungen dieser Dreiersequenz kommen auch bei dieser farbige Markerstifte zum Einsatz. Empfehlen Sie Ihrem Klienten aber, in dieser Übung jeweils zwei Farben für jeden der drei Zustände zu verwenden: einen für die individuellen und einen für die interaktiven Ressourcen. Das so entstehende Bild veranschaulicht farbenfroh Überfluß und Mangel. Wenn Klienten ein klares Bild von ihren aktuellen Möglichkeiten haben, können sie sich mit Effektivität und Resultaten zu beschäftigen beginnen und erforschen, wo und wie sie weitere Ressourcen erschließen sollten.

Das Mapping regulierender Ressourcen ist nicht abschließbar, weil Klienten ständig neue Ressourcen entwickeln, die sie in einen ventral-vagalen Zustand zurückversetzen und die ihre Vagusbremse trainieren. Deshalb wird dieses Mapping zu einem festen Bestandteil des Therapieprozesses, der darauf abzielt, ein ausgewogenes Verhältnis zwischen individuellen und interaktiven Ressourcen zu erreichen, fehlende Ressourcen neu zu schaffen, und sie so zu gestalten, daß es möglich wird, in einen Zustand ventral-vagaler Sicherheit zurückzukehren. Das Mapping soll das Gewahrsein der Klienten auf die Ressourcen richten, die sie ohnehin nutzen, und sie auf Bereiche aufmerksam machen, in denen ihnen Ressourcen fehlen.

Klienten sind oft überrascht und manchmal sogar bekümmert, wenn sie sich über die Vielzahl der Möglichkeiten klar werden, die sie zur Regulation nutzen können. *Merriam-Webster's* definiert eine Ressource als »etwas, worauf man in schwierigen Situationen zurückgreift« und als »eine Möglichkeit der Linderung oder Heilung«. Wenn Klienten sich in einem Zustand autonomer Dysregulation befinden und eine adaptive überlebenssichernde Reaktion erleben, ist eine lindernd wirkende Handlung sehr positiv. Selbst wenn die Ressource ihnen nicht die Gesundheit zurückzubringen vermag, kann sie doch dazu beitragen, den Schmerz zu lindern, der durch den aktuellen Zustand autonomer Reaktion hervorgerufen wird. Nahrung und psychotrope Substanzen sind Beispiele für Ressourcen, die Klienten häufig nutzen und von denen sie sich dann später oft lösen wollen. Wenn sie sich über das Bemühen ihres autonomen Systems, das Überleben zu sichern, im klaren sind, kann man ihnen helfen, ihre »Ressourcenreaktionen« zu erkennen, ohne sich ihretwegen zu schämen.

Klienten können zu ihrer Überraschung auch ein völliges Fehlen von Ressourcen für einen bestimmten Zustand oder einen Mangel an Ressourcen für die individuelle oder interaktive Kategorie feststellen. Man sollte sie daran erinnern, daß ihre Vergangenheit ihr ANS beeinflußt hat und daß dieses in der Gegenwart wieder neu orientiert werden muß. Wenn sie versuchen, ihr System in einen Zustand der Balance zurückzuversetzen, werden sie neue Ressourcen entwickeln, und dabei können sie die Informationen, die sie mit Hilfe des Mappings zusammengetragen haben, zur Orientierung nutzen.

Ebenso wichtig wie herauszufinden, was Ihre Klienten aus dem Zustand dorsal-vagaler oder sympathischer Dysregulation herausführt, ist es für sie festzustellen, welche Ressourcen ihnen helfen, ihren ventral-vagalen Zustand der Verbundenheit aufrechtzuerhalten. Sollten sie mit diesem Teil des Mappings Probleme haben, kann die Beschäftigung mit zuvor identifizierten Glimmern ihnen helfen, Regulierungsmöglichkeiten zu finden. Weil Klienten sich zu Beginn einer Therapie gewöhnlich in einem Zustand der Dysregulation befinden, glauben sie manchmal, sie verfügten über keinerlei Ressourcen für diesen Aspekt des Mappings. Einige sind erleichtert, wenn sie ein paar Ressourcen finden, wohingegen andere über die ihrer Meinung nach geringe Zahl verfügbarer Ressourcen enttäuscht sind. Im Laufe der Therapie entwickeln alle Klienten zahlreiche Ressourcen und finden genau die richtige Menge an interaktiven und individuellen Ressourcen zur Befriedigung ihrer einzigartigen autonomen Bedürfnisse.

TEIL II

Zusammenfassung

Was wir beharrlich immer wieder tun, fällt uns leichter, nicht weil sich das Wesen der Aktivität verändert, sondern weil sich unsere Fähigkeit, es zu tun, verbessert hat.

— Ralph Waldo Emerson

Das Autonome Nervensystem, unser persönliches Beobachtungssystem, bemüht sich um Sicherheit und bleibt gleichzeitig wachsam gegenüber Gefahr. Es übermittelt seine Informationen durch unsere Physiologie, unterstützt Verbundenheit oder kappt Verbindungen, wodurch es uns entweder zu Menschen, Orten und Dingen hinführt oder uns von ihnen entfernt. Reaktionen werden in eine Erzählung über »wer und warum« übersetzt, während wir uns weiter in die psychologische Erzählung hineinbewegen. Dabei vergessen wir leicht, wie alles anfing: Es war einmal eine autonome Reaktion.

Die in den Kapiteln des Teils II beschriebene anfängliche Mapping-Sequenz liefert Ihren Klienten eine Struktur, mit deren Hilfe sie feststellen können, wie bestimmte autonome Reaktionsmuster ihre Alltagserlebnisse beeinflussen. Dem Mapping liegt ein Prozeß des Sich-vertraut-Machens zugrunde: Der Therapeut hilft dem Klienten, sich seinem autonomen Erleben zuzuwenden, und beide lauschen gemeinsam mit offenem Herzen und Geist den physiologischen Grundlagen ihrer psychologischen Erzählungen. Durch die Arbeit an der dreiteiligen Mapping-Sequenz lernen die Klienten, autonome Zustände zu erkennen, und ihnen wird klar, wie sie in diese hineingeraten sind und sich wieder aus ihnen befreien können. So werden sie zu Experten im Erkennen solcher Zustände. Sobald sie mit ihren Mapping-Fertigkeiten vertrauter werden und sich mit ihnen wohlzufühlen beginnen, entwickeln sie wie von selbst Neugier auf die autonomen Zustände der Menschen in ihrem Umfeld. Meine Klienten berichten mir oft, sie fingen an, die Welt aus der Perspektive des ANS zu sehen. Mit Hilfe des Mapping-Prozesses können sie die Polyvagal-Theorie nutzen, um ihre eigenen Handlungsweisen sowie das Handeln anderer Menschen zu verstehen.

Die Kartierungen verändern sich, wenn die Klienten die Kunst ventral-vagaler Regulation besser beherrschen. Wenn neue Glimmer auftauchen, wenn Trigger aufgelöst werden und neue Ressourcen entstehen, modifizieren sie ihre Karten. Ist die Vorstellung der Position auf der Leiter einem Klienten erst einmal vertraut, wird sie im Therapieprozeß zu einem wichtigen Werkzeug. Viele Therapeuten halten in ihren Therapiesitzungen ständig ein unausgefülltes Mapping-Formular bereit. Die Frage »Wo sind Sie auf Ihrer Leiter?« oder »Wo befindet sich dieses Erlebnis auf Ihrer Karte?« hilft Klienten, Erlebtes zu ankern. Zwischen den Therapiesitzungen liefern die Kartierungen ihnen eine Struktur, mit deren Hilfe sie sich weiter im autonomen Gewahrsein üben können. Durch das regelmäßige Wiederholen des Mappings von Erlebnissen können sie die Fertigkeiten entwickeln, die sie brauchen, um ihr Nervensystem umzustrukturieren.

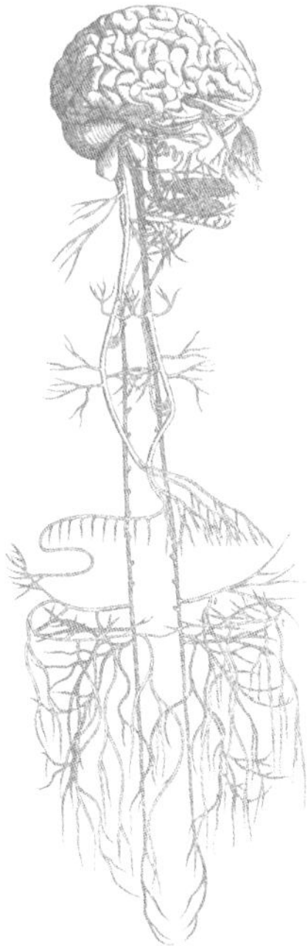

TEIL III

Im Nervensystem navigieren

Wir selbst müssen den Weg gehen.

— Buddha

Teil III setzt den in Teil II begonnenen Prozeß des Sich-vertraut-Machens fort und stellt Fertigkeiten für die Überwachung vor. Die Fähigkeit, mit dem eigenen Nervensystem zu navigieren, indem die Klienten auf der autonomen Leiter zunächst ihren Platz korrekt identifizieren und dann über längere Zeiträume starke und nuancierte Zustandsveränderungen verfolgen, ist eine unverzichtbare Grundlage für Kurskorrekturen, die das System wieder in den Zustand ventralvagaler Regulation versetzen.

Gewahrsein des eigenen autonomen Zustandes ist Teil unseres Selbsterlebens. Craig (2009a) spricht von einem fühlenden Selbst, und Damasio (2005/1995) beschreibt ein neuronales Selbst. Das Körpergewahrsein (autonome Gewahrsein) ist ein fester Bestandteil des Selbstgewahrseins (Mehling et al. 2011) und beeinflußt unser Empfinden dessen, wer wir sind. Eine Beeinträchtigung der Fähigkeit zu autonomem Gewahrsein wirkt sich auf unser Menschsein aus. Mit Hilfe des autonomen Gewahrseins lernen Klienten, den Erzählungen ihres verkörperten Seins zu lauschen. Durch Fertigkeiten, die helfen, sich vertraut zu machen und zu beobachten, entwickeln sie Neugier auf die Erforschung ihres Alltagserlebens, weiterhin darauf, sich anzuschauen, wie sie interagieren oder sich isolieren, wie sie in Kontakt treten oder urteilen, wie sie sich auf etwas oder jemanden zu bewegen oder sich entfernen und wie sie sprechen oder schweigen.

Mit Hilfe der in Teil III vorgestellten Übungen werden sie mit der Beobachtung ihres autonomen Zustandes vertraut und lernen, diesen als von der ihnen bekannten psychologischen Erzählung getrennt zu erleben. Die Übungen im nun folgenden Teil dienen dazu, Klienten in ihren Bemühungen zu unterstützen, ein tieferes Verständnis ihrer adaptiven Überlebensreaktionen zu entwickeln, während sie anfangen, den Sinn ihrer autonomen Erregungszustände umzudeuten.

KAPITEL 7

Mitfühlende Verbundenheit

Der Prozeß des Sich-vertraut-Machens bringt Klienten mit ihren autonomen Erzählungen in Kontakt, denen sie sich dann im Geiste der Neugier und ohne Urteil nähern. Dieses Kapitel baut auf den drei Mapping-Übungen des vorigen auf und hilft, mittels künstlerischer Arbeit, Musik, Bewegung und Schreiben die »Kunst« autonomen Gewahrseins zu erforschen.

ÜBUNG

Künstlerische Mapping-Verfahren

Ich merkte, daß ich mit Farben und Formen Dinge sagen konnte, die ich auf andere Art nicht auszudrücken vermochte – Dinge, für die mir die Worte fehlten.

— Georgia O'Keeffe

Kunst zu schaffen ist ein integrativ wirkendes Erlebnis – ein Erlebnis des Fließens, das die funktionalen Verbindungen im Gehirn stärkt und die Resilienz verbessert (Bolwerk, Mack-Andrick, Lang, Dörfler & Maihöfner 2014). Beim künstlerischen Mapping autonomer Zustände aktivieren wir die rechte Hemisphäre und nutzen ihre Vorliebe für bildliche Vorstellungen. Und weil Voraussagen die rechte Hemisphäre weniger stark beeinflussen, führt das, was beim künstlerischen Mapping zum Ausdruck kommt, oft zu neuen Erkenntnissen. Dies wird am Beispiel einer Klientin deutlich, die mir berichtete, beim künstlerischen Mapping sei ihr ventral-vagaler Raum mit der Farbe von Sonnenschein gefüllt gewesen, und sie habe sich selbst darüber gewundert, daß sie in die Sonne eine kleine Figur hineingezeichnet habe. Ihr war nicht klar gewesen, daß auch sie in diesem Raum gelebt hatte. Nachdem ich immer wieder erlebt habe, wie stark ein Mapping dieser Art wirken kann, rate ich Ihnen, alle Ihre Klienten einmal aufzufordern, ihr ANS zu illustrieren.

Man braucht kein Künstler zu sein, um das ANS mit künstlerischen Mitteln in einem Mapping zu erfassen. Man benötigt dazu nur entsprechende Materialien und muß bereit sein zu experimentieren – im vorliegenden Fall braucht man Papier, künstlerisches Arbeitsmaterial und genügend Signale für Sicherheit im physischen Raum und in der therapeutischen Beziehung, damit ein ventral-vagaler Zustand der Neugier hervorgerufen wird. Kinder interessieren sich immer für Papier, bunte Stifte und Marker aller Art. Bei Erwachsenen ist es besser, größere Zeichenpapierformate zu verwenden, um ihnen erneuten Kontakt mit impliziten Erinnerungen zu ersparen, die sie möglicherweise mit Zeitungspapier verbinden; außerdem vermittelt man ihnen dadurch ein Gefühl der Wertschätzung des Prozesses, was auf sie wie eine Einladung wirkt, die Grenzen jener Welt zu überwinden, die so oft durch DIN-A4-Papier definiert wird.

Künstlerisches Mapping kann entweder einen einzelnen autonomen Zustand oder alle drei Zustände der autonomen Hierarchie veranschaulichen. Bezieht es sich auf einen einzigen Zustand, wird eine intime Verbindung zu dieser Art autonomen Erlebens gefördert, wohingegen eine Illustration der gesamten Hierarchie autonomer Zustände auf die Beziehung zwischen den Zuständen aufmerksam macht. Künstlerisches Mapping kann in vielen Formaten und Größen erfolgen (beispielsweise in Form einer Collage mit Bildern aus alten Zeitschriften und Illustrierten, in Form von Zeichnungen mit Markern oder Kreide, in Form eines Gemäldes oder unter Verwendung von Objekten aus der Natur), wobei die Wahl der Mittel ausschließlich von der Verfügbarkeit bestimmter Materialien und der kreativen Ader bestimmter Klienten abhängt. Sobald ein Klient sich für eine Art von künstlerischem Mapping entschieden hat, können Sie ihm empfehlen, seinem ANS die Führung zu überlassen. Ein künstlerisches Mapping ist eine sehr persönliche Angelegenheit, und jedes Resultat solcher Bemühungen hat seine besondere Form, einen eigenen Stil und eine spezielle Geschichte. Sowohl der Prozeß als auch sein Resultat sind wichtige Bestandteile der Entstehung eines künstlerischen Mappings. Nachdem der Klient seine Arbeit abgeschlossen hat, können Sie ihn bitten, Sie in seinen kreativen Prozeß einzubeziehen und Ihnen die Geschichte der Entstehung seines Mappings zu erzählen. Ein künstlerisches Mapping kann während einer Therapiesitzung oder zwischen zwei Sitzungen entstehen und im letzteren Fall vom Klienten in die folgende Sitzung mitgebracht werden. Vielen Klienten macht es Freude, sich zu Hause geeignete Materialien zusammenzusuchen und ihr Mapping dort fertigzustellen. Klienten, die bei der Vorstellung, daß sie im Beisein ihres Therapeuten und unter seinen Augen künstlerisch arbeiten sollen, spüren, daß sich ihr autonomer Zustand in eine Schutzhaltung verwandelt, fühlen sich zu Hause oft so sicher, daß sie dort etwas zustande bringen.

ÜBUNG

Drei Dinge zeigen und benennen

Fordern Sie Ihren Klienten auf, je ein Objekt als Repräsentation für die drei autonomen Zustände auszuwählen. Dazu können Sie eine Sammlung von Objekten für das Sandkistenspiel benutzen, eine Sammlung von Gegenständen, die Sie in Ihrer Praxis bereit halten, oder bitten Sie den Klienten, drei Dinge von zu Hause mitzubringen. Wenn Sie das Gefühl haben, Ihr Klient fühlt sich wohl dabei, mit Ihnen zusammen die Praxis zu verlassen und während eines gemeinsamen Spaziergangs drei Dinge zu suchen, ist auch das eine Möglichkeit. Laden Sie ihn ein, sich auf seine autonomen Reaktionen einzustimmen, um zu entscheiden, welches Objekt welchen der drei Zustände repräsentieren soll. Schauen Sie sich den Auswahlprozeß genau an. Was hat den Klienten auf ein bestimmtes Objekt aufmerksam gemacht? Wie hat er seine Entscheidung getroffen? Mit welchem der drei Zustände hatte er die größten Schwierigkeiten? Und mit welchem die wenigsten? Bitten Sie ihn, die Geschichte zu jedem der drei Objekte zu erzählen. Eine meiner Lieblingsgeschichten ist die folgende: »Als Objekt für meinen dorsal-vagalen Zustand habe ich diesen Porzellanengel gewählt, dessen Kopf abgebrochen ist. Er muß irgendwo bei mir zu Hause liegen, aber ich finde ihn nicht. So fühle ich mich – vom Körper abgetrennt, verloren. Ich weiß, daß der Rest von mir irgendwo in der Nähe ist, aber ich finde mich einfach nicht.« Fordern Sie den Klienten auf, sich ein kleines Objekt zu suchen, das seinen ventral-vagalen Zustand repräsentiert. Er kann es dann als konkrete Erinnerung daran bei sich tragen, daß der ventral-vagale Zustand existiert und daß ihm dies klar ist und er sich in diesen Zustand versetzen kann, und sei es auch nur für einen Augenblick.

ÜBUNG

Sandkiste: Realisieren Sie Ihr Mapping im Sand

Das kinästhetische Erlebnis der Arbeit mit Sand ist eine andere Möglichkeit, autonome Zustände zu sehen und zu spüren. Eine Sandkiste bietet Klienten die Möglichkeit, ihre autonomen Reaktionsmuster mit Hilfe von Objekten und Metaphern zu sehen. Aufgrund der im Sand dargestellten Geschichte sind sie für Sie eine Möglichkeit, sich mit einem Klienten zusammen in dessen ANS hineinzuversetzen. Wenn ein Klient sich darauf einläßt, im Sand seine autonome Hierarchie darzustellen, kann er sein persönliches Profil in einem anderen Licht betrachten. Manche Klienten unterteilen ihre Sandkiste mittels interessanter Objekte in Drittel, wohingegen andere einfach jedem Zustand den Raum lassen, den er braucht. Weil Sandkisten Klienten ermöglichen, eine Distanz aufrechtzuerhalten, die sie brauchen, um zu etwas in Verbindung treten zu können, das bei ihnen andernfalls eine zu starke neurale Belastung hervorrufen würde, kann man bei der Arbeit zu Beginn des Mappings mit Hilfe der Sandkistenarbeit herausfinden, wie sie die drei autonomen Zustände erleben. Während Ihr Klient die einzelnen Zustände im Sand darstellt, können Sie ihm vorschlagen, Ihnen die Geschichte zur jeweiligen Szene zu erzählen.

Die Arbeit mit Sandkisten ist auch deshalb von großem Wert, weil man dabei mit Hilfe von Objekten, die das Verlassen der sympathischen oder dorsal-vagalen Dysregulation und das Nähren eines ventral-vagalen Zustandes repräsentieren, das Mapping der Ressourcenregulierung erforschen kann. Nach der Entstehung des anfänglichen Sandkistenbildes können Sie dem Klienten vorschlagen, dieser Szene Objekte hinzuzufügen und mit den dadurch eintretenden Veränderungen zu experimentieren. Die Sandkistendarstellung eines ventral-vagalen Zustandes ermöglicht, das Erleben eines regulierten Nervensystems sehr gründlich zu erforschen. Fordern Sie Ihren Klienten auf, die ventral-vagale Sandkistenwelt zu fotografieren. Ein Foto der Sandkistendarstellung kann die Erinnerung an den Prozeß der Entstehung dieser Darstellung reaktivieren und das Erleben des ventral-vagalen Zustandes wiederaufleben lassen.

ÜBUNG

Etwas über Ihren Rhythmus schreiben: Die Geschichte über einen Zustand

Schreiben ist für mich nichts anderes,
als durch meine Finger zu denken.
— ISAAC ASIMOV

Schreiben dient häufig dazu, den Sinn von etwas zu verstehen. Es hilft uns, Erlebtes zu strukturieren, und führt oft zur Entwicklung einer neuen Sichtweise. Der Akt des Schreibens ist ein vielschichtiger Prozeß, der verschiedene Gehirnareale gleichzeitig aktiviert und unsere visuellen, motorischen und kognitiven Fertigkeiten anspricht. Obwohl Schreiben ein Top-down-Erlebnis ist, werden die Klienten bei dieser Art von Mapping-Übungen aufgefordert, »ihren Zustand sprechen zu lassen« und die Informationen für das, was sie schreiben, durch den Kontakt zu ihren autonomen Pfaden zu beziehen. Hat der Klient einen Text fertiggestellt, können Sie ihn anregen, diesen zunächst Ihnen und später anderen Menschen seines sozialen Netzes mitzuteilen. Dadurch wird der Akt des Schreibens zu einem interaktiven Akt der Resonanz und Reziprozität.

Über einen bestimmten autonomen Zustand schreiben

Wenn Ihr Klient sich auf einen autonomen Zustand konzentriert, erschließt er sich ein tiefes Wissen über diesen. Handelt es sich um einen dysregulierten Zustand, ermöglicht der Akt des Schreibens ihm, den Zustand aus der Erzählerperspektive zu betrachten. Eine schriftliche Reflexion über ein Erlebnis sympathischer oder dorsal-vagaler Dysregulation unterstützt gefahrloses Rekapitulieren des Erlebten. Beim Schreiben richtet der Klient den Fokus auf die Neurozeption, und er denkt darüber nach, welche Worte sein autonomes Erleben angemessen vermitteln. Eine Reflexion über einen Augenblick ventral-vagaler Regulation zu schreiben ist für Klienten eine Möglichkeit, das Erlebte bewußt zu genießen. Fordern Sie Ihren Klienten auf, alle Sinne einzubeziehen, während er beim Schreiben seinen Zustand der Sicherheit und Verbundenheit lebendig werden läßt und in Form von Worten würdigt.

Über den Zyklus autonomer Zustände schreiben

Wenn sich Klienten schriftlich über ihren Reaktionsrhythmus äußern, werden ihnen ihre Gewohnheitsmuster bewußt. Diese Art des Schreibens hilft ihnen, sich über die Beziehung zwischen den verschiedenen autonomen Zuständen klar zu werden. Lassen Sie Klienten verfolgen, wie sie sich zwischen den verschiedenen Zuständen bewegen. Sitzen sie irgendwo fest? Wie können sie sich davon lösen? Gibt es einen Zustand des Fließens, und wenn ja, wie spürt der Klient diesen?

Zwar ist das Schreiben nicht die bevorzugte Ausdrucksform aller, aber einigen Klienten verschafft das geschriebene Wort Klarheit. Die Betreffenden sehen autonome Muster und hören die Erzählung ihrer autonomen Zustände mit Hilfe des Schreibprozesses.

ÜBUNG

Musikalisches Mapping

Wißt ihr, daß unsere Seele aus Harmonie besteht?

— LEONARDO DA VINCI

Musik umgibt uns überall und begleitet uns durch den Alltag. Sie hat sehr alte Wurzeln, und es gibt Hinweise darauf, daß in allen uns bekannten Kulturen musiziert wurde (Schäfer, Sedlmeier, Städtler & Huron 2013). Musik moduliert und aktiviert das ANS. Reaktionen auf Musik umfassen die Stimulation emotionsverarbeitender Gehirnbereiche und Auswirkungen auf die Hormonspiegel, und sie scheinen tief im Nervensystem verankert zu sein (Chanda & Levitin 2013). Musik kann Sicherheit signalisieren oder zu überlebenssichernden Aktivitäten auffordern. Die Muskeln des Gesichts, des Kopfes und des Mittelohrs, die zum System für soziale Verbundenheit gehören, sind beim Musikhören und beim Musizieren aktiv (Porges 2010a/2010b, Kap. 13, S. 257–264). In Reaktion auf besonders niedrige und besonders hohe Frequenzen entsteht eine Neurozeption von Unsicherheit, wohingegen Frequenzen im Bereich der menschlichen Stimme eine Neurozeption von Sicherheit hervorrufen (Porges 2010a/2010b, a. a. O.). Musik bewegt uns nicht nur, indem sie unseren Körper in Bewegung versetzt, sondern auch, indem sie unseren autonomen Zustand verändert.

In seinem Buch *Vom richtigen Anhören der Musik* beschreibt der amerikanische Komponist Aaron Copland sinnliche und expressive Aspekte des Zuhörens. Auf der sinnlichen Ebene hören wir, ohne zu denken, ohne zu reflektieren. Copland beschreibt, wie wir im Klang baden und wie sich die Atmosphäre eines Raumes durch einen Ton verändern kann (Copland 1998/1967). Mit Hilfe unserer Neurozeption nehmen wir Musik in uns auf, und dadurch wird ein autonomer Zustand aktiviert. Auf der expressiven Ebene hören wir die Stimmung der Musik, und die Neurozeption wird zur Perzeption, während wir unsere eigene Bedeutung mit dem Musikstück verbinden.

Eine Klientin – ich nenne sie meine »Musikwissenschaftlerin« – inspirierte mich zur Nutzung von Playlists bei meiner Arbeit. Sie machte mir klar, wie wirksam und gleichzeitig ungefährlich es ist, Musik zur Erforschung von Erinnerungen an sympathische und dorsal-vagale Zustände zu nutzen, und daß man diese Erlebnisse würdigen und wertschätzen sollte. Sie erschloß mir die Macht des Singens bei dem Bemühen, die Verbindung zur ventral-vagalen Regulation zu vertiefen. Ihre Erlebnisse inspirierten mich dazu, Klienten zu empfehlen, eigene Playlists zusammenzustellen und zu Therapiesitzungen mitzubringen. Außerdem machte ich es mir zur Gewohnheit, mit Klienten gemeinsam Musikstücke zusammenzustellen und mit ihnen herauszufinden, welche davon ihre verschiedenen autonomen Zustände aktivierten.

Musik ist dazu da, zusammen mit anderen Menschen erlebt zu werden. Ein Ansatz, der Sinn und Zweck von Musik zu verstehen versucht, legt nahe, daß dem gemeinsamen Musikhören ein evolutionärer Zweck zugrunde liegt, nämlich Menschen, die für einander sorgen, zusammenzuhalten (Schäfer et al. 2013). Das gemeinsame Zuhören hat eine sehr starke Wirkung. Levitin (2016) berichtet, gemeinsames Hören von Musik stärke Empathie, Vertrauen und soziale Bindungen. Das Zusammenstellen, Anhören und Erleben von Musik in Form von Playlists mit einem Klienten ist ein wichtiges Erlebnis von Reziprozität.

Eine Playlist fokussiert auf den ventral-vagalen Zustand, wenn sie Songs enthält, die Reaktionen im Spektrum zwischen sicher und sozial hervorrufen, etwa ein Gefühl der Ruhe, Begeisterung, Leidenschaft, Mitgefühl, Verbundenheit, Verspieltheit, Feierstimmung, Freude, Entspannung und Erholung. Lassen Sie Klienten Playlists zusammenzustellen, die auf verschiedene Aspekte des ventral-vagalen Erlebens zielen, und stellen Sie für sich selbst eine Sammlung von Musikstücken zusammen, die Ihnen helfen, ventral-vagale Sicherheit und Verbundenheit zu erleben.

Eine andere Playlist kann in musikalischer Form Augenblicke der Dysregulation wiederaufleben lassen, in denen Zuhörer und Instrumente und Stimmen sich im gemeinschaftlichen Erleben verbinden. »Es gibt immer mehr Belege für die ›paradoxe‹ Wirkung des Genießens negativer Emotionen in musikalischer Form« (Hall, Schubertz & Wilson 2016, S. 11). Ihre Klienten können so im Erleiden sympathischer und dorsal-vagaler Augenblicke versinken und diese sogar genießen, obwohl sie andernfalls zu stark sind und sie zu überwältigen drohen. Entspricht die Musik ihrer Stimmung, ermöglicht ihnen die autonome Resonanz, ungefährdet zu ihrem Leiden in Kontakt zu treten.

Eine wieder anders strukturierte Playlist ermöglicht, den Zyklus autonomer Reaktionen zu durchlaufen. Dazu muß man Songs in die Liste einbeziehen, die sämtliche autonomen Zustände hervorrufen. Lassen Sie Ihre Klienten Songs für die drei Zustände auswählen und sie so anordnen, daß Sicherheit signalisierende mit solchen abwechseln, die den Zustand der Dysregulation repräsentieren. Das Zuhören initiiert einen stetigen Wechsel zwischen verschiedenen autonomen Zuständen. Dies bestätigt, daß der Wechsel von einem Zustand in einen anderen möglich und die ventral-vagale Energie ein starker, regulierender Einfluß ist.

Nachdem Klienten ihre Playlists zusammengestellt haben, können sie jederzeit zu ihrer musikalischen Ressource in Kontakt treten. Da man Musik überallhin mitnehmen und überall genießen kann, ist sie als regulierende Ressource immer verfügbar. Sie zur Regulierung oder Verstärkung autonomer Zustände zu nutzen kostet nicht viel Mühe. Da sie im Alltag allgegenwärtig ist, ist es völlig natürlich, bei ihr Trost zu suchen.

ÜBUNG

Bewegung mit dem Mapping

> *Bewegung lügt nie. Sie fungiert wie ein Barometer, das alle, die es zu lesen verstehen, über das Wetter der Seele informiert.*
>
> — MARTHA GRAHAM

Mapping-Übungen in Form von Bewegungen ermöglichen Ihren Klienten, sich tiefer in ihre Beziehung zu einem autonomen Zustand zu begeben oder ihr persönliches Erleben der autonomen Hierarchie gezielt zu erforschen. Solche Übungen können in verschiedenen Therapiesituationen – in der Einzel-, Paar-, Familien- und Gruppentherapie – von Nutzen sein. In allen diesen Therapieformen werden die Klienten aufgefordert, eine Bewegung zu entwickeln, die einen bestimmten autonomen Zustand repräsentiert. Die meisten stellen fest, daß sie sich Übungen dieser Art problemlos im Sitzen widmen und sie durch Handbewegungen ausführen können; und einige fühlen sich dabei sogar so sicher, daß sie aufstehen und ihren ganzen Körper bewegen.

Erläutern Sie Ihren Klienten das Mapping mittels Bewegungen als eine Möglichkeit, zunächst zu einem bestimmten autonomen Zustand in Kontakt zu treten, diesen in Form einer Bewegung zum Ausdruck zu bringen und dann mit dem Wechsel zwischen verschiedenen Zuständen zu experimentieren, indem sie zwei Bewegungen miteinander verbinden. Bewegungen können Klienten helfen, einen aktivierten Zustand kennenzulernen. Dies ermöglicht ihnen wiederum, durch bewußtes Initiieren bestimmter Bewegungen Zustandsveränderungen herbeizuführen, einen ventral-vagalen Zustand der Sicherheit hervorzuheben und dadurch ein Glimmer-Erlebnis zur Ressource zu machen. Ventral-vagale Zustände gelangen im allgemeinen in Form fließender, kreisförmiger Gesten zum Ausdruck, wohingegen Bewegungen, die den sympathischen Zustand repräsentieren, oft »zackig« und schnell und den dorsal-vagalen Zustand repräsentierende langsam und eher schwerfällig sind.

Das Spiegeln von Bewegungen verstärkt nachweislich das somatische und emotionale Verständnis zwischen Menschen, das Gefühl der Verbundenheit und die Empathie gegenüber der Person, deren Bewegungen gespiegelt werden (McGarry & Russo 2011). Und wenn Sie die Bewegungen eines Klienten mitvollziehen, wird das Sich-Bewegen zu einem Erlebnis autonomer Resonanz. Therapeuten erklären mir oft, wenn sie dies täten, verstünden sie das autonome Erleben ihrer Klienten auf neuartige Weise. Empfehlen Sie Klienten, eine Bewegung zu finden, die einen bestimmten autonomen Zustand repräsentiert, und spiegeln Sie diese dann. Nehmen weitere Personen an der Therapiesitzung teil, können Sie diese bitten, sich am Spiegeln zu beteiligen. Fragen Sie den Klienten, wie er es empfindet, daß Sie und andere Anwesende sich mit ihm gemeinsam bewegen. Wie ist Ihre eigene autonome Reaktion und wie sind die autonomen Reaktionen der übrigen Teilnehmer beschaffen? Als ich einmal mit einem Paar arbeitete, teilte mir der Mann mit, er habe die Beschreibung des sympathischen Zustandes durch seine Frau nicht verstanden; doch nach dem Spiegeln ihrer Bewegung habe sein ANS die Bedeutung ihres Erklärungsversuchs begriffen.

Wenn Sie einem Klienten mittels Bewegungen helfen wollen, mit dem Wechsel zwischen autonomen Zuständen zu experimentieren, sollten Sie sich zunächst vergewissern, daß seine mit dem ventral-vagalen Zustand verbundene Bewegung stark genug ist, um die Regulation wiederherstellen zu können. Prüfen Sie die Stärke, indem Sie die in den verschiedenen Zuständen verbrachte Zeitspanne variieren. Verlängern Sie zunächst die mit ventral-vagalen Bewegungen verbrachte Zeit, und verkürzen Sie die Zeiten, in denen sympathische und dorsal-vagale Bewegungen ausgeführt werden. Verändern Sie das Verhältnis zwischen diesen Zeitspannen. Sobald der Klient Vertrauen zu seiner Fähigkeit, seine ventral-vagale Bewegung zu nutzen, entwickelt hat, können Sie die Relation zwischen den Zeitspannen variieren. Vertrauen zur eigenen Fähigkeit, in den Zustand der Regulation zurückzukehren, ist ein Erlebnis, das genährt werden muß. Die aktive Teilhabe am Erleben der Bewegung Ihres Klienten spielt für die Co-Regulation eine wichtige Rolle. Manchen Klienten ist die Sequenz der autonomen Zustände nicht besonders vertraut oder sogar völlig unbekannt. Sie sind daran gewöhnt, in einen Zustand hineingezogen zu werden und dann den Weg aus ihm heraus nicht finden zu können. In solchen Fällen geben sein ventral-vagaler »Anker« und seine der Co-Regulation dienenden Handlungen dem Experiment Sicherheit.

Lassen Sie Klienten bei allen Bewegungen im Rahmen von Mapping-Übungen abwechselnd führen und folgen. Es ist wichtig, daß sie beide Rollen ausprobieren. Um führen zu können, muß man nach innen lauschen und dieses autonome Gewahrsein mit der Bewegung verbinden. Beim Folgen wird die Aufmerksamkeit darauf gerichtet, wie das Nervensystem anderer Menschen mittels Bewegung bestimmte Zustände repräsentiert. Durch die Praxis des Führens und Folgens entwickeln wir ein Gewahrsein der beiden Aspekte von Eingestimmtheit. Bei der Arbeit mit Kindern können Sie die Spiegelungsübungen als eine Art Nachahmspiel gestalten.

ÜBUNG

Skulpting – eine Skulptur schaffen

> *Wenn du so langsam wirst, daß du bildhauern kannst, entdeckst du viele Dinge, die dir vorher nie aufgefallen sind.*
>
> — KAREN JOBE TEMPLETON

Eine Skulptur ist ein Kunstwerk, das man aus vielen Richtungen betrachten kann. Wenn man den menschlichen Körper in einer Skulptur wiedererkennt, fühlt sich das intim und vertraut an. Autonome Zustände in Form von Skulpturen darzustellen – entweder im Sinne einer dyadischen Übung oder unter Verwendung von Gliederpuppen – ermöglicht Klienten, einen inneren Zustand in einer äußeren physischen Form darzustellen und die Geschichte der eigenen Zustände zu erforschen, ohne sich in Gefahr zu bringen.

Bei der dyadischen Variante der Skulpturenübung befindet sich der Klient in der Rolle des Bildhauers, und eine andere Person übernimmt die Rolle der Skulptur. Damit Ihr Klient einen autonomen Zustand in Form einer Skulptur darstellt, müssen Sie ihn bitten, einen autonomen Zustand auszuwählen, an dem er arbeiten will, und Sie müssen ihn auffordern, zwischen seinem inneren Gewahrsein und seinem äußeren Handeln zu wechseln, dem Zustand zuzuhören, dann an der Skulptur zu arbeiten und so fortzufahren, während die Skulptur allmählich Gestalt annimmt. Mit Hilfe von sprachlicher Kommunikation und durch Berührungen »modelliert« der Klient die andere Person (Sie, seinen Partner, ein Familienmitglied, ein anderes Gruppenmitglied) und gibt ihr so die Form des gewählten autonomen Zustandes. Das Schaffen der Skulptur versetzt den Bildhauer gemeinsam mit seiner Skulptur in einen autonomen Zustand.

Die zweite Möglichkeit beim Sculpting besteht in der Nutzung einer jener hölzernen Gliederpuppen, die man in Fachgeschäften für Künstlerbedarf kaufen kann. Man bekommt sie in vielen verschiedenen Größen. Die kleinen (ca. 15 cm) eignen sich ganz besonders, weil man sie gut halten und formen kann. Die taktile Empfindung der Puppe in den Händen fördert eine anhaltende Verbindung zwischen innerem Erleben und äußerer Repräsentation. Die größeren Modelle (20–30 cm) eignen sich besonders gut zum Formen und zum Vorstellen des Resultats, wenn es in der Sitzung um den autonomen Zustand und die ihm zugrunde liegende Erzählung geht. Außerhalb der Therapiesitzungen ermöglichen Gliederpuppen Klienten, ihre autonomen Zustände weiter zu beobachten und Vertrauen zu ihrer Fähigkeit zum Mapping dieser Zustände zu entwickeln.

Um eine Gliederpuppe so formen zu können, daß sie einem autonomen Zustand entspricht, muß man innehalten, beobachten und aufgrund dessen eine Haltung entwickeln können, die dem Gefühl, das der Zustand erzeugt hat, entspricht. Mit Hilfe einer Gliederpuppe kann Ihr Klient spielerisch bestimmte autonome Zustände erforschen. Unterbrechen Sie ihn an Punkten der Aktivierung und der Regulation, und fordern Sie ihn auf, mit Hilfe seiner Puppe seinen autonomen Zustand zu »erkennen und zu repräsentieren«. Die Übung des Erkennens und Repräsentierens kann auch, wenn sie zu Beginn einer Sitzung ausgeführt wird, helfen, der folgenden Arbeit eine Richtung zu geben, und am Ende einer Sitzung dazu beitragen, den autonomen Zustand des Klienten zu reflektieren und so herauszufinden, wie er ungefährdet in seine Alltagsaktivitäten zurückkehren kann. Gliederpuppen sind für Experimente mit Übergängen zwischen autonomen Zuständen von großem Wert. Bei dieser kinetischen Form des Sculpting können Klienten ihre Puppen immer wieder umformen, um zu spüren, wie

Wechsel zwischen den verschiedenen Zuständen für sie sind. Veränderungen der Haltung der Puppen spüren sie oft aufgrund ihrer sich verändernden autonomen Energien.

Bei der Arbeit mit Paaren und Familien können Sie eine Übung mit Namen *Shape and Share* benutzen. Sie ist zweiphasig und kann in einer Therapiesitzung auftauchende Zustände veranschaulichen, und man kann mit ihrer Hilfe auch über die autonomen Dynamiken eines Erlebnisses reflektieren, um das es in der betreffenden Sitzung geht. Fordern Sie die Teilnehmer auf, ihre Gliederpuppe zu formen, und versammeln Sie dann sämtliche Puppen an einem Ort. Der Austausch findet zunächst in Form schweigender Kontemplation und anschließend in Form der autonomen Erzählung statt.

ÜBUNG

Räumliches Mapping

Räumliches Mapping ermöglicht Klienten, auf ungefährliche Weise ihre autonomen Zustände kennenzulernen, indem sie sich physisch in diese hineinversetzen und sich wieder daraus entfernen. Durch Umherbewegen im Therapieraum üben sie sich im Wechsel zwischen autonomen Zuständen. Weil viele Klienten sich von einem autonomen überlebenssichernden Zustand gefesselt fühlen und sich außerstande sehen, sich daraus zu befreien, ermöglicht diese Mapping-Übung ihnen, Bewegung zu erleben und dem Gefühl festzusitzen entgegenzutreten. Im Rahmen der Übung werden nicht nur die besonders häufig erlebten Zustände sympathischer Mobilisierung und dorsal-vagalen Shutdowns, sondern auch der vielen Klienten nicht vertraute ventral-vagale Zustand aktiv erforscht. Das Gefühl, ihre Situation unter Kontrolle zu haben, das Klienten als Resultat ihrer Bewegung im Raum erleben, verwandelt sich allmählich in die Fähigkeit, im Alltagsleben zwischen autonomen Zuständen zu wechseln. Durch Fokussieren der Aufmerksamkeit auf diese absichtlich herbeigeführten Zustandswechsel wird allmählich die Überzeugung gestärkt, daß solche Wechsel ungefährlich sind und Regulation somit möglich ist.

Lassen Sie den Klienten zu Beginn der Übung Bereiche im Raum für seine verschiedenen autonomen Zustände festlegen, und fordern Sie ihn auf, sich zwischen diesen zu bewegen. Findet die Arbeit in einem großen Raum statt, sollte dieser vollständig genutzt werden. Steht Ihnen kein großer Raum zur Verfügung, können Sie die einzelnen autonomen Zustände bestimmten Sitzgelegenheiten oder verschiedenen Ecken Ihres Behandlungsraums zuordnen. Markieren Sie die Zustände so, daß die autonome Hierarchie erkennbar wird. In einem großen Raum können Sie die Positionen linear anordnen; in einem kleineren Raum ist es besser, die verschiedenen autonomen Zustände kreisförmig zu repräsentieren.

Strukturieren Sie das Geschehen zunächst als ein Erleben von Bewegung, wobei die Bereiche für den sympathischen und den dorsal-vagalen Zustand jeweils nur kurz genutzt werden und der Bereich für den ventral-vagalen Zustand »dem Ausruhen und der Regulation« dient. Üben Sie mit Klienten, sich in die verschiedenen Zustände hineinzuversetzen und sie wieder zu verlassen. um ihnen zu helfen, ein Gefühl für Zustandsveränderungen, für die Beziehung zwischen den Zuständen und für die ventral-vagale Sicherheit als Ressource zu entwickeln. Bewegen Sie sich mit Ihren Klienten gemeinsam durch den Raum, um ihnen zu signalisieren, daß sie in ihrem Zustand der Dysregulation nicht allein sind (was für sie oft ein völlig neuartiges Erlebnis ist). Wenn Klienten von Ihnen hören: »Ich gehe mit Ihnen«, und wenn sie wahrnehmen, daß Sie sie durch den Raum begleiten, kann ihnen dies ein Gefühl der Sicherheit und Unterstützung vermitteln. Verzichten Sie bei Ihrer Begleitung zunächst auf jede verbale Äußerung, und beschränken Sie sich auf Resonanz. Später können Sie das implizite autonome Erleben explizit bewußt machen, indem Sie die neue Erzählung formulieren.

Individuelle Exploration

Regen Sie Ihre Klienten dazu an, sämtliche Räume zu besetzen und Erzählungen sämtlicher autonomer Zustände zum Ausdruck zu bringen. Dabei sollten somatisches Erleben, Gefühle, Verhaltensimpulse, Gedanken und Erinnerungen einbezogen werden. Wenn das duale Gewahrsein abnimmt und sich der Zustand als zu groß anfühlt, sollten Sie die ventral-vagale Energie stärker ins Spiel bringen, indem Sie den Klienten dazu bringen, in den für den ventral-vagalen Zustand reservierten Raum zurückzukehren. Dazu nutzt er entweder Blickkontakt oder hält ein imaginäres oder reales Seil oder Band, das an einem Ende in der Sicherheit des ventral-vagalen Raums verankert ist. Anfangs berichten Klienten oft über ein Gefühl der Sicherheit, das sie empfinden, wenn ein reales Band sie mit dem ventral-vagalen Raum verbindet. Es festzuhalten und die Sicherheit dieser physischen Verbindung zu spüren ermöglicht ihnen, den dorsal-vagalen und den sympathischen Raum mit der Zuversicht zu betreten, daß sie von dort sicher zurückkehren können. (Die Meditation über das Navigieren im Autonomen Nervensystem auf Seite 212 ist eine gute Ergänzung zu dieser Übung.)

Interaktive Exploration

Co-Regulation ist ein wichtiges autonomes Erlebnis, das Klienten oft fehlt oder das sie als belastend erlebt haben. Die hier beschriebene Übung dient dazu, autonome Muster zu erkennen, mit regulierend wirkenden Ressourcen zu experimentieren und die Erholung von sympathischen und dorsal-vagalen Zuständen zu erforschen. Fordern Sie den Klienten zunächst auf, sich in den Raum eines dysregulierten Zustandes zu begeben und sich in abgeschwächter Form in diesen Zustand hineinzuversetzen – nur so stark, daß sie darin schwimmen können, ohne zu ertrinken.

- **Recognize:** Zollen Sie dem gegenwärtigen autonomen Zustand Ihres Klienten Anerkennung, und benennen Sie ihn gemeinsam mit ihm. Bitten Sie den Klienten, seinen Zustand zu beschreiben.
- **Reach:** Erforschen Sie, wie Sie zum Klienten in Verbindung treten können, und achten Sie dabei auf beginnende Zustandswechsel. Experimentieren Sie mit Aktivitäten, die das Erreichen einer als sicher empfundenen Nähe begünstigen. Verfolgen Sie mit dem Klienten, wie sein ANS Ihre verschiedenen Verbindungsangebote erlebt. Welche Botschaft übermittelt die Neurozeption im betreffenden Moment? Welche Signale für Sicherheit sind erkennbar? Experimentieren Sie, bis Sie sich über die richtige Art und Menge an Kontakt im klaren sind.
- **Resonieren:** Besetzen Sie mit dem Klienten gemeinsam den autonomen Raum. Umgeben Sie ihn mit Ihrer ventral-vagalen Energie, und kommen Sie in diesem Raum gemeinsam zur Ruhe.
- **Regulieren**: Helfen Sie dem Klienten, darauf zu achten, wie Ihre ventral-vagale Präsenz seinen Zustand beeinflußt. Experimentieren Sie mit Möglichkeiten, sein System für soziale Verbundenheit zu aktivieren. Sobald er spürt, daß eine Verbindung entsteht, er eine Bewegung in Richtung Regulation bemerkt, können Sie beginnen, sich mit ihm gemeinsam physisch in der Hierarchie zu bewegen.

Falls der ventral-vagale Zustand Ihrem Klienten fremd ist, sollten Sie herauszufinden versuchen, wie Sie seine Gewohnheitsmuster durchbrechen und ihm zu einem Erlebnis der Regulation des ventral-vagalen Zustandes verhelfen können. Nutzen Sie Ihre Möglichkeiten, soziale Verbundenheit (mittels Stimme, Blickkontakt, Nähe) zu erleben, um einen Augenblick der Co-Regulation zu erschließen. Falls der Klient in seinem Leben nicht genug Gelegenheiten hatte, seine Vagusbremse zu trainieren, kann sowohl die Rückkehr zur ventral-vagalen Regulation als auch die Aufrechterhaltung dieses Zustandes für ihn sehr schwierig sein. Hat der Klient nicht häufig genug erlebt, daß sich seine Vagusbremse erholte und danach wieder ihre Funktion erfüllte, schafft er es zwar vielleicht, in den ventral-vagalen Zustand zurückzukehren, aber es fällt ihm schwer, darin zu bleiben. Weil dieser Zustand ihm so fremd ist, verbindet er ihn mit einer Neurozeption von Gefahr, die ihn in den Zustand sympathischer Mobilisierung zurückführt. So kommt es zu ständigen Wechseln zwischen ventral-vagalem und sympathischem Zustand. Wenn Sie dieses Muster unterbrechen wollen, müssen Sie die Aufmerksamkeit darauf richten, es benennen, seinen Verlauf verfolgen, mit Bewegungen zwischen den Zuständen spielen und bei jedem Turnus ein wenig länger im ventral-vagalen Zustand verweilen. Versuchen Sie, die Herausforderung, mit der Ihr Klient fertig werden muß, so zu dosieren, daß sein Erleben ventral-vagaler Sicherheit gestärkt wird, während er seine Vagusbremse trainiert.

Ein anderes häufiges Muster ist eine Schleife zwischen dorsal-vagalem und sympathischem Zustand. Beginnt der Klient, sich von einem Kollaps zu erholen, ruft der mobilisierte Zustand bei ihm das Gefühl, in Gefahr zu sein, hervor. Die Energie des sympathischen Systems empfindet er als gewaltig, beängstigend und unkontrollierbar; sie löst eine überlebenssichernde autonome Reaktion aus und führt in den kollabierten Zustand zurück. Klienten brauchen aktive Co-Regulation, um in den Zustand ventral-vagaler Verbundenheit zurückzufinden. Therapeuten fühlen sich oft erleichtert, wenn sich der kollabierte Zustand eines Klienten und seine dorsal-vagal bedingte Verzweiflung aufzulösen beginnen und seine Energie wieder in Bewegung kommt. In solchen Situationen sind Therapeuten manchmal versucht zu denken: »Meinem Klienten geht es gut; er ist auf dem Weg zurück in den Zustand der Regulation, und ich kann mich jetzt entspannen.« Aber gerade in dieser Situation ist es wichtig, in enger Verbindung zu bleiben. Ist Ihr Klient dabei, den Zustand dorsal-vagaler Immobilisierung zu verlassen, bringt die Mobilisierung der Energie zwar oft Linderung, doch gleichzeitig taucht ein Gefühl der Furcht auf. Unterstützen Sie Ihren Klienten deshalb weiterhin durch aktive Co-Regulation, und geleiten Sie ihn durch den Zustand sympathischer Mobilisierung in die Sicherheit ventral-vagaler Regulation.

Familien und Gruppen

Bei der Arbeit mit Familien und Gruppen bewegen sich zahlreiche Menschen in den identifizierten autonomen Räumen und verkörpern so eine visuelle

Repräsentation relationaler Muster. Dabei können sowohl divergierende als auch chaotische Reaktionen vorkommen und gespürt werden. Unterbrechen Sie das Geschehen durch Stoppsignale, und fordern Sie die Teilnehmer auf, ihre individuellen Reaktionen zu »erkennen und zu berichten« und anschließend ihre Sicht so zu erweitern, daß Sie das gesamte Mapping im Blick haben. Das System in Aktion zu sehen verstärkt bei allen Teilnehmern das Gewahrsein. In einer Stoppsituation können Sie damit experimentieren, wie sich Teilnehmer in eine Verbindung hineinbewegen und sich aus ihr wieder befreien. Spielen Sie mit Bewegungen im Bereich des Mappings, und fordern Sie die Teilnehmer auf, bewußt zueinander in Verbindung zu treten und sich wieder zu separieren, während sie weiter das autonome Resultat ihrer Bewegungen »erkennen und berichten«.

Sie können eine Person als ventral-vagalen Anker definieren und sie in ihren Bemühungen, das System zu regulieren, unterstützen. Nach der Rückkehr zur Regulation kann der Prozeß mit einer anderen Person, die dann als ventral-vagaler Anker fungiert, wiederholt werden. Bei der Arbeit mit Familien oder Gruppen empfiehlt es sich, mehreren Teilnehmern zu ermöglichen, sich innerhalb des Systems als Anker zu erleben.

Paare

Bei der Arbeit mit Paaren sollten beide Partner erleben, wie es ist, als Anker zu fungieren, und auch, geankert zu werden – also regulierende Handlungen anzubieten und anzunehmen. Die Aktivitäten des Anbietens und Empfangens sind oft mit jeweils eigenen autonom eingebetteten Erzählungen verbunden und aktivieren habituelle Reaktionsmuster. Unterstützen Sie Ihre Klienten darin, die Bewegung von der Neurozeption über die Perzeption zur Narration aus beiden Perspektiven zu erleben.

Trainieren mit anderen Therapeuten

Probieren Sie diese Übung mit einem Kollegen oder mit einer Gruppe von Kollegen aus. Wie reagieren Sie autonom auf das aktivierte Sympathische Nervensystem oder auf den dorsal-vagalen Kollaps? Wie erhalten Sie die ventral-vagale Regulation aufrecht? Wie treten Sie zu einem Klienten in Kontakt, der sich in einem Zustand der Dysregulation befindet, und wie nähern Sie sich ihm? Versuchen Sie, in jedem der genannten Zustände zu Ihren Klienten in Kontakt zu treten.

Die Stärkung des autonomen Gewahrseins durch Erlebnisse kreativer künstlerischer Tätigkeit fördert die Fähigkeit von Klienten, der Erzählung ihrer Zustände zu lauschen. Viele Wege führen zum Gewahrsein, und Klienten fühlen sich in der Regel zu denjenigen unter diesen Wegen hingezogen, die mit Signalen für Sicherheit verbunden sind und dazu einladen, sich in Richtung des Erlebnisses zu bewegen. Lernen Klienten ihre autonomen Zustände kennen, weckt das ihre Neugier, und sie möchten mehr darüber herausfinden. Sie sind dann bereit, neue Möglichkeiten zu erforschen und auszuprobieren.

KAPITEL 8

Sicher gewahr und fähig zur Teilhabe

Aufmerksam zu sein ist unsere
nie endende gute Arbeit.
— MARY OLIVER

Auf den sich entwickelnden Fähigkeiten Ihrer Klienten, sich mit ihren autonomen Zuständen vertraut zu machen, aufbauend, konzentrieren sich die in diesem Kapitel beschriebenen Übungen darauf, autonome Zustände zu beobachten. Kennzeichnend für die Energie des Anteilnehmens ist »intensive und fürsorgliche Aufmerksamkeit« und »ein allgemeines Interesse, das dazu motiviert, mehr über eine Sache herausfinden zu wollen« *(Merriam-Webster's)*. Wie das Sich-vertraut-Machen ein Akt der Güte ist, wurzelt die anteilnehmende Aufmerksamkeit in dem vom ventral-vagalen Zustand geprägten Mitgefühl.

ÜBUNG

Erkennen und Benennen: Wie man zum Experten im Erkennen autonomer Zustände wird

Wenn wir uns über die Beschaffenheit unseres autonomen Erlebens klar werden, können wir es aktiv beeinflussen, statt uns nur passiv davon ergreifen zu lassen. Der Prozeß des Umgestaltens der Beziehung zu einem Arousal-Erlebnis , einer veränderten Sicht der Aktivierung, wird Neueinschätzung (*reappraisal*) genannt. Er führt zu einer erneuten und neuartigen Beschäftigung mit dem Erlebten (Garland, Gaylord & Park 2009). Eine positive Neueinschätzung kann die Herz-Kreislauf-Funktion verbessern und die vorauseilende Wachsamkeit gegenüber wahrgenommenen potentiellen Gefahren verringern (Jamieson, Mendes & Nock 2012). Aus Sicht der Polyvagal-Theorie ist diese Art von Neueinschätzung eine Möglichkeit, durch die Aktivierung der Vagusbremse den ventral-vagalen Tonus zu verstärken. Indem wir eine Reaktion benennen und sie einer bestimmten Kategorie zuordnen, verändern wir unsere Wahrnehmung der Reaktion. Lernen Klienten, eine Reaktion einem autonomen Zustand zuzuordnen, wird ihre Fähigkeit, autonome Zustände zu erkennen, verbessert. Die Fähigkeit, autonome Zustände korrekt und zuverlässig zu identifizieren, ist für die Unterbrechung habitueller Reaktionsmuster unverzichtbar. Weil die verschiedenen autonomen Zustände jeweils andere regulierende Reaktionen erfordern, sind zutreffende Informationen darüber, welcher autonome Zustand vorliegt, für die Wahl einer geeigneten Intervention wichtig.

Der erste Teil der Übung »Erkennen und Benennen«, das Erkennen, erfordert, daß der Klient sich in sein ANS einstimmt, zu seiner aktuellen Neurozeption in Kontakt tritt, sich ihr zuwendet und sie sich bewußt macht. Durch das Erkennen wird die Wahrnehmung mit dem autonomen Erleben verbunden, und aufgrund der Wahrnehmung kann sich Ihr Klient dem zweiten Aspekt der Übung, dem Benennen, zuwenden.

Die Fähigkeit, Zustände zu erkennen und zu benennen, zu entwickeln, ist schwer, aber sehr wichtig. Viele Klienten leben in einem Zustand der Körperlosigkeit – eine Schutzreaktion und somit adaptiv –, und sie können nur eingeschränkt ertragen, ihres Körpers gewahr zu sein. Warum sollten sie ihren Körper bewohnen, der für sie eine Quelle des Schmerzes ist und traumatische Erinnerungen birgt? Sind Klienten vom Gewahrsein ihres aktuellen autonomen Zustandes abgeschnitten, wird dieser automatisch zu ihrer Erzählung. Vermögen sie ihren autonomen Zustand zuverlässig zu identifizieren, läßt ihr Gefühl, im Dunkeln zu tappen und in Verwirrung gefangen zu sein, nach. Klarheit über ihren Zustand verhilft ihnen zu dem Gefühl, daß ihr Erleben organisiert ist. Die Fähigkeit innezuhalten, um etwas zu erkennen und zu benennen, unterbricht den automatischen Verlauf einer alten Erzählung und ermöglicht die Entwicklung der wichtigen Fähigkeit, einen Zustand von einer Erzählung zu unterscheiden.

Die vier Schritte der Übung »Erkennen und Benennen« sind:

- Sich in die eigenen Gedanken und Gefühle/Empfindungen sowie in die Art, wie sich der Körper anfühlt, einstimmen.
- Feststellen, wo auf der autonomen Landkarte man sich befindet.

- Benennen des Zustandes.
- Entwickeln von Neugier. Was kann man in diesem Moment vom eigenen ANS lernen?

Arbeiten Sie so lange an dieser Übung, bis es Ihnen leichtfällt und es automatisiert wird.

Bringen Sie die Übung Ihren Klienten bei, und nutzen Sie sie dann in den Sitzungen, indem Sie den Klienten mit Hilfe des Stopp-Signals regelmäßig Gelegenheit zum Erkennen und Benennen geben. Schreiben Sie die obigen Schritte auf, geben Sie den Klienten diese Notizen mit nach Hause, und empfehlen Sie ihnen, die Fertigkeit möglichst oft zu nutzen. Durch die Wiederholungen wird die Selbstlokalisierung auf der Landkarte autonomer Reaktionen allmählich zur Gewohnheit.

Ebenso wichtig wie die Fähigkeit von Klienten, ihren eigenen Zustand zu erkennen und zu benennen, ist, daß wir uns als Therapeuten selbst auf der autonomen Landkarte lokalisieren können. Wenn wir unseren eigenen autonomen Zustand nicht erkennen, sind wir nicht fähig, Augenblicke der Dysregulation zu registrieren, zur Regulation zurückzukehren und jene Sicherheit vermittelnde und zuverlässige ventral-vagale Präsenz auszustrahlen, die ein wichtiger Bestandteil jeder therapeutischen Beziehung ist.

ÜBUNG

Viermaliges Mapping/Vier-Karten-Tracking

Das Arbeitsblatt zu dieser Übung (siehe Vorlage auf S. 224) basiert auf der Übung »Erkennen und Benennen« und ermöglicht Klienten, auf eine etwas andere Art ihre momentane Position auf der autonomen Landkarte zu bestimmen. Das Arbeitsblatt umfaßt vier separate Mapping-Bereiche, die über eine gewisse Zeitspanne ausgefüllt werden sollen. Zunächst markiert der Klient seine Position auf der autonomen Leiter und beschreibt mit Hilfe von Worten oder Bildern kurz seinen Zustand. Bei der Erläuterung dieser Übung dient das Arbeitsblatt dazu, den Fluß der laufenden Sitzung zu verfolgen: die Situation zu Beginn, an zwei Punkten während der Arbeit und am Ende der Sitzung. Sobald der Klient mit der Verfahrensweise vertraut ist, kann er das Arbeitsblatt auch zwischen zwei Sitzungen zu Hause benutzen. Manche Klienten möchten ihre Situation zu bestimmten, vorher festgelegten Zeitpunkten überprüfen, wohingegen andere lieber innehalten und sich über ihren Zustand klar werden, sobald sie das Gefühl haben, daß auf der Ebene der autonomen Reaktionen etwas in Bewegung ist. Wenn es darum geht, auf die autonome Situation zu fokussieren, empfehle ich Klienten oft, die Übung gleich am Morgen einmal auszuführen, sie im Tagesverlauf zweimal zu wiederholen und sie sich am Abend ein viertes Mal vorzunehmen.

ÜBUNG

Die Tagessuppe

Die Übung mit Namen *Die Tagessuppe* ermöglicht Klienten, am Ende eines Tages über ihre autonomen Reaktionen zu reflektieren. Beim Zusammenstellen ihrer »Suppe« wird ihnen die allgemeine Atmosphäre des betreffenden Tages klar, und sie reflektieren über die einzelnen Erlebnisse, die zusammen die Atmosphäre ergeben. Die Übung nutzt die ventral-vagale Energie der Klienten und hilft ihnen, einen Schritt zurückzutreten, zu beobachten und zu rekapitulieren, welche autonomen Pfade sie im Laufe des Tages beschritten haben.

Das Arbeitsblatt *Die Tagessuppe* (Vorlage auf S. 226) hilft, die Aufmerksamkeit auf Erlebnisse der Sicherheit und Verbundenheit zu richten, auf Augenblicke der Meisterung, die zwischen den vielen eher durch Unordnung gekennzeichneten Momenten, die für aktivierte Überlebensreaktionen charakteristisch sind, leicht unerkannt bleiben. Zum Teil mag der sogenannte Negativitätsbias diese Tendenz, ventral-vagale Erlebnisse zu übersehen, erklären: Wir ziehen es vor, uns auf negative Informationen und Erlebnisse statt auf positive zu konzentrieren, weil dies ein adaptiver Überlebensmechanismus ist (Norris, Larsen, Crawford & Cacioppo 2011).

Stellen Sie sich vor, Ihr autonomer Tonus gleicht einer Schale hausgemachter Suppe, die jeden Tag andere Zutaten enthält. Die Zutaten steuern verschiedene Geschmäcke bei und ergeben zusammen ein unverwechselbares Resultat. Unser genereller autonomer Zustand (die Suppe) wird durch den Einfluß ventral-vagaler, sympathischer und dorsal-vagaler Energie gewürzt (die Zutaten). Der Suppenmetapher folgend können wir weiterhin feststellen, daß einige Geschmäcke sehr intensiv sind (das Äquivalent zu plötzlichen und extremen Zustandsveränderungen), während andere mildere Geschmackskomponenten ins Spiel bringen (die Bewegungsnuancen in einem bestimmten autonomen Zustand).

Dieses Arbeitsblatt ermöglicht Ihren Klienten, das Rezept für ihre persönliche »Tagessuppe« aufzuschreiben. Dabei kann man entweder zuerst die Suppe benennen und anschließend die Zutaten identifizieren oder zuerst die Zutaten zusammenstellen und dann herausfinden, welche Suppe sich daraus ergibt. Spürt ein Klient deutlich seinen autonomen Tonus, kann er diesen zunächst benennen und sich anschließend dem Konglomerat von Erlebnissen zuwenden, durch die er entstanden ist. Er könnte sich aber auch klar an seine Erlebnisse am betreffenden Tag erinnern und sich dafür entscheiden, diese zu benennen und den allgemeinen Tonus festzustellen. In jedem Fall ist es bei dieser Übung wichtig, nicht nur besonders starke Erlebnisse, sondern auch nur leicht aktivierende Ereignisse einzubeziehen. Lassen Sie den Klienten sowohl nach ähnlichen Erlebnissen schauen, die ein bestimmtes Thema stützen, als auch nach Dingen, die dem Erlebten diverse andere Energien hinzufügen. Während Ihre Klienten die Rezepte für ihre Suppen zusammenstellen, werden sie merken, daß Augenblicke ventral-vagaler, sympathischer und dorsal-vagaler Aktivierung je nach Häufigkeit, Dauer und Intensität einen ganz speziellen generellen Tonus erzeugen. Wenn Klienten sich über längere Zeit mit diesem Vorgang beschäftigen, hilft ihnen dies, die Gewohnheit zu entwickeln, über ihren autonomen Zustand zu reflektieren und das Gemisch autonomer Zustände, das ihre Tagessuppe ergibt, zu benennen.

Ein Goldilocks-Führer zum Gegenwärtigsein

> *Es gibt drei Dinge, die uns klar sein müssen, weil wir ohne sie in der Welt nicht lange leben können: was für uns zuviel, was zu wenig und was für uns genau richtig ist.*
>
> — Swahili-Sprichwort

Der Goldilocks-Effekt oder das Goldilocks-Prinzip basiert auf dem bekannten Märchen, in dem das Mädchen Goldilocks herauszufinden versucht, was genau das richtige Porridge, der richtige Stuhl und das richtige Bett ist. Das Goldilocks-Prinzip bezeichnet »den genau richtigen Abstand zwischen Extremen«. Es läßt sich in vielen Bereichen anwenden. Geologen bezeichnen den bewohnbaren Bereich eines Planeten als Goldilocks-Zone, also den Bereich, in dem Leben möglich ist (Sumner 2016). Untersuchungen über kindliches Lernen haben ergeben, daß Babys Situationen suchen, in denen sie das für sie genau richtige Maß an Überraschung oder Komplexität erleben, was visuelle und auditorische

Signale einschließt (Kidd, Piantadosi & Aslin 2012, 2014) und daß erwachsene Lernende Erlebnisse mit einem Maß an Komplexität suchen, das die genau richtige Erregungsstärke hervorruft (Yerkes & Dodson 1908).

Betrachten wir Ereignisse aus Sicht der Polyvagal-Theorie, verfügen wir alle über unser eigenes verkörpertes Goldilocks-Spektrum. Unser ANS pendelt zwischen genau richtigen, zu starken und zu schwachen Veränderungen, und zwar sowohl im großen Ganzen als auch in Mikro-Bewegungen. Was wir in einem bestimmten Augenblick als genau richtig empfinden, kann uns im nächsten als zu stark oder zu schwach erscheinen.

Durch Versuch und Irrtum im Sinne des Goldilocks-Prinzips können Klienten ihre autonomen Reaktionen verfolgen und nach »genau richtigen« autonomen Erlebnissen forschen. Sind diese zu stark, geraten die Klienten in einen Zustand sympathischer Belastung. Sind die Erlebnisse zu schwach, spüren die Klienten die Isolation, die mit dem dorsal-vagalen Kollaps verbunden ist. Therapeuten können Klienten helfen, mit Handlungen zu experimentieren, die das richtige Maß an neuronaler Aktivierung hervorrufen, bis sie ihre eigene »genau richtige« Position finden.

ÜBUNG

Das Goldilocks-Diagramm

Das Goldilocks-Diagramm (siehe die Vorlage auf Seite 228) ermöglicht, die Aufmerksamkeit auf Ereignisse zu richten und Bewegungen im Spektrum zwischen »genau richtig«, »zuviel« und »nicht genug« zu verfolgen. Das Diagramm entspricht der entwicklungsgeschichtlichen Hierarchie des ANS, wobei »genau richtig« den neuesten, ventral-vagal inspirierten Punkt auf der Skala repräsentiert, »zuviel« die Aktivierung des SNS markiert und »nicht genug« für die Position dorsal-vagaler Leere steht. Wegen seiner Einfachheit ist es sehr leicht, dieses Diagramm zu verstehen. Die Klienten bewegen sich auf seiner horizontalen Achse in der Zeit und benutzen die vertikale Achse, um Ereignisse, die »genau richtig«, »zuviel« und »zu wenig« sind, mit wenigen Worten zu charakterisieren. Sie können die Ereignisse in ihrem ausgefüllten Diagramm nutzen, um nach Erlebnissen Ausschau zu halten, die den drei Goldilocks-Zuständen entsprechen. Mit Hilfe der einzelnen Elemente können sie die Qualitäten identifizieren, welche die verschiedenen autonomen Erlebnisse auslösen.

ÜBUNG

Diagramm für Zeitpunkt und Tonus

Unser Erleben von Zeit könnte ein Resultat der Verarbeitung von Emotionen und viszeralen Zuständen im Insel-Cortex des Gehirns sein (Craig 2009b). Indem wir den autonomen Zustand und die ihn begleitende psychologische Erzählung eine Zeitlang beobachten, können wir Reaktionsmuster mit Blick auf die Identifikation von Sequenzen der Verbundenheit und des Schutzes verfolgen.

Das *Zeitpunkt und Tonus-Diagramm* (siehe Vorlage S. 230) ähnelt dem Goldilocks-Diagramm, insofern beide mit Hilfe einer Diagrammstruktur Veränderungen des autonomen Zustandes verfolgen. Auch hier steht die Horizontalachse für den Zeitstrahl, und die vertikale Achse repräsentiert die autonome Hierarchie. Während es beim Goldilocks-Diagramm um Ereignisse und deren förderliche oder dysregulierende Eigenarten geht, steht beim *Diagramm für Zeitpunkt und Tonus* das Mapping von Zuständen über eine bestimmte Zeitspanne und die anschließende Verbindung der Diagrammpunkte zu einer visuellen Repräsentation des autonomen Pfades eines Patienten im Vordergrund. Das Schaubild kann sanfte Kurven, steile Hänge sowie gezackte oder gerade Linien aufweisen. Die Darstellung ist eine markante Repräsentation der autonomen Erzählung und für Klienten eine weitere Möglichkeit, den Einfluß von Veränderungen des autonomen Zustandes über längere Zeit zu spüren. Das Diagramm verbindet eine Folge separater Augenblicke zu einer umfassenden autonomen Erzählung und veranschaulicht so die Veränderungen des autonomen Zustandes im Laufe eines Tages. Klienten haben mir berichtet, wenn sie ihre Erlebnisse auf diese Weise in einem Zusammenhang betrachteten, verringere das die Intensität der einzelnen Augenblicke und erschließe ihnen eine umfassendere Sicht ihres inneren Empfindens des betreffenden Tages.

Das *Diagramm für Zeitpunkt und Tonus* bietet einen panoramischen Überblick über die Veränderungen des autonomen Zustandes im Zeitverlauf. Es ist vielseitig verwendbar und kann zur Beobachtung jeder gewünschten Zeitspanne benutzt werden. Man kann damit auch Veränderungen des autonomen Zustandes im Laufe einer Therapiesitzung dokumentieren, wodurch am Ende die autonome Erzählung über die Sitzung repräsentiert wird. Bei einer Reflexion am Abend ermöglicht das Diagramm, die Folge autonomer Zustände im Tagesverlauf zu verfolgen. Über die gesamte Zeitspanne der Therapie hinweg weist dieses Diagramm weiterhin einige steile Linien auf, aber auch sanftere Kurven, die auf ein vom Zustand der Regulation geprägtes Leben hindeuten.

Das Vergleichserlebnis

Vergleiche sind in unserem Leben allgegenwärtig (Fiske 2010). Wir versuchen, die Welt mit Hilfe von Vergleichen zu verstehen. Sie sind Bestandteil unseres täglichen Erlebens. Daß wir uns mit anderen vergleichen, ist charakteristisch für das Menschsein; wir kennen uns aufgrund von Vergleichen (Festinger 1954). Wir unterschätzen in der Regel, wie sehr andere Menschen mit negativen Emotionen kämpfen, und wir überschätzen ihre positiven Emotionen, was uns glauben läßt, wir stünden mit unserem Leiden allein da (Jordan et al. 2011). Vergleiche verändern den autonomen Zustand, und diese Veränderungen gehen mit Erzählungen über Trennung und Verbundenheit einher.

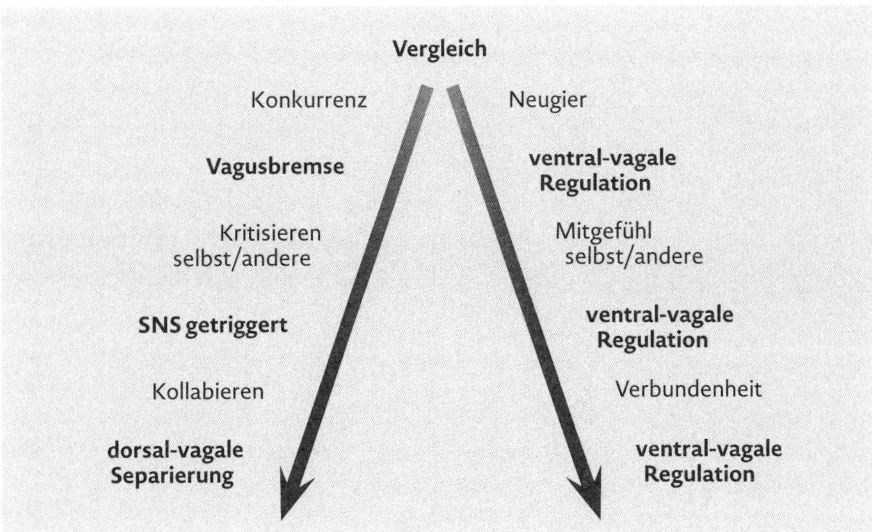

Aus autonomer Sicht gibt es zwei Möglichkeiten, auf das Vergleichserlebnis zu reagieren: Die eine führt den Klienten der autonomen Hierarchie folgend von der Sicherheit weg; die andere erhält einen ventral-vagalen Zustand aufrecht und hält das System für soziale Verbundenheit aktiv. Die rechte Seite des

Vergleichsdiagramms steht für ein aktives ventral-vagales Erlebnis, wobei die Neurobiologie des Klienten Sicherheit und soziale Verbundenheit unterstützt. Durch das Lösen und die spätere Reaktivierung der Vagusbremse wird die Fähigkeit des Klienten, Neugier zu entwickeln sowie zu kommunizieren und zu kooperieren, gestärkt. Dies ist der Ort der Reziprozität, ein Pfad der Verbundenheit.

Die linke Seite des Diagramms repräsentiert die »Vergleichsfalle« (DeLong 2011). Wählt ein Klient diesen Pfad, zieht sein ANS ihn in eine adaptive überlebenssichernde Reaktion, während er sich einem abwärts oder aufwärts gerichteten Vergleich widmet. Im Falle eines Abwärtsvergleichs verfallen Klienten in eine Konkurrenzhaltung, in der sie sich »besser als andere« fühlen, und dadurch wird ihr SNS aktiviert. Bei einem Aufwärtsvergleich fühlen sich die Betroffenen einem Kontrahenten »nicht gewachsen«. Dadurch wird eine Sequenz initiiert, die Wut, das Gefühl, unfair behandelt zu werden, Verlegenheit, Hilflosigkeit und Scham hervorrufen kann (Fiske 2010). Verfolgen wir diese Reaktion im ANS, erleben wir eine Mobilisierung des SNS, die schließlich zum dorsal-vagalen Kollaps führt.

Für das autonome Erlebnis ventral-vagaler Sicherheit und sozialer Verbundenheit ist Kooperation charakteristisch, für den sympathischen Zustand Konkurrenz, und der für den dorsal-vagalen Zustand charakteristische Kollaps tritt auf, wenn jede Hoffnung darauf, konkurrieren oder kooperieren zu können, verschwunden ist. Wenn der Klient in der Lage ist, das Geschehen mit seiner Wahrnehmung zu verfolgen, und wenn er es schafft, den von Konkurrenzgefühlen getriebenen Hang zu Vergleichen zu unterbinden, tritt die Vagusbremse wieder in Funktion, die sympathische Reaktion wird reguliert, und er kann den ventral-vagal vermittelten Pfad beschreiten. Von diesem Punkt auf der *rechten* Seite des Vergleichsdiagramms aus vermag der Klient die ventral-vagalen Vorteile von Kooperation und Sicherheit in der Verbundenheit zu würdigen. Ist das Erlebnis hingegen für die Fähigkeiten eines Klienten, seine Vagusbremse zu nutzen, eine zu höhe Hürde, reagiert er weiter mit Konkurrenzgefühlen. Sein SNS erhält dann so lange den mobilisierten überlebenssichernden Zustand aufrecht, bis diese Reaktion nicht mehr praktikabel ist, und dann wird der dorsal-vagale Kollaps ausgelöst.

Wenn man versteht, daß beide Seiten des Vergleichsdiagramms normale Reaktionen darstellen, erscheinen diese, von Menschen erlebt, als Normalität. Es beruhigt Klienten zu wissen, daß das Erleben von Kooperation oder Konkurrenz, des Verkörperns eines aktiven ventral-vagalen Zustandes sowie der Rückweg durch die autonome Hierarchie nicht immer ein linear verlaufender Prozeß ist. An vielen Punkten auf dem Weg ist es möglich, das Geschehen zu unterbrechen, um sich aus der physiologischen Dysregulation zu befreien, die ventral-vagale Regulation zu nutzen und eine Erzählung über Verbundenheit zu entwickeln.

Fordern Sie den Klienten auf, mit Hilfe des Vergleichsdiagramms seinen autonomen Zustand zu beobachten, die damit verbundene Erzählung anzuerkennen und mit unterbrechenden Handlungen zu experimentieren, die seine Vagusbremse aktivieren, ihn in einen Zustand der Sicherheit versetzen und ihm ermöglichen, in den Zustand sozialer Verbundenheit einzutreten. Wenn Ihr Klient ein Vergleichserlebnis untersucht, sollte er über folgende Fragen nachdenken:

- Befinde ich mich auf der rechten Seite des Diagramms?
- Wenn ja: Wie vertiefe ich mich in dieses Erlebnis?
- Wenn nein: Wie kann ich meine Vagusbremse reaktivieren?
- An welchen Punkten erfüllen unterbrechende Aktivitäten ihre Funktion? Wo erfüllen sie ihre Funktion nicht mehr?

Mit Hilfe der in diesem Kapitel beschriebenen Übungen können Klienten erforschen, wie sie sich auf ihren persönlichen autonomen Pfaden bewegen – zunächst während sie lernen, autonome Zustände zu beobachten und sich Augenblick für Augenblick in Zustandsveränderungen hineinzuversetzen, und später in Form der umfassenderen Verfolgung von Veränderungen des autonomen Zustandes im Zeitverlauf. Die Landschaft (das Mapping) wird sowohl in den momentanen Reaktionen, die ein einzelnes Ereignis charakterisieren, als auch in der panoramischen Perspektive, die ein umfassenderes Bild der autonomen Erzählung zeigt, dargestellt.

KAPITEL 9

Eine sichere Umgebung schaffen

Daß wir aus dieser Nessel, Gefahr,
die Blume, Sicherheit, pflücken wollen.
— WILLIAM SHAKESPEARE, *Heinrich IV.*,
Teil I, Akt 2, 5. Szene

Als verkörpertes System nutzt das ANS das innere (körperliche) Erleben, um Aktivierung, Mobilisierung und De-Aktivierung zu steuern. Es wird aber auch durch unsere sozialen Beziehungen und unsere Umgebung beeinflußt. Die Genomforschung untersucht momentan, wie sich das subjektive Erleben der physischen und sozialen Umgebung auf die Genexpression auswirkt (Slavich & Cole 2013). Alltagserlebnisse werden von der Neurozeption automatisch als sicher, gefährlich oder lebensbedrohlich eingestuft und verstanden. Daraufhin erfolgt eine regulierende Reaktion, die entweder einen adaptiven Überlebenszustand aktiviert oder soziale Verbundenheit fördert. Slavich und Cole vertreten die Auffassung, da sich unsere Zellen permanent erneuern, könne »unser physiologischer Zustand an einem bestimmten Tag unsere Beschaffenheit auf molekularer Ebene über Wochen oder sogar Monate beeinflussen« (2013, S. 3). Die Neurozeption von Sicherheit oder Gefahr hat somit eine starke Wirkung auf unser Überleben und Gedeihen.

Passive Pfade: Der Tanz unterhalb des Bewußtseins

Wie lernen wir, uns in die passiven Pfade der Neurozeption einzustimmen und die dadurch gewonnene Information zu nutzen, um unser Erleben in der Therapie zu beeinflussen? Das ANS als unser persönliches Beobachtungssystem ist vorzüglich auf die Umgebungssituation abgestimmt. Unterhalb des Bewußtseins überwacht der passive Pfad der Neurozeption Augenblick für Augenblick die therapeutische Beziehung und die Therapieumgebung. In der therapeutischen Beziehung erreichen die passiven Pfade ständig Informationen aus dem System für soziale Verbundenheit des Therapeuten. Deuten diese Signale auf eine sichere Situation, beruhigt sich das ANS des Klienten, nimmt Verbindung auf, ist für Co-Regulation aufgeschlossen und unterstützt die aktive Teilhabe am Therapieprozeß. Übermittelt der Therapeut hingegen autonome Signale, die auf eine Gefahr deuten, oder nur gelegentlich Signale für Sicherheit, hält die Neurozeption des Klienten Schutz für erforderlich und initiiert deshalb eine Bewegung, die von Verbundenheit und Teilhabe weg und zu einer überlebenssichernden Reaktion hin führt.

In der Therapieumgebung werden die passiven Pfade der Neurozeption auf die Besonderheiten der physischen Umgebung abgestimmt. Ruft die Umgebung eine Neurozeption von Sicherheit hervor, veranlaßt die ventral-vagale Regulation den Klienten zur Teilhabe an der therapeutischen Beziehung und zum Engagement im Therapieprozeß. Ruft die Umgebung ein Gefühl der Gefahr oder gar Lebensgefahr hervor, löst die Neurozeption eine überlebenssichernde Reaktion aus, die den Klienten von der therapeutischen Beziehung entfernt und aus dem Therapieprozeß führt.

Erhalten die passiven Pfade nicht genügend Signale, die sie veranlassen, eine Neurozeption von Sicherheit zu aktivieren, kann der Klient sich nicht aktiv am Therapieprozeß beteiligen. Sein ANS ist dann jeder Art sozialer Verbundenheit fern, und er ist auf das eigene Überleben fokussiert. Die passiven Pfade der Neurozeption zu regulieren ist der zwingend notwendige erste Schritt im Therapieprozeß.

In ihrer klinischen Ausbildung erlernen Therapeuten Fertigkeiten, die ihnen helfen, in der therapeutischen Beziehung eine Atmosphäre der Sicherheit zu schaffen, um in einen Zustand der Resonanz und empathischer Einstimmung eintreten und mit Klienten deren traumatische Erlebnisse nachvollziehen zu können. Therapeuten nutzen ventral-vagale Energien und Eigenschaften des Systems für soziale Verbundenheit, um zu ihren Klienten eine Verbindung herzustellen. Signale für Sicherheit gehen von den Augen aus und äußern sich oft in Form eines Lächelns. Auch die Prosodie (die Melodik der Stimme) wirkt sehr stark. Gesten laden zur Herstellung einer Verbindung ein. Nähe wirkt regulierend auf das ANS. Dies alles wirkt auf das ANS eines Klienten wie eine Einladung in die ventral-vagale Sicherheit und Co-Regulation. Unbemerkt vom

Bewußtsein empfängt das Nervensystem die Signale, eine Neurozeption von Sicherheit entsteht, und die therapeutische Beziehung entwickelt sich und wird gestärkt.

Doch den meisten Therapeuten ist nicht klar, wie sich die Atmosphäre in ihren Behandlungsräumen auf das Sicherheitsgefühl von Klienten auswirkt. Der Raum, in dem die Therapie stattfindet, erzählt eine Geschichte über das Wesen des Therapeuten und darüber, wie er arbeitet. Die »Sprache der Gestaltung« (Golembiewski 2017) kann zur Übermittlung von Signalen für Sicherheit genutzt werden. Wie kann ein Therapeut sein autonomes Gewahrsein nutzen, um eine co-regulierende Umgebung zu schaffen?

Eine einladende Umgebung

Die äußere Beschaffenheit des Behandlungsraums, des Wartezimmers, des Gebäudes und sogar seiner näheren Umgebung beeinflußt die Physiologie des Klienten. Schon bevor er die Praxis betritt, hat sein Nervensystem Signale für Sicherheit oder Gefahr aufgenommen, und er hat eine Erzählung entwickelt, die seinem autonomen Erleben entspricht. Zwar läßt sich die äußere Umgebung nicht immer verändern, aber Sie können eine innere Umgebung schaffen, die eine einladende Geschichte erzählt. Die Polyvagal-Theorie beschreibt die Sensibilität des ANS gegenüber Anzeichen für Sicherheit und weist darauf hin, daß das Empfangen entsprechender Signale die Resilienz fördert (Porges 2015a). Indem Sie Ihre Praxisumgebung besonders aufmerksam gestalten, können Sie die Resilienz Ihrer Klienten fördern und ihre autonomen Reaktionen in Richtung Sicherheit und Verbundenheit lenken.

Außerdem sollte Ihnen als Therapeut klar sein, daß auch Ihr eigenes Nervensystem in Ihren Praxisräumen lange den dortigen Signalen für Sicherheit und Gefahr ausgesetzt ist. Untersuchungen über häusliche Umgebungen haben gezeigt, daß die Merkmale von Räumen das Geschehen in diesen ebenso wie die Gedanken und Stimmung der Bewohner beeinflussen (Graham, Gosling & Travis 2015). Ihre Praxis ist an jedem Arbeitstag viele Stunden lang Ihr psychologisches und physiologisches Zuhause. Der Raum, den Sie schaffen und bewohnen, sollte Ihre eigene ventral-vagale Regulation fördern. Eine Umgebung, die autonomes Wohlbefinden fördert, ist nicht nur wichtig für einen Therapieraum, der Klienten Sicherheit signalisieren soll, sondern auch von grundlegender Bedeutung für Ihre Selbstfürsorge. Ein Therapieraum, der auf der Ebene des ANS willkommen heißt, unterstützt sowohl Sie bei Ihrer schwierigen therapeutischen Arbeit als auch Ihre Klienten.

Im folgenden werden kurz einige Kategorien (Klang, Temperatur und Natur) untersucht, um zu veranschaulichen, wie Aspekte der Umgebung, in der ein Therapeut arbeitet, die klinische Arbeit beeinflussen können. Welche Veränderungen könnten Ihr Wohlbefinden und das Gefühl des Klienten, in der Therapiesitzung in Sicherheit und verbunden zu sein, stärken?

Die Polyvagal-Theorie weist darauf hin, daß das ANS auf Geräusche reagiert, daß bestimmte Frequenzen eine ventral-vagale, Sicherheit fördernde Reaktion auslösen, während andere Gefahr signalisieren und sympathische oder dorsal-vagale überlebenssichernde Reaktionen hervorrufen. Geräusche und Klänge tiefer Frequenzen erzeugen eine Neurozeption von Gefahr, die mit einer autonomen Erinnerung an urzeitliche Raubtiere verbunden ist. Ihr Klient ist dann nicht mehr an sozialer Verbundenheit interessiert, sondern wendet sich überlebenssichernden Aktivitäten zu. Geräusche und Klänge im hohen Frequenzbereich reißen Klienten aus dem Zustand der Verbundenheit und versetzen sie in Sorge, wobei ihre Aufmerksamkeit sich dem Ursprung des Geräuschs zuwendet. Ungewohnte Geräusche, die von außen in den Therapieraum dringen, können Schutzreaktionen hervorrufen. Soundmaschinen, die oft zur Sicherung der Privatsphäre genutzt werden, können durch ihr beständiges Brummen eine autonome Aktivierung auslösen. Geräuschentwicklung ist auch für die Architektur von Interesse, und entsprechende Untersuchungen deuten auf einen unmittelbaren Einfluß der Akustik auf die Produktivität der Bewohner eines Gebäudes hin (Al Horr et al. 2016). Behagen aufgrund der akustischen Situation beeinflußt direkt den autonomen Zustand, und was die »Produktivität der Bewohner« angeht, handelt es sich in unserem Fall um den Erfolg in der Zusammenarbeit des Therapeuten und des Klienten im Therapieprozeß.

Weil das ANS unser Wärmeregulationssystem beinhaltet, ist »thermische Behaglichkeit«, wie Architekten es nennen, ein wichtiger Aspekt jedes Therapieraumes. Das ANS gleicht in seinem Bemühen um Homöostase ständig Temperaturschwankungen aus. Außerhalb ihrer thermischen Komfortzone können Therapeuten und Klienten von ihrer gemeinsamen Arbeit durch eine Neurozeption von Gefahr abgelenkt werden, die mit dem Gefühl verbunden sein kann, daß es zu warm oder zu kalt ist. Eine noch größere Bedeutung erlangt die Temperatur dadurch, daß die neurobiologischen Systeme für die Regulation der Körpertemperatur physisch eng mit den soziale Wärme regulierenden

Systemen verbunden sind (Inagaki & Eisenberger 2013; Williams & Bargh 2008). Außerhalb unseres Gewahrseins besteht ein wechselseitiger Einfluß zwischen dem Erleben von physischer und psychischer Wärme, weil beide die gleichen neuronalen Verbindungen nutzen.

E. O. Wilson beschreibt in Zusammenhang mit seinem Konzept der *Biophilie* eine angeborene Affinität zu anderen Lebewesen und eine emotionale Verbindung zu ihnen (so zitiert in Krčmářová 2009). Das von Wilson postulierte Bedürfnis des Menschen nach Kontakt zur Natur zwecks Sicherung einer gesunden Entwicklung hat sich als zutreffend erwiesen. Eine Umgebung, in der Elemente der Natur präsent sind, wirkt regenerierend, wohingegen ein Mangel daran Disharmonie hervorruft, eine Streß erzeugende Diskrepanz (Grinde & Patil 2009). Wir haben herausgefunden, daß der Anblick der Natur eine parasympathische Reaktion auslöst. Der Aufenthalt in einer natürlichen Umgebung verringert die sympathische Reaktion, und der Einfluß natürlicher Ressourcen verringert Streß und fördert das Wohlbefinden (Ewert, Klaunig, Wang & Chang 2016). Menschen verspüren das Bedürfnis, zur Natur in Verbindung zu treten, und sie profitieren schon davon, wenn sie sich an einem Fenster eine Naturszene anschauen (Kahn, Severson & Ruckert 2009). Sogar sich Naturszenen mit Hilfe eines technischen Mediums (beispielsweise eines LCD-Bildschirms in einem fensterlosen Raum) anzuschauen ist besser, als gar keine Natur zu erleben (Kahn et al. 2009). Wir haben eine Vorliebe für Landschaften, die offene Räume sowie Bäume, Gewässer, Vögel und andere Tiere umfassen, und für den Anblick eines Pfades, der den Betrachter einlädt, in die Ferne zu ziehen (Dutton 2010). Solche Anblicke werden von Menschen überall auf der Welt und in allen Kulturen als wunderschön empfunden (Dutton 2010). Es handelt sich dabei um ein Erlebnis im ventral-vagalen Zustand, das Menschen auf der ganzen Welt als positiv erleben. Untersuchungen über die Nutzung von Naturszenen für die Regeneration und zur Stärkung der Resilienz haben gezeigt, daß der Zustand autonomer Regulation schneller erreicht wird, wenn Menschen aus einem Fenster in die Natur schauen oder projizierte Naturszenen betrachten (Brown, Barton & Gladwell 2013). Anderen Untersuchungen zufolge verbessert schon fünfminütiges Anschauen einer Naturszene vor dem Einwirken eines Stressors die autonome Regeneration (Brown et al. 2013). Könnten Bilder von Naturszenen in einer psychotherapeutischen Praxis oder das Genießen des Blicks aus einem Fenster auf eine Naturszene die Resilienz des Nervensystems verstärken und das Gefühl von Sicherheit angesichts schwieriger Situationen in einer Therapie verbessern?

Aufgrund von Bedürfnissen, die der Überlebenssicherung dienen, haben wir wahrscheinlich eine evolutionsgeschichtlich bedingte Vorliebe für Wasser und Ehrfurcht vor ihm (White et al. 2010). Nichols und Cousteau berichten in ihrem Buch *Blue Mind* (2014) darüber, wie Wasser Streß verringern und das Wohlbefinden stärken kann. Wir haben eine besondere Vorliebe für Szenen, in denen Wasser eine Rolle spielt, und wir empfinden bei solchen Anblicken einen stärkeren positiven Affekt und eine erholsame Wirkung (White et al. 2010). Möglicherweise haben auch vom Wasser erzeugte Geräusche – die Geräusche von Wellen und Flüssen und das Plätschern von Bächen – und sogar die bloße Erinnerung an sie einen erholsamen Einfluß (White et al. 2010). In einem Raum, in dem therapeutisch gearbeitet wird, dem menschlichen Bedürfnis nach Naturerlebnissen entgegenzukommen, kann starke Signale für Sicherheit erzeugen.

ÜBUNG

Der Weg zur Therapie: Wie das Autonome Nervensystem seinen Weg findet

Dr. Heidelise Als, die Begründerin des *Newborn Individualized Developmental Care and Assessment Program* (NIDCAP), spricht über den »Pfad zum Säugling« – darüber, was die Familie eines zu früh geborenen Babys vom Augenblick, in dem sie die Klinik betritt, bis zum Moment, in dem die Familienmitglieder das winzige Kind auf der Intensivstation für Neugeborene im Brutkasten berühren können, erlebt. Das ANS wirkt maßgeblich auf dieses Erlebnis ein. Ähnlich können Sie sich die Situation Ihrer Klienten auf dem Weg in Ihre Praxis vorstellen. Welche autonomen Zustände erleben sie auf dem Weg zur Therapie? Was »hört« ihr ANS, während sie sich aus ihrer Alltagswelt in den heiligen Raum der Therapie begeben?

Die beste Möglichkeit, den Pfad zur Therapie zu erforschen, besteht für Ihre Klienten darin, daß Sie diesen Weg mit ihnen gemeinsam gehen und dabei Augenblick für Augenblick die Neurozeption und die damit verbundenen Zustandsveränderungen verfolgen. Ist ein realer gemeinsamer Gang nicht möglich, können Sie den Klienten auch vorschlagen, sich diesen vorzustellen und zu beschreiben, was sie dabei in jedem einzelnen Augenblick erleben. Das Geschehen aktiv zu verfolgen hilft ihnen, die Signale für Sicherheit und Gefahr zu erkennen, mit denen sie konfrontiert werden, und ermöglicht Ihnen, gemeinsam mit den Klienten deren Wirkung auf den autonomen Zustand zu beobachten. Ist das Augenmerk auf die Neurozeption gerichtet, können Sie mit den Klienten zusammen Handlungen erforschen, die darauf abzielen, den autonomen Zustand bewußt zu beeinflussen. Die Regulierung dieser passiven Pfade ist eine unverzichtbare Voraussetzung für die Arbeit auf den aktiven Pfaden therapeutischer Intervention.

In der Übung *Der Weg zur Therapie* geht es darum, Signale für Sicherheit und Gefahr zu identifizieren:

- die Ankunft im Gebäude,
- der Eintritt in das Gebäude,
- das Betreten des Wartebereichs,
- das Betreten des Behandlungsraums,
- die Situation im Behandlungsraum.

Sie können an jedem Punkt untersuchen, was Signale für Sicherheit verstärkt und Signale für Gefahr verringert.

Erinnern Sie den Klienten daran, daß sich sein physiologischer Zustand in eine psychologische Erzählung übersetzen läßt. Erforschen Sie die Erzählung, durch welche die Neurozeption entsteht, an jedem Punkt des Weges. Kehren Sie den Prozeß anschließend um, weil die Signale, die ein Klient zu Beginn der Behandlungssituation wahrnimmt, andere sein können als diejenigen, die ihn beim Verlassen der Situation erreichen.

Viele Klienten erleben Zustände autonomer Dysregulation, wenn sie sich unvertrauten Orten nähern. Wechsel von einem Ort zu einem anderen aktivieren bei ihnen adaptive überlebenssichernde Reaktionen. Abgesehen vom Erleben des Weges in eine Therapiesituation helfen die Fragen, um die es in dieser Übung geht, Klienten auch, Signale für Sicherheit und Gefahr bei der Ankunft in anderen Situationen beim Verlassen derselben zu verfolgen.

Dieser Gang zur Therapie ist auch für Sie sehr informativ, weil Sie dabei Ihre eigene Neurozeption, während Sie sich Ihrem Arbeitsplatz nähern, verfolgen können. Die Beantwortung der Frage »Wie beginnt mein ANS seinen Arbeitstag?« kann zum Genießen von Glimmern oder zum Anerkennen von Unbehagen veranlassen. Wenn Sie Ihre Praxis erreichen, haben die passiven Pfade der Neurozeption dann eine ventral-vagal vermittelte uneingeschränkte Bereitschaft, Klienten zu begegnen, geweckt? Oder haben Signale für Gefahr einen autonomen Rückzug in eine Schutzhaltung initiiert? Verfolgen Sie, während Sie sich weiter den Fragen der Übung widmen, Ihre Neurozeption auch in Ihren Behandlungsräumen und nach dem Verlassen Ihrer Praxis am Ende des Arbeitstages. Das Verhältnis zwischen Signalen für Sicherheit und Signalen für Gefahr am Ende eines Tages gibt Aufschluß darüber, ob das ANS sich entweder in einem wohlgenährten oder einem erschöpften Zustand befindet.

ÜBUNG

Signalblätter

Signale für Gefahr aufzuspüren und aufzulösen und Signale für Sicherheit zu erkennen und willkommen zu heißen sind beide unverzichtbar für den Wechsel in den ventral-vagalen Zustand der Sicherheit und Verbundenheit, der die physiologische Bereitschaft zur aktiven Teilhabe an einer Therapie weckt.

Die vorliegende Übung hilft Klienten, eine Interaktion zu dekonstruieren, herauszufinden, wie ihre autonomen Zustände Verhaltensweisen unterstützt oder eingeschränkt haben, und über Möglichkeiten nachzudenken, sich in Zukunft anders zu verhalten. Signalblätter (Vorlage siehe S. 232/234) ermöglichen, ein bestimmtes Erlebnis zu nutzen, um passive Pfade zu verfolgen, die Wahrnehmung von Signalen für Gefahr und Sicherheit zu verbessern und zu erforschen, wie sich Gefahrensignale verringern und Signale für Sicherheit nutzen lassen. Auf jedem dieser Blätter gibt es einen Bereich für die Identifikation von Signalen für Gefahr und Sicherheit und einen Bereich, in dem Sie Möglichkeiten erforschen können, solche Signale aufzulösen und zu regulieren. Füllen Sie zu Beginn einer Therapiesitzung mit dem Klienten gemeinsam solch ein Formblatt aus. Sobald dieser mit dem Verfahren vertraut ist, kann er auf diese Weise zwischen den Sitzungen ein Ereignis verfolgen und das entsprechend ausgefüllte Formblatt zur nächsten Sitzung mitbringen.

Im ersten Abschnitt beschreibt der Klient kurz ein Erlebnis, wobei er sowohl das konkrete Geschehen als auch seine autonomen Reaktionen darauf berücksichtigt. Im nächsten Abschnitt gilt seine Aufmerksamkeit Signalen für Gefahr und Sicherheit, wobei der Blick jeweils auf die Umgebung, den Körper und die Elemente des Systems für soziale Verbundenheit gerichtet ist. Beim Ausfüllen dieser Teile des Formulars merken Klienten oft, daß sie zwar Anzeichen für die Sicherheit der Situation entdeckt haben, ihr schützender autonomer Zustand sie aber daran gehindert hat, diese zu erkennen. Die letzten Abschnitte des Formblatts beschäftigen sich mit Möglichkeiten, sich in Zukunft anders zu verhalten.

Diese letzten Abschnitte sollen den Klienten dazu anregen, mit der Gestaltung der nächsten Interaktion zu experimentieren, indem er umgebungsbezogene und verkörperte Signale sowie solche des Systems für soziale Verbundenheit beeinflußt.

Bei der Planung eines Gebäudes ist das Fundament immer der wichtigste Teil. Auf ihm ruht die ganze Konstruktion. Für Menschen ist Sicherheit die Grundlage, auf der alles andere basiert. Spürt das ANS Sicherheit, ist die Grundlage tief verwurzelt und sicher; spürt es Gefahr, wird die Grundlage als unsicher empfunden. Ist das Nervensystem durch Erlebtes angeregt, spüren Klienten, die ein Trauma erlebt haben, die subtilsten Erschütterungen. Eine Therapie kreiert eine neue, tiefreichende und autonom unterstützte Grundlage von Sicherheit durch Beobachtung umgebungsbasierter, verkörperter und relationaler Signale.

TEIL III

Zusammenfassung

Unsere Gewohnheitsmuster sind natürlich absolut plausibel, verführerisch und tröstlich.

— Pema Chödrön

In seiner Funktion als persönliches Überwachungssystem nimmt das ANS Botschaften aus dem Inneren des Körpers auf und verfolgt gleichzeitig das Geschehen in der äußeren Umgebung. Mit einem Spektrum von Reaktionen, die sich im Laufe der Evolution der autonomen Hierarchie herausbildeten, ist das ANS unser immanenter Personenschützer, der ständig nach Gefahren und Möglichkeiten, eine Verbindung herzustellen, Ausschau hält. Unberührt vom Bewußtsein initiiert dieses System Bewegungen zu Menschen, Orten und Erlebnissen hin und von diesen weg.

Die in Teil III erläuterten Fertigkeiten stärken die Fähigkeit von Klienten, des autonomen Zustandes gewahr zu sein und dessen Veränderungen zu verfolgen. Die Klienten lernen, die Folge ihrer autonomen Zustände zu beobachten. Sie erkennen allmählich, wie aus ihrem physiologischen Zustand eine psychologische Erzählung resultiert, und sie beginnen, Zustand und Erzählung als separate Phänomene wahrzunehmen. Die zahlreichen Fertigkeiten, die in diesem Teil vorgestellt wurden, erschließen unterschiedliche Tracking-Techniken, die Ihre Klienten darin unterstützen, eine Praxis anhaltender Präsenz zu entwickeln. Indem sie die Fähigkeit zu permanenter Einfühlung und Teilhabe entwickeln, erschließen sie sich einen gewaltigen Strom von Informationen über den Zustand ihres ANS.

Die Fähigkeit, sich einzufühlen und teilzuhaben *(befriend and attend)*, macht Klienten den permanenten Strom autonomer Zustände bewußt. Um das eigene Nervensystem wirklich kennenlernen zu können, benötigt man Selbst-Mitgefühl – das zu entwickeln für viele Klienten sehr schwierig ist. Selbstkritik ist die häufiger gewohnte Reaktion. Sobald Klienten erkennen, daß sie die gleichen überlebenssichernden Verhaltensweisen benutzen wie alle Menschen, entsteht bei ihnen Raum für Selbst-Mitgefühl. Eine Klientin berichtete mir einmal, sie habe sich immer als defekt angesehen – als sie dann herausfand, daß ihr ANS auf Erlebtes genauso reagiert wie das ANS aller Menschen, ließ ihre kritische Haltung sich selbst gegenüber nach.

Die Folge autonomer Zustände zu beobachten erfordert ein Gewahrsein des gegenwärtigen Augenblicks, und auch das kann für Klienten eine gewaltige Herausforderung sein. Ist es nicht gelungen, Beziehungen gut zu co-regulieren, und wurde der ventral-vagale Zustand der Gesundheit, des Wachstums und der Regeneration nicht durch entsprechende Erlebnisse gefördert, führen die adaptiven überlebenssichernden Reaktionen vom Gewahrsein des gegenwärtigen Augenblicks weg und rufen ein Gefühl der Gefahr hervor, begleitet von dem hartnäckigen Bedürfnis vorauszusagen, was als nächstes geschehen wird, oder von einem Gefühl der Lebensgefahr und dem Bedürfnis, in diesem Moment nicht zu existieren. Klienten können in diesem Zusammenhang auch ein von Überreaktion geprägtes, »alarmiertes« Muster oder ein Muster der Abgestumpftheit und des Nicht-Reagierens erleben, und diese Muster können sowohl mit Umgebungsereignissen als auch mit problematischen Vorfällen in Beziehungen verbunden sein. Beim Beobachten ihrer autonomen Reaktionen entdeckte eine meiner Klientinnen, daß es sie nicht beunruhigte, wenn vor ihrem Haus ein Baum umfiel, wohingegen sie zusammenbrach, als ihr Freund ein Treffen absagte. Durch die Nutzung von Einfühlung und Teilhabe *(befriending and attending)* entsteht nicht nur die Grundlage für die nächste Phase aktiver Regulation, sondern auch die Beeinflussung der Aktivitäten des Nervensystems beginnt.

Die Teile II und III dieses Buches beschreiben, wie man es Klienten ermöglichen kann, die Aktivitäten ihres ANS Augenblick für Augenblick zu verfolgen. Sobald die dazu notwendigen Fertigkeiten verfügbar sind, kann sich die Therapie der Regulation und Umgestaltung der autonomen Reaktionen zuwenden. Haben Klienten ein tieferes Verständnis ihres ANS entwickelt und sind in der Lage, ihr »Leben auf der autonomen Leiter« zu verfolgen, können sie sich direkt mit ihren gewohnten Reaktionsmustern und mit der Neuformulierung ihrer autonomen Erzählung befassen.

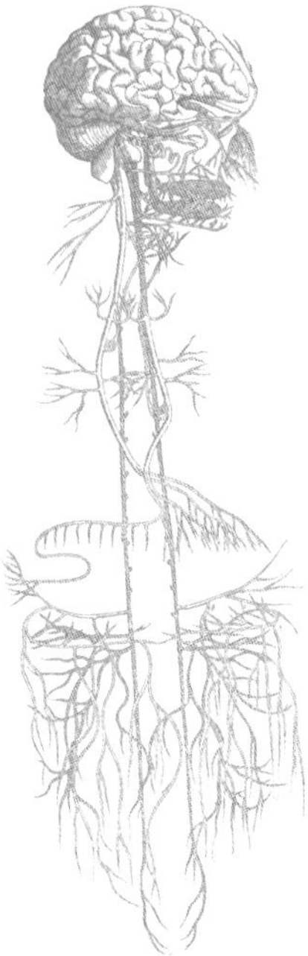

TEIL IV

Das Nervensystem umgestalten

Eines Tages wußtest du endlich, was du zu tun hattest, und du machtest dich daran, es zu tun.

— MARY OLIVER

Das ANS bildet das Zentrum unseres Erlebens. Wenn wir sagen, etwas sei ein Schock für unser System oder ein Erlebnis habe uns bewegt, sprechen wir von unserer autonomen Reaktion. Wir sehen »den Dingen ins Auge«, sind »ganz Ohr«, sehen den Problemen »ins Gesicht«, setzen »den richtigen Fuß vor«, »legen einen Finger auf eine Wunde«. Oder wir »lehnen uns weit aus dem Fenster« und ermuntern Freunde, »die Ohren steif zu halten«. Manchmal »bekommen wir auch kalte Füße«, oder »unser Blut gerät in Wallungen«. Alle diese sprachlichen Vergleiche oder Metaphern beschreiben unser autonomes Erleben.

Unser ANS wird durch Ereignisse geformt. Erlebnisse der Vernachlässigung oder nährender Zuwendung wirken auf unseren autonomen Tonus ein. Wenn wir von einem autonomen Zustand in einen anderen wechseln, unterliegt der Punkt, an dem wir aus dem Zustand der Verbundenheit in eine Schutzreaktion wechseln, dem Einfluß von individuellen Eigenarten und Umgebungsvariablen (Williamson, Porges, Lamb & Porges 2015). Unsere autonomen Profile bewegen sich in einem Spektrum zwischen sensibel und starr bis resilient und flexibel. Am einen Ende dieser Skala ist das Nervensystem perfekt auf Gefahr eingestellt, und der Überlebenstrieb aktiviert anhaltende Schutzmuster. Ein schwacher vagaler Tonus führt zu Hypervigilanz, verstärkten Schreckreaktionen, der

Deutung neuronaler Signale als gefährlich und der Unfähigkeit, Anzeichen für Sicherheit zu erkennen (Park & Thayer 2014). Das andere Ende der Skala lokalisiert den Drang, auf gefahrlose Weise in Verbindung zu treten und eine Beziehung aufrechtzuerhalten, wodurch Muster sozialer Verbundenheit geschaffen und flexible Übergänge in Reaktion auf aktuelle Anforderungen möglich werden. Die zwischen den beiden Extrempunkten des autonomen Spektrums liegenden Positionen tendieren entweder stärker zur Schutzsuche oder zum Bemühen um Verbundenheit.

Durch die autonomen Reaktionsmuster entstehen Risiko- und Resilienzfaktoren. Der vagale Tonus reguliert unsere Reaktionen auf positive Emotionen wie auf Stressoren und beeinflußt unsere Fähigkeit, soziale Kontakte herzustellen (Kogan et al. 2014), wobei ein stärkerer vagaler Tonus mit adaptiven Reaktionen auf Umgebungsanforderungen verbunden ist (Park & Thayer 2014). Als äußerst beruhigend können wir die Tatsache verstehen, daß die Flexibilität autonomer Reaktionen über längere Zeit formbar bleibt.

KAPITEL 10

Das Autonome Nervensystem als relationales System

Es gibt ein Wort, das im Leben zur Richtschnur werden kann – es ist das Wort Gegenseitigkeit.

— Pearl S. Buck

Das Autonome Nervensystem wird durch unsere Erlebnisse mit anderen Menschen beeinflußt. Die Fähigkeit zur Reziprozität und der Drang zu dyadischer Interaktion, ohne die man keine gemeinsamen Ziele erreichen kann, ist bei Kindern normalerweise von Geburt an vorhanden (Apicella et al. 2013). Wir verlassen uns in unserem Leben bei der Suche nach Sinn auf unsere Verbindungen zu anderen (Stillman et al. 2009).

Das ANS schafft eine Grundlage von Sicherheit, die uns ermöglicht, diese unverzichtbaren Verbindungen herzustellen. Sie entstehen, wenn das Nervensystem eines Menschen zum Nervensystem eines anderen in Kontakt tritt, so daß wechselseitige Kommunikation möglich wird und eine Feedbackschleife entsteht. Deuten die übermittelten Signale auf Sicherheit, sind Reziprozität und Resonanz für die entstandene Verbindung charakteristisch. Deuten die vom einen zum anderen System übermittelten Signale hingegen auf eine Gefahr, entsteht ein Zustand der Dysregulation, und das Bemühen, sich zu schützen, unterbricht die Verbindung. Wenn zwei Nervensysteme zueinander in Verbindung treten oder miteinander kollidieren, entsteht entweder Reziprozität und damit Austausch, oder es kommt zum Bruch.

Unbeabsichtigte Augenblicke der Getrenntheit entstehen durch Enttäuschung neuronaler Erwartungen (Porges 2017a/2017c). Ganz gleich, ob es sich um Mikro-Momente handelt, die wie Blips auf einem Radarschirm erfaßt werden, oder um längere Phasen der Abkoppelung, dies zu erleben wirkt in jedem

Fall verunsichernd. Wenn wir uns angewöhnen, solche Augenblicke zu registrieren, stellen wir fest, daß sie ständig vorkommen: Jemand schaut auf seinem Handy nach, ob neue Botschaften eingetroffen sind; jemand wendet seinen Blick ab; jemand wird durch plötzlich auftauchende Gedanken abgelenkt. Obwohl solchen Vorgängen nicht die Absicht zugrunde liegt, eine Verbindung zu unterbrechen, ist die Folge ein Erlebnis der Kontaktunterbrechung. Eine andere Art von Bruch erleben Menschen im Falle emotionaler Fehleinstimmung und des Versagens der Co-Regulation. Auch Fehleinstimmungen entstehen, wenn eine Veränderung des autonomen Zustandes eines Menschen bei einer anderen Person eine entsprechende Veränderung auslöst. Dann erfolgt eine autonome Reaktion auf plötzliche, unerwartete Gefahrensignale oder auf das Ausbleiben autonomer Signale für die Sicherheit der aktuellen Situation von seiten des Systems für soziale Verbundenheit. Der Verlust der Reziprozität ist mit einer eindrucksvollen psychologischen Erzählung verbunden und wird sowohl von den Verursachern als auch von den Leidtragenden des Erlebnisses empfunden.

In Beziehungen kommt es ständig zu Brüchen, denen in der Regel die Wiederherstellung des Kontakts folgt. Tronick (1989) hat berichtet, daß in einer gesunden Beziehung zwischen einer Bezugsperson und einem Kind in dreißig Prozent der Zeit Reziprozität gegeben ist und daß die restliche Zeit mit Beziehungsbrüchen und deren Behebung vergeht. Übertragen wir dies auf die Beziehungen zwischen Erwachsenen, können wir davon ausgehen, daß *moments of biological rudeness* und emotionale Fehleinstimmung in Familien wie auch zwischen Freunden und Kollegen sehr häufig vorkommen. Natürlich kann es nicht darum gehen, diese normalen Erlebnisse zu vermeiden, sondern es geht darum, die Gewohnheit zu entwickeln, Brüche im Auge zu behalten und möglichst rasch aus der Welt zu schaffen. Nach einem Bruch eine Verbindung wiederherzustellen ist manchmal unangenehm und oft schmerzhaft. Wir müssen ein gewisses Geschick darin entwickeln, dies zu schaffen, weil es letztlich darum geht, uns die Annehmlichkeiten der Verbundenheit mit anderen Menschen zurückzuerobern.

Vom Erleben eines solchen Bruchs ist der Weg zu einer Erzählung über Selbstkritik oder zur Verurteilung anderer nicht weit. Fehlt es an einer Basis von Reziprozität, an einer gemeinsamen autonomen Sprache und außerdem an Vertrauen in die Bereitschaft und Fähigkeit der anderen Person, Verantwortung für ihre autonomen Reaktionen zu übernehmen, können Gefahrensignale überwältigend wirken und Brüche ungeheilt bleiben. Das Resultat ist dann statt einer Spiegelung Reaktivität, was die Entstehung habitueller schützender Reaktionsmuster fördert. Reziprozität erfordert ein Geben und Nehmen in einer Beziehung, was die wiederholte Lösung und Reaktivierung der Vagusbremse zur Folge hat. Die Energie der Reziprozität übermittelt zwischen den Beteiligten fürsorgliche Zuwendung, kreiert eine von beiden Seiten gewünschte Nähe und schafft im zwischenmenschlichen Austausch eine Balance. Reziprozität ist nicht identisch mit Gleichheit, es geht aber auch nicht um das Größer-als- oder Kleiner-als-Erlebnis nur eines Beteiligten. In der Reziprozitätsgleichung eine Balance zu finden ist notwendig, damit wir unser biologisch bedingtes Bedürfnis nach Verbundenheit befriedigen können. Wir leiden, wenn wir uns mit Menschen, die uns wichtig sind, nicht in der Mitte treffen können. Wenn wir das Gefühl haben, aus der Reziprozität in den Beziehungsbruch zu fallen, erleben wir eine Neurozeption von Gefahr. Dies wird oft vereinfachend als eine Art Verwandlung vom Freund zum Fremden beschrieben. Die Wiederherstellung der Verbindung ermöglicht die Rückkehr in die Sicherheit der Freundschaft.

Die Fähigkeit, Verbindungen wiederherzustellen

Wie können wir als Therapeuten Klienten helfen, ihre Fähigkeit zur Reziprozität und damit die Verbundenheit wiederherzustellen? Eine Möglichkeit, dies zu erreichen, besteht darin, in der therapeutischen Beziehung zu experimentieren. Selbst in einer sehr gut eingestimmten therapeutischen Beziehung kommen »Augenblicke biologischer Grobheit« vor, und emotionale Fehleinstimmung ist nicht ungewöhnlich. Untersuchungen weisen immer wieder darauf hin, daß Brüche in Beziehungen zwischen Therapeuten und Klienten keine Seltenheit sind (Muran & Safran 2016; Safran, Muran, Samstag & Stevens 2001). Muran und Safran (2016) beschreiben zwei Arten von Brüchen: solche, die zum Rückzug, und solche, die zur Konfrontation führen. Im Sinne der autonomen Reaktionsweisen entsprechen ihnen die dorsal-vagale (Rückzug) und die sympathische Reaktion (Konfrontation). Kommt es in einer therapeutischen Beziehung zum Bruch, sollten Sie nach dem Augenblick suchen, in dem die Arbeit für das ANS zu belastend wurde; beschreiben Sie diese Situation so, daß Ihr Klient versteht, worum es geht, und übernehmen Sie für die entstandene Fehleinstimmung die Verantwortung. Im folgenden beschreibe ich ein Beispiel für dieses Vorgehen aus meiner Arbeit mit einem Klienten: »Wir sollten hier einen Augenblick verweilen. Ich habe das Gefühl, es war ein Fehler, Sie dazu aufzufordern, zu schnell zu tief zu gehen, weil das Ihr Schutzsystem dazu veranlaßt hat, genau das zu tun, was seine Aufgabe ist, nämlich in solchen Situationen die Verbindung zu mir zu unterbrechen. Tut mir leid, daß das passiert ist. Ich würde das jetzt gern noch einmal versuchen, um herauszufinden, ob Sie sich dann wohler dabei fühlen.«

Das Beheben von Brüchen kann zum Katalysator von Veränderungen werden. Sie hingegen unbehoben zu belassen kann sich negativ auf die therapeutische Allianz auswirken, was oft zu Behandlungsabbrüchen führt (Safran et al. 2001). Traumatisierte haben in ihrem Leben oft zahlreiche Beziehungsbrüche erlebt, wohingegen sie eher selten die Heilung solcher Brüche erlebt haben. Die unvermeidbaren kleinen Brüche in einer therapeutischen Allianz ermöglichen Klienten unerwartet positive Erlebnisse der Heilung. Ein Bruch, der durch einen gravierenderen Fehler des Therapeuten entsteht, erschüttert die therapeutische Allianz und erfordert oft wiederholte Bemühungen um die Wiederherstellung der Beziehung. Therapeuten müssen fest entschlossen sein, mit der Arbeit an der Heilung eines Bruches so lange fortzufahren, bis der Prozeß wirklich abgeschlossen ist, und müssen sich beharrlich immer wieder fragen: »Was braucht das Nervensystem meines Klienten, damit er sich wieder sicher fühlen und Vertrauen aufbauen kann?«

Die Beziehung zwischen Therapeut und Klient eignet sich gut zur Erforschung des Prozesses der Wiederherstellung. Um gefahrlos mit der Behebung von Brüchen und der Wiederherstellung der Verbundenheit experimentieren zu können, muß man folgende Aspekte berücksichtigen:

Augenblicke der Reziprozität: Die therapeutische Allianz basiert auf Präsenz des Therapeuten, Resonanz und Reziprozität (gleichberechtigtem Austausch). Dieser ventral-vagal vermittelte Prozeß bietet viele Augenblicke der Reziprozität, die wahrzunehmen man Klienten unterstützen kann. Vielen von ihnen ist das Empfinden von Reziprozität völlig unbekannt, es trifft sie unerwartet, und es erscheint ihnen als unvorhersehbar. Die therapeutische Beziehung ist ein ausgezeichnetes Versuchsgelände, wenn man bedenkt, daß eine der Auswirkungen therapeutischer Präsenz darin besteht, daß Klienten eine Neurozeption von Sicherheit und eine Manifestation von Reziprozität erleben (Geller & Porges 2014/2017c, S. 189–214). Sobald die Fähigkeit, Augenblicke der Reziprozität zu erkennen und auf sie zu vertrauen, entwickelt ist, kann man Klienten darin unterstützen, auf Störungen der Reziprozität zu achten – eine andere Bezeichnung für erlebte Beziehungsbrüche.

Gemeinsame autonome Sprache: Aus Sicht der Polyvagal-Theorie verfügen Therapeuten und Klienten über eine gemeinsame autonome Sprache. Zunächst lernen die Klienten, auf die Informationen zu fokussieren, die ihr ANS übermittelt, anschließend üben sie sich darin, sich über ihre Erlebnisse von Verbundenheit und Getrenntheit zu äußern.

Vertrauen zur Bereitschaft und Fähigkeit, Verantwortung für die eigenen autonomen Zustände zu übernehmen: Durch die Aktivitäten eines Therapeuten und die Nutzung der Fähigkeit, Zustände zu erkennen und zu benennen, wird die Bereitschaft, autonom Verantwortung zu übernehmen und regulierend zu wirken, unter Beweis gestellt. Im Laufe der Zeit verändern sich die Überzeugungen eines Klienten, wenn sie sich mit neuen neuronalen Erwartungen verbinden, denen zufolge sich ihr Therapeut verläßlich reziprok verhält, Brüche zwar häufig vorkommen, aber nicht immer lebensbedrohlich sein müssen und, was am wichtigsten ist, behoben werden können.

Sobald Klienten sich in der Lage fühlen, Brüche zu beheben, können sie außerhalb der Therapiesituation in ihren persönlichen Beziehungen Situationen nutzen, um ihre Experimente fortzusetzen. Sie müssen Beziehungen auf einem Spektrum einordnen, das von unproblematisch bis besonders schwierig reicht, und sich diesem Prozeß in ihren Beziehungen zunächst in unverfänglicheren Bereichen des Spektrums widmen. Beziehungen, in denen viele deutlich reziproke Augenblicke entstehen, überdauern die explizite Benennung von Brüchen meist und sind fähig, die Wiederherstellung der Beziehung zu unterstützen.

ÜBUNG

Reziprozität, Beziehungsbruch und Wiederherstellung der Beziehung

Diese Übung zielt darauf, Reziprozität zu beobachten und die Heilung von Beziehungsbrüchen zur Routine zu machen. In ihr lernen Klienten, ein Ereignis zu dekonstruieren, es im Sinne des autonomen Zustandes zu verstehen und ihr Nervensystem für die Heilung zu nutzen. Durch wiederholte Anwendung dieser

Fertigkeit gelingt es, die autonome Verbindung im Blick zu behalten, Unterbrechungen derselben zu registrieren und sich in ihrer Wiederherstellung zu üben. Der Therapeut hilft Klienten, Beziehungsbrüche bewußt zu registrieren, und gemeinsam erforschen beide Parteien, wie sich Brüche beheben lassen.

- **Reziprozität verfolgen:** Reziprozität kann man nur verfolgen, wenn man in eine Beziehung eingestimmt ist und deren Veränderungen von Augenblick zu Augenblick zu erkennen vermag. Um zu lernen, Veränderungen des autonomen Zustandes zur Verfolgung der Reziprozität zu nutzen, müssen sich Klienten auch mit folgenden Fragen beschäftigen: Wie übermittelt dein autonomer Zustand die Botschaft, daß wir uns nicht mehr in einer reziproken Beziehung befinden? Wie verändert sich der autonome Zustand? Gibt es auf autonomer Ebene einen Unterschied zwischen Situationen, in denen du selbst einen Beziehungsbruch verursachst, und solchen, in denen du Opfer eines Bruchs wirst?

- **Den Bruch erkennen und benennen:** Nachdem ein Bruch erkannt ist, müssen Sie Ihrem Klienten helfen, dies ausdrücklich zu konstatieren und das Erlebnis zu benennen. Im Alltag werden Brüche oft als unbedeutend abgetan oder nicht beachtet. Wenn ihre Existenz nicht anerkannt wird und sie nicht benannt werden, ist es auch nicht möglich, sie zu heilen. An diesem Punkt der Übung geschieht das Erkennen und Benennen mit Hilfe der Sprache des ANS. Statt über die Geschichte des Bruchs zu sprechen, ihm einen Sinn zuzuschreiben und jemandem die Schuld an seiner Entstehung zu geben, werden Brüche bei diesem Verfahren im Sinne von Veränderungen des autonomen Zustandes und von schützenden Reaktionen beschrieben (»Ich habe eine Veränderung in Richtung Verbindungsbruch bemerkt«), weiterhin durch Identifikation von Gefahrensignalen (»Ich habe in Reaktion auf den Klang deiner Stimme einen sympathischen Alarm verspürt«) und schließlich aufgrund habitueller Reaktionsmuster (»Als Sie sich ein wenig von mir entfernten, habe ich zunächst eine Mobilisierung als Vorbereitung auf einen Kampf gespürt und gleich anschließend einen Kollaps«).

- **Eine geeignete Methode der Wiederherstellung finden:** Die Wiederherstellung der Verbindung erfordert die Rückkehr zur ventral-vagalen Sicherheit und zur Co-Regulation. Um eine Wiederherstellung erfolgreich abzuschließen, müssen Sie sich die Zeit nehmen zu erforschen, was Ihr Klient auf der Ebene des ANS braucht, um völlig wiederhergestellt zu werden und sich verbunden zu fühlen. Oft findet man erst nach mehreren Versuchen regulierend wirkende Worte – Worte, die einen Bruch aufzuheben vermögen. Ist eine Rückkehr zur Reziprozität zu erkennen, ist die Verbindung wiederhergestellt.

- **Rückkehr in die Verbundenheit:** Der letzte Schritt des Prozesses besteht in der absichtlichen und explizit so benannten Rückkehr in die Verbundenheit in einer Beziehung zu einem anderen Menschen. Vergegenwärtigen Sie sich die Schritte des Prozesses, und würdigen Sie das Resultat. Spüren Sie die Rückkehr in einen ventral-vagalen Zustand und die Aktivität des Systems für soziale Verbundenheit. Wenn man sich die Zeit nimmt, die Auflösung des Bruches und die Rückkehr in die Verbundenheit auszukosten, erzeugt man auf autonomer Ebene die Erwartung, mit künftigen Beziehungsbrüchen problemlos fertig zu werden.

Selbst kurze Augenblicke der Fehleinstimmung werden vom ANS registriert, und wenn sie nicht erkannt und behoben werden, akkumulieren sie sich zu einem schwerwiegenderen Erlebnis der Getrenntheit. Behebungen von Brüchen zu erleben fördert die Bereitschaft, sich die Behebung von Brüchen zur Gewohnheit zu machen.

Muster und Tempi

Harmonie ist in der Unterschiedlichkeit
ebenso wie in der Ähnlichkeit möglich.
— Margaret Fuller

Sich autonome Muster und Tempi anzuschauen schafft Klarheit darüber, in welchen Bereichen in Beziehungen Harmonie bzw. Disharmonie besteht, und zwar nicht auf der Grundlage der Erzählung, sondern aus ANS-Perspektive. Nur selten besteht in Beziehungen in allen Bereichen Harmonie. Deshalb müssen wir uns fragen: Existieren genügend Muster der Verbundenheit für ein Gefühl der Zufriedenheit, und erzeugen verschiedene Tempi eine Empfindung von Reziprozität sowie von Nähe im Sinne des ANS?

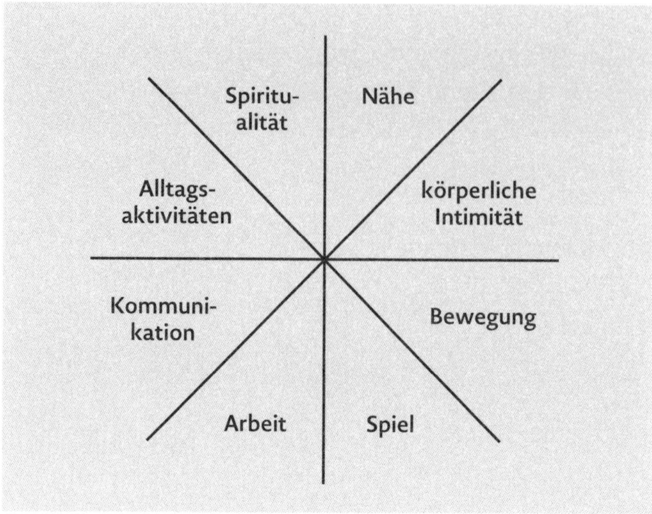

Muster der Verbundenheit lassen sich in den acht Kategorien Alltagsaktivitäten, Kommunikation, Arbeit, Spiel, Bewegung, körperliche Intimität, Nähe und Spiritualität beobachten. Kommen Verbindungen zustande, und wenn ja, wie oft? Entspringen Aktivitäten gemeinsamen Bemühungen, oder formuliert immer ein und derselbe Beteiligte Einladungen an die andere Seite?

Für jede Verbindung ist ein bestimmtes Tempo charakteristisch. Ruft dieses Tempo das Gefühl einer ventral-vagalen Begegnung hervor, werden beide an der Beziehung Beteiligte genährt. Das Tempo kann auch ein Gefühl autonomen Einander-Verpassens hervorrufen, als würden zwei Schiffe einander in der Dunkelheit passieren, ohne es zu merken – als befänden sie sich in einer Art Koexistenz ohne jede Verbindung. Bei solchen Erlebnissen autonomer Disharmonie leiden wir.

Wenn man sich mit Reziprozität und autonomer Nähe beschäftigt, sollte man sich fragen: Welche Tempi wirken bereichernd? Läßt sich eine Disharmonie beheben? Ist es möglich, die Bereiche, in denen ein Ungleichgewicht besteht, zu akzeptieren, und läßt sich dann in der Beziehung trotzdem ein Gefühl von Eingestimmtheit und Resonanz aufrechterhalten? Reichen die Augenblicke autonomer Begegnung aus, um die generelle ventral-vagale Verbindung aufrechtzuerhalten? Sind die Tempi beider Beteiligter so unterschiedlich, daß keine Reziprozität erreichbar ist?

Nutzen Sie die folgende Übung (Vorlage Seite 236), um Ihren Klienten zu untersuchen zu helfen, wie sie eine Beziehung auf autonomer Ebene erleben.

ÜBUNG

Muster und Tempi erforschen

- Wählen Sie eine Beziehung, die Sie untersuchen wollen. Dazu eignen sich in Zusammenhang mit dieser Übung Beziehungen aller Art (zu Partnern, Freunden, Familienangehörigen, Arbeitskollegen).
- Orientieren Sie sich an den oben erwähnten acht Kategorien, und identifizieren Sie für jede ein allgemeines Muster der Verbundenheit oder Getrenntheit.
- Schauen Sie sich die nicht verbundenen Bereiche genauer an. Produzieren Sie ventral-vagale Energie? Befinden Sie sich in einem Zustand der Schutzsuche? Reichen die Signale für Sicherheit aus, um Ihnen zu ermöglichen, über Ihr Gefühl der Unverbundenheit zu sprechen? Falls nicht, gibt es dann eine Möglichkeit, die Gefahrensignale, die Ihnen dies unmöglich machen, aufzulösen?
- Kehren Sie in die Bereiche der Verbundenheit zurück, und richten Sie die Aufmerksamkeit auf das Tempo innerhalb des Musters. Wo auf einer Skala von »erschöpfend« bis »erfüllend« ordnen Sie das Tempo ein? Ist das Tempo voraussehbar, oder verändert es sich? Welche Informationen übermittelt Ihr ANS, während Sie auf das Tempo fokussieren?
- Treten Sie einen Schritt zurück, und vergegenwärtigen Sie sich alles, was Sie erkannt haben. Ist die Reziprozität in dieser Beziehung stark genug, um Ihr Interesse an der Bewältigung der erforderlichen Arbeit zu erhalten? Gibt es Bereiche falscher Ausrichtung, die Ihren ventral-vagalen Zustand nicht überfordern, so daß Sie die Diskrepanz akzeptieren können? Gibt es Bereiche, in denen eine adaptive überlebenssichernde Reaktion aktiviert ist, die aufgelöst werden muß, um den Bestand der Beziehung zu sichern? Wenn Sie sich die autonome Erzählung vergegenwärtigen, welche Schritte wollen Sie dann als nächste unternehmen?

Beispielfall für eine Partnerbeziehung

Alltagsaktivitäten: Wir haben einen wunderbaren Plan für die Verteilung von Pflichten, der uns gute Dienste leistet.

Kommunikation: Wir können sehr tiefe Gespräche führen, sowohl zum reinen Vergnügen als auch darüber, was wir am betreffenden Tag tun wollen. Wir sprechen nicht im gleichen Tempo, und ich muß mir immer wieder ins Gedächtnis rufen, daß ich langsamer sprechen muß.

Arbeit: Weil wir völlig unterschiedliche Arbeitszeiten haben, können wir nur an freien Tagen Zeit miteinander verbringen.

Spiel: Wir haben unseren Spaß miteinander und gleich viel Freude daran zu spielen, bevorzugen allerdings oft unterschiedliche Arten von Spielen.

Bewegung: Wir bewegen uns in unterschiedlichen Geschwindigkeiten und versuchen zu lernen, uns in der Mitte zu treffen.

körperliche Nähe: Wird meist von einem von uns angestrebt und ist nicht immer befriedigend.

Intimität: Nicht besonders verläßlich, weil wir uns in dieser Hinsicht immer noch sehr verletzlich fühlen und nicht immer genügend Sicherheit verspüren, um einander tiefe Gefühle mitzuteilen.

Spiritualität: Wir ähneln einander hinsichtlich unserer areligiösen, naturbezogenen Überzeugungen; aber für ihn ist die Verbindung dazu wichtiger als für mich. Ich beteilige mich, wenn er darum bittet, aber ich ergreife in diesem Bereich nicht selbst die Initiative.

Verbindungen zwischen Menschen, so wichtig sie für das Überleben sein mögen, sind auch eine große Herausforderung, und Schwierigkeiten in Beziehungen sind normal. In einer therapeutischen Allianz entwickeln Therapeuten und Klienten gemeinsam Gewahrsein und die Gewohnheit, auf solche Augenblicke zu achten. Wenn versucht wird, die Verbindung im Sinne einer Art »autonomer Anpassungsgüte« zu erforschen, wird die Aufmerksamkeit auf die Frage gelenkt, wie autonome Zustände Beziehungsbrüche hervorrufen und deren Behebung fördern. Indem Klienten dies zuerst in der sicheren Situation einer Therapiesitzung und später in ihren Alltagsbeziehungen üben, sammeln sie Erfahrungen im Umgang mit Ebbe und Flut der Verbundenheit.

KAPITEL 11

Tonisieren des Systems mit Hilfe von Atem und Klang

Es gibt eine Art zu atmen, die eine Schande ist und erstickend wirkt, und eine andere Art zu atmen, einen Atem der Liebe, der dich grenzenlos öffnet.

— Rumi

Schon Rumi wußte im 13. Jahrhundert um die Macht des Atems. Und Stephen Porges hat uns durch die Entwicklung seiner Polyvagal-Theorie an diese Macht erinnert. Der Atem ermöglicht uns direkten Zugang zum ANS. Erwachsene atmen durchschnittlich 12–18 Mal pro Minute (Mason et al. 2013). Bei 18 Atemzügen pro Minute atmet ein Erwachsener am Tag 25.902 Mal, im Jahr 9.460.800 Mal, und wenn er 80 Jahre alt ist, hat er in seinem Leben ca. 756.864.000 Mal geatmet. Jeder dieser Atemzüge ermöglicht, das Nervensystem im Sinne von Sicherheit und Verbundenheit zu beeinflussen.

Verändern des Atemrhythmus

Das ANS reguliert unsere Atmung Augenblick für Augenblick in Reaktion auf die aktuellen Erfordernisse des Stoffwechsels. Wir können dies beobachten, wenn wir uns in einem Zustand der Furcht befinden oder wenn wir aus Erleichterung seufzen. Atmen ist eine automatische Aktivität, die wir ohne zu denken ausführen können. Wir können auch absichtlich auf eine bestimmte Weise atmen und dadurch den Tonus des ANS verändern. Tun wir nichts weiter, als die Aufmerksamkeit auf die Atmung zu richten, wird sie oft langsamer, und unsere Atemzüge werden tiefer. Unsere Hände auf den Brustkorb, den Bauch oder seitlich auf die Rippen zu legen hilft uns, den Atemzyklus bewußt zu verfolgen, und oft verändern sich dadurch auch Frequenz und Rhythmus unserer Atmung. Was geschieht, wenn wir den Atemrhythmus bewußt verändern? Indem wir Charakter und Geschwindigkeit des Atmens und das Verhältnis der Dauer von Ein- und Ausatmen verändern, sprechen wir die Vaguspfade an, die den Herzschlag und die zum Gehirn übermittelten Botschaften beeinflussen.

»Zu atmen ist ein effizientes und leicht zugängliches willkürliches Verhalten, mit dessen Hilfe wir systematisch den Einfluß des Vagus auf das Herz verringern und verstärken können« (Porges 2017b, S. 13). Die willentliche Regulierung des Atems mit Hilfe bestimmter Übungen beeinflußt psychische Zustände und wirkt sich häufig günstig auf Symptome von Angst und Depression sowie auf posttraumatische Reaktionen aus (Gerberg & Brown 2016; Jerath, Crawford, Barnes & Harden 2015). Grundsätzlich verstärken langsameres Atmen, längeres Ausatmen und Atmen gegen einen Widerstand die parasympathische Aktivität. Die Abstimmung von Ein- und Ausatmung erhält die autonome Balance, wohingegen schnelles Atmen, unregelmäßiges Atmen und heftiges Ein- oder Ausatmen die sympathische Aktivität verstärken.

Der Wechsel vom typischen Atmen zum langsamen Atmen (bei 5–7 Atemzügen pro Minute) hat eine starke Veränderung der durchschnittlichen Atemfrequenz und physiologischer Parameter zur Folge. Langsames Atmen verstärkt die vagale Aktivierung und den parasympathischen Tonus, wodurch das körperliche und psychische Wohlbefinden verbessert wird (Mason et al. 2013). Zwischen Emotionen und Atmung besteht eine Verbindung, und langsames, tiefes Atmen vermag Unbehagen zu hemmen (Jerath et al. 2015). Die Verlangsamung und Vertiefung der Atmung in belastenden Augenblicken stellt die ventral-vagale Kontrolle wieder her, und im Einklang mit der Veränderung unseres autonomen Zustandes verändert sich auch unsere Erzählung.

Wenn Klienten anfangen, auf ihren Atem zu achten, ruft das bei ihnen oft Signale für Gefahr hervor und aktiviert ihr SNS oder ihr dorsal-vagales System. Eine Klientin beschrieb mir einmal sehr anschaulich, sie habe zwar gewußt, daß sie atme, habe dies aber vorher noch nie beobachtet. Als ihr Atemmuster sich zu verändern begann, hatte sie das Gefühl, es bleibe kein Raum für irgend etwas anderes, und das ängstigte sie. Wenn Menschen zum ersten Mal Übungen ausführen, mit denen sie trainieren, tief und langsam zu atmen, erleben sie häufig eine Schutzreaktion, die sie in einen sympathischen Kampf- oder Fluchtzustand versetzt. Im Laufe von einem bis zu drei Monaten verwandelt sich die autonome Aktivierung jedoch bei regelmäßigem Üben von einer sympathischen Schutzreaktion in einen parasympathischen Zustand der Sicherheit (Chinagudi et al.

2014). Mason und Kollegen (2013) fanden durch eine Studie mit Personen, die Yoga noch nicht kannten, heraus, daß die Einführung in das langsame Atmen bei gleich langem Ein- und Ausatmen die einfachste Möglichkeit ist, mit Hilfe der Atmung den autonomen Zustand zum Positiven zu verändern. Mit diesem Ergebnis steht im Einklang, daß langsames und gleichmäßiges Ein- und Ausatmen sich als gute Möglichkeit erweisen könnte, Klienten mit Atemübungen bekannt zu machen.

Beim Atmen gegen einen Widerstand kommt es zu einer leichten Kontraktion des Kehlkopfs und der Stimmritze, was das Ausatmen erschwert. Diese Verringerung des Atemstroms führt zur Verstärkung der Aktivität des Vagus (Mason et al. 2013). Der *Ujjayi*-Atem, der »siegreiche« Atem, eine oft praktizierte Form des Atmens gegen einen Widerstand, findet offenbar natürlicherweise statt, wenn kleine Kinder mit Bauklötzen spielen oder mathematische Aufgaben zu lösen versuchen und wenn Erwachsene sich unter Streß mit etwas abmühen (Fokkema, zitiert in Brown & Gerberg 2005). Nehmen Sie sich einen Moment Zeit, stellen Sie sich vor, daß Sie sich große Mühe geben, etwas herauszufinden, und lauschen Sie dabei Ihrem Atem. Wahrscheinlich hören Sie dann im hinteren Bereich Ihrer Kehle ein Geräusch. Atmen gegen einen Widerstand ruft ein Gefühl der Ruhe, Wachheit und Aufmerksamkeit hervor.

Seufzen

Seufzer sind die natürliche Sprache des Herzens.
— Thomas Shadwell

Seufzer ertönen bei gesunder Lungenfunktion natürlicherweise mehrmals pro Stunde (Li et al. 2016) und werden mit Gefühlen der Traurigkeit, Müdigkeit, Erleichterung und sogar der Zufriedenheit assoziiert. Man kann Seufzer als Mittel zur Wiederherstellung des Zustandes der Regulation in Reaktion auf physiologische und psychische Anforderungen verstehen (Vlemincx, Van Diest & Van der Bergh 2012). Befindet sich jemand in einem aktivierten sympathischen Zustand, versetzt das Seufzen das ANS in den Zustand parasympathischer Balance zurück (Vlemincx, Taelman, Van Diest & Van der Bergh 2010). Ein Seufzer der Erleichterung löst also in Wahrheit Anspannung auf! Ich beobachte in meinen Therapiesitzungen, ob die Klienten seufzen, und unterbreche dann die Arbeit, um sie darauf hinzuweisen, wie ihr ANS eine Regulation zu erreichen versucht.

»Ihr Nervensystem wußte, was notwendig war. Deshalb werden wir einen Augenblick lang bei diesem regulierend wirkenden Seufzen bleiben.« Indem wir die Aufmerksamkeit auf die angeborene Weisheit des ANS richten, bestärken wir Klienten darin, Vertrauen zu den Bemühungen ihres Nervensystems zu entwickeln. Der Kontakt zu regulierend wirkenden Seufzern kann sie zu der Überzeugung bringen, daß ihr Körper nicht irreparabel geschädigt ist.

Seufzer treten spontan auf, können aber auch absichtlich hervorgerufen werden, weshalb die Praxis des Seufzens zu einer regulierend wirkenden Ressource werden kann. Wenn Klienten merken, daß sie sich einer sympathischen Aktivierung nähern, können sie ein beruhigendes Seufzen hervorbringen, was die Aktivierung oft augenblicklich auflöst und einen Seufzer der Erleichterung zur Folge hat. Befindet sich ein Klient im ventral-vagalen Zustand, können Sie ihm empfehlen, diesen Zustand zu genießen, indem er einen Seufzer der Zufriedenheit erzeugt. Seufzer sind normale Atemphänomene und somit für Klienten eine ungefährliche Möglichkeit, mit der Nutzung des Atems als Ressource zu experimentieren. Eine Warnung: Weil Menschen mit dem Seufzen eine negative Bedeutung verbinden und Sie Klienten beibringen wollen, das Seufzen als Ressource zu nutzen, sollten Sie dafür sorgen, daß sie den Menschen in ihrem Umfeld erklären, daß das Seufzen regulierend auf den autonomen Zustand wirkt.

Übung

Zwei Arten des Atmens im Wechsel

Diese Übung eignet sich für Klienten, die absichtlich zwischen einem »Atem der Furcht« und dem damit verbundenen raschen Anstieg der sympathischen Aktivierung und einem »Seufzer der Erleichterung« wechseln wollen, der sie in den Zustand ventral-vagaler Sicherheit zurückversetzt. Das ANS kann mit einer gewissen Flexibilität zwischen diesen beiden Zuständen wechseln. Aber viele Klienten werden durch habituelle, durch früh erlebte Bedrohungen entstandene autonome Reaktionsmuster beeinträchtigt, die den Wechsel in sympathisch vermittelte Schutzreaktionen leicht machen und die Rückkehr in einen ventral-vagal vermittelten Zustand der Sicherheit als unmöglich erscheinen lassen. Wenn Sie Klienten durch diese Übung geleiten, können sie die Lösung und Reaktivierung ihrer Vagusbremse sowie die Möglichkeit des gefahrlosen Übergangs vom einen in den anderen Zustand erleben.

- Der Atem der Furcht wird durch eine Schreckreaktion in Verbindung mit raschem, hörbarem Einatmen und oft einem kurzen Anhalten des Atems initiiert. Eine Hand bewegt sich zum Herzen, und die Schultern streben in angespannter Haltung nach oben. Das Gesicht erstarrt, und die Augen sind weit offen. Steht der Übende, verlagert sich sein Körpergewicht auf die Zehen, und im Stehen oder Sitzen überkommt ihn das Gefühl, die Energie bewege sich aufwärts, und er verliere den Kontakt zum Boden, was bei ihm die Empfindung, nicht geankert zu sein, hervorruft.
- Der folgende Seufzer der Erleichterung beginnt mit dem Ausstoßen der Atemluft in Form eines hörbaren, tiefen Seufzers, für den ein langes, langsames Ausatmen charakteristisch ist sowie eine Form des Widerstandes gegen das Ausatmen entweder durch eine Kontraktion im hinteren Bereich der Kehle oder durch leicht gespitzte Lippen. Dem folgt oft ein kurzer Atemstillstand. Die Hand bleibt auf dem Herzen, während sich die Schultern entspannen. Verbunden damit ist das Gefühl, daß sich das Gesicht insbesondere im Bereich der Augen entspannt. Steht der Klient, verlagert sich sein Körpergewicht wieder auf den ganzen Fuß, und sowohl im Stehen als auch im Sitzen kommt bei ihm das Gefühl auf, daß sich die Energie wieder abwärts bewegt und der Kontakt zur Erde wiederhergestellt wird.

Untersuchen Sie gemeinsam mit Ihrem Klienten dessen Reaktion. Befassen Sie sich dabei zuerst mit dem Erlebnis der Aktivierung und der vollständigen oder partiellen Wiederherstellung der Regulierung und anschließend mit der durch die Zustandsveränderungen entstandenen Erzählung. Wiederholtes Üben verbessert die Flexibilität beim Vollziehen des Wechsels vom einen Zustand in den anderen, und wenn Ihr Klient erlebt, daß er mit Zustandsveränderungen besser fertig wird, verändert sich auch seine Erzählung über Sicherheit.

ÜBUNG

Nutzung der Imagination zur Erforschung des Rhythmus beim Ein- und Ausatmen

Das Zwerchfell kontrahiert bei jedem Einatmen abwärts, wodurch die Lunge mehr Raum erhält, und entspannt sich bei jedem Ausatmen aufwärts, was den Ausstoß der Atemluft unterstützt. In jedem Atemzyklus verändert sich die Form des Zwerchfells von der eines Tellers zu der einer Kuppel. Wollen Sie mit dieser Metamorphose experimentieren, können Sie die Finger beider Hände so verzahnen, daß eine Kuppel entsteht. Strecken Sie dann beim Einatmen die Elbogen, bilden die Hände die Form eines Tellers. Senken Sie die Ellbogen beim Ausatmen wieder, wechseln die Hände erneut zur Form einer Kuppel. Wiederholen Sie dies über mehrere Atemzyklen, um ein Gefühl für diesen Rhythmus zu entwickeln.

Abgesehen von der Kontraktion und Entspannung des Zwerchfells bei jedem Atemzyklus wird dadurch auch die Vagusbremse sanft trainiert. Beim Einatmen löst sie sich, und die Herzfrequenz steigt leicht, weil ein stärkerer sympathischer Einfluß wirksam wird. Bei unvollständiger Lösung der Vagusbremse bleibt die Regulation aufrechterhalten. Dies verhindert, daß die Wirkung des SNS sich vollständig entfaltet und beim Klienten das Gefühl hervorgerufen wird, allein und von jedem Kontakt zu anderen abgeschnitten zu sein. Beim Ausatmen wird die Vagusbremse wieder vollständig aktiviert, der Herzschlag wird langsamer, und der parasympathische Einfluß, der soziale Verbundenheit fördert, wird verstärkt.

Die Übung regt Klienten dazu an, den Atemzyklus zu nutzen, um sich bei jedem Einatmen die subtile Empfindung des Erlebens von Unabhängigkeit zu vergegenwärtigen und sich bei jedem Ausatmen des Wechsels in die Verbundenheit mit anderen bewußt zu werden. Während die Vagusbremse effizient den Atemrhythmus steuert, können Klienten mit Wechseln zwischen dem Alleinsein des »ich« und der Verbundenheit des »wir« experimentieren.

Menschen erleben diese Übung sehr unterschiedlich. Bemühen Sie sich bei ihrer Vorstellung um ein geeignetes Maß an neuronaler Herausforderung. Die Wechsel zwischen innen und außen, zwischen den Empfindungen des Alleinseins und der Verbundenheit, sind für viele Klienten schwierig, und mit Hilfe der Übung können sie daran arbeiten, in beiden Zuständen Sicherheit zu finden und im Wechsel zwischen ihnen flexibler zu werden.

Manche Klienten verbinden das Einatmen und die Vorstellung, allein zu sein, mit einer Erzählung über Verlassenwerden und Isolation. Daß Alleinsein auch ein Gefühl der Sicherheit hervorrufen kann, ist vielen unbekannt. Allein zu sein kann nicht nur mit Einsamkeit assoziiert, sondern auch als geschützter Zustand erlebt werden. Helfen Sie Klienten, die mit der Vorstellung des Alleinseins Probleme haben, ein Bild des Alleinseins zu entwickeln, das nicht ihr überlebenssicherndes System aktiviert. Variieren Sie die Zeitspanne des Einatmens so, daß es hilft, die Vorstellung des Getrenntseins als Chance zur Erneuerung zu nutzen.

Für andere Klienten ist anfänglich das Gefühl, durch die Vorstellung des Ausatmens mit anderen verbunden zu sein, zu stark und fördert Mißtrauen sowie das

Gefühl, daß in Beziehungen Gefahr lauert und daß man ein Außenseiter ist. Bei solchen Klienten können Sie mit einer Skala der Verbundenheit experimentieren, an deren einem Ende die schlichte Wahrnehmung, daß andere in der Nähe sind, und an deren anderem Ende Freude an der Verbundenheit lokalisiert ist.

- Stellen Sie sich beim Einatmen den subtilen Einfluß sympathischer Energie vor, die Ihnen ermöglicht, sich als Einzelnen zu erleben. Spüren Sie, wie der Atem Ihren Körper füllt. Spüren Sie auch den leichten Anstieg der Mobilisierung beim Einströmen der Atemluft in die Lunge und wenn das Zwerchfell sich von einer Kuppel in einen Teller verwandelt. Folgen Sie Ihrer Inspiration, und erforschen Sie Ihr Alleinsein. Spüren Sie die sanfte Kraft des Einatmens, die Sie in einen Augenblick des »In-Sicherheit-Alleinseins« führt. Entdecken Sie die Grenze zwischen Alleinsein und Einsamkeit, den Bereich, in dem Sie die Regungen eines Ihnen vertrauten Schutzes vor Getrenntheit spüren, wo sich Ihre Neurozeption von Sicherheit in eine Neurozeption von Gefahr verwandelt. Würdigen Sie diesen Ort, und verweilen Sie in den Randbereichen der Sicherheit.
- Wenn beim Ausatmen Ihr ventral-vagales System stärkeren Einfluß gewinnt, wird die Bewegung aus dem »ich« in eine Empfindung des »wir« hinein, die sichere Verbundenheit mit anderen spürbar. Können Sie sich beim Ausatmen vorstellen, daß Sie synchron mit anderen Menschen atmen? Oder stellen Sie sich vor, daß Ihr Atem nur den Rand der Verbundenheit erreicht, also keine Verbindung herstellt, sondern kurz davor innehält. Vielleicht spüren Sie die Verflechtung Ihres Atems mit einem anderen Atemzug oder seine Verwobenheit mit vielen Atemzügen. Erforschen Sie die Randbereiche des Empfindens von Sicherheit in diesem Erlebnis. Atmen Sie nur so lange aus, wie Sie eine Neurozeption von Sicherheit erleben. Testen Sie bei jedem Ausatmen die Grenzen, und würdigen Sie Ihre Position im Spektrum der Verbundenheit.
- Fahren Sie mit dem Atmen fort, indem Sie jeweils beim Einatmen in den Zustand innerer Verbundenheit und des Einklangs mit sich selbst eintreten. Wechseln Sie beim Ausatmen in die Verbundenheit mit der äußeren Welt und die Harmonie mit anderen. Atmen Sie sich in Ihr Erleben als Individuum hinein. Und wechseln Sie beim Ausatmen erneut in das gemeinsame Erleben mit anderen. Erforschen Sie diese Wechsel, die mehrmals in der Minute stattfinden.

Das Verfolgen des Atemrhythmus erzeugt mit der Zeit ein Gefühl der Sicherheit und wirkt beruhigend, und die Wechsel zwischen den verschiedenen autonomen Zuständen und dem »ich und wir« werden allmählich leichter. Mit Hilfe dieser Übung atmen die Klienten den Anfang einer neuen Erzählung.

Weitere Möglichkeiten, den Atem zu nutzen

- **Einen Atemzug zeichnen:** *Box-Breathing,* auch *Vier-Quadrat-Atmen* genannt, ist eine einfache Atemübung, die Klienten oft beigebracht wird, wenn sie etwas brauchen, das ihnen hilft, besser mit ihrer Angst fertig zu werden. Dabei wird die Vorstellung, man zeichne ein Quadrat, mit dem Atmen verbunden: Das Zeichnen der ersten Seite des Quadrats entspricht dem Einatmen, die nächste Linie dem Ausatmen, so daß nach zwei kompletten Atemzügen ein vollständiges Quadrat entstanden ist. Atmen Sie bei dieser Übung jeweils über vier Zählzeiten ein und aus. Sobald Sie etwas erfahrener geworden sind, können Sie die Zeitspannen des Ein- und des Ausatmens verlängern. Die Übung verbindet die positiven Auswirkungen langsamen Atmens und gleichmäßigen Ein- und Ausatmens auf den Vagus. Sie können das Quadrat aber auch in ein Rechteck verwandeln und mit einer Verstärkung des ventral-vagalen Einflusses durch längeres Ausatmen oder des sympathischen Einflusses durch längeres Einatmen experimentieren.

- **Beim Atmen Blasen erzeugen:** Um einen Strom von Blasen erzeugen zu können, muß man tief einatmen und anschließend lange und langsam ausatmen. Führen Sie diese Übung zusammen mit anderen aus, und machen Sie sie zu einem spielerischen Erlebnis.

- **Ein Blasinstrument zu spielen** stärkt den Tonus des Vagus. Kazoos sind nicht teuer, und es macht Spaß, sie zu benutzen.

- **In die Aktivierung hinein atmen:** Manchmal ist es notwendig, dem autonomen Zustand mehr Energie zuzuführen. Atemübungen können dazu beitragen, vorsichtig die Vagusbremse zu lösen und dadurch Energie zu mobilisieren. Viele Arten von Atemtechniken wirken stimulierend, darunter der Feueratem und der Atem der Freude.

Die Atmung gibt Aufschluß über den autonomen Zustand eines Klienten. Zwischen der Frage »Wie atmen Sie?« und der Frage »Wo befinden Sie sich auf dem Spektrum autonomer Reaktionen?« besteht eine direkte Beziehung. Das Atmen ermöglicht, das Nervensystem direkt und schnell zu beeinflussen. Wenn Ihnen grundsätzlich klar ist, daß die Atmung autonome Regulation ermöglicht, können Sie Atemübungen in der Therapie kreativ nutzen und Ihre Klienten dazu bringen, auch zwischen den Sitzungen Atemübungen auszuführen. Wie wir atmen, sagt viel über den Zustand unseres Körpers und über die Erzählung, die wir leben.

Tonisieren des Nervensystems durch Empfangen und Senden von Klängen und Geräuschen

Die Welt ist nie still.

— Albert Camus

Laute zählen zu den Phänomenen, mit deren Hilfe sich das ANS ein Bild von der Umgebung macht. Unsere Vorfahren überlebten auch deshalb, weil sie Anzeichen für unerwartete Gefahren zumindest hören konnten. In der Entwicklungsgeschichte des ANS sind alte auditorische Erinnerungen erhalten geblieben.

Geräusche bergen Informationen, die für das Überleben wichtig sind, indem sie uns veranlassen, uns zu nähern oder zurückzuziehen. Babys hören schon im Uterus und können deshalb nach ihrer Geburt die Stimme ihrer Mutter erkennen. Weil das ANS auf verschiedene Eigenschaften von Klängen und Geräuschen reagiert, fördern Geräusche der Umgebung, in der wir wohnen, die Regeneration oder lösen überlebenssichernde Reaktionen aus. Wir sehnen uns nach einer vielfältigen Klangwelt, die das System für soziale Verbundenheit aktiviert.

Im Märchen *Rotkäppchen* der Gebrüder Grimm gibt es den berühmten Ausspruch »Großmutter, was hast du für große Ohren!« Der Wolf antwortet darauf: »Damit ich dich besser hören kann.« Doch nicht die Größe der Ohren ist entscheidend, wenn wir den Klang einer uns wohlgesonnenen von einer für uns gefährlichen Situation unterscheiden wollen. Vielmehr ermöglichen die Mittelohrmuskeln Säugetieren, diese Arten von Geräuschen zu unterscheiden. Im Laufe der Evolutionsgeschichte entwickelten sich die Wirbeltiere in einer bestimmten Zeit zu Säugetieren, und als ihr Kiefer ein Doppelgelenk ausbildete, lösten sich die drei für das Ohr von Säugetieren charakteristischen Knochen (Vögel und Reptilien haben nur einen Ohrknochen) vom Kiefer (Anthwal, Joshi & Tucker 2013). Das ermöglichte den Säugetieren, Geräusche zu hören, die ihnen vorher entgangen waren. Besonders wichtig ist aber, daß die menschliche Stimme die durch diese Entwicklung des Mittelohrs hörbar gewordenen Frequenzbereiche nutzt (Porges 2011a/2010b, Kap. 13, S. 257–264). Durch Geräusche erreichen uns Signale für Sicherheit und Gefahr. Wir reagieren darauf mittels »fest verdrahteter« neuronaler Pfade und über Pfade, die durch vorangegangene Erlebnisse geprägt wurden. Bestimmte Klangfrequenzen und Variationen der Tonhöhe rufen unterschiedliche autonome Zustände und emotionale Erlebnisse hervor (Porges 2010a/2010b, S. 257–264). Das ANS reagiert auf Geräusche niedriger Frequenzen (beispielsweise Donner oder das Brummen großer Lastwagen sowie auf die Laute von Raubtieren) und hoher Frequenzen (etwa die schrillen Schreie von Babys), die Schmerz und Gefahr signalisieren. Bei Geräuschen dieser Art geht die Neurozeption von Sicherheit verloren, und das ANS löst eine überlebenssichernde Reaktion aus.

Anzeichen für einen Zustand der Sicherheit zu hören und zu sehen sind keine voneinander völlig unabhängigen Erlebnisse. Der neuronale Pfad, der das Augenlid innerviert, ist auch für den Mittelohrmuskel zuständig, der uns ermöglicht, menschliche Stimmen zu hören (Porges 2011a/2010b). In Beziehungen – und das gilt auch für die Beziehung zwischen Therapeut und Klient – wird dem Blickkontakt große Bedeutung beigemessen, und wir werten die Fähigkeit, Blickkontakt zu halten, oft positiv, Unterbrechungen des Blickkontakts hingegen negativ. Der Polyvagal-Theorie zufolge geht es beim Aufrechterhalten und Unterbrechen des Blickkontakts um Zustandsregulation, mit deren Hilfe wir »genau den richtigen Punkt« auf unserer autonomen Landkarte zu finden versuchen. Wenn Menschen Blickkontakt nicht ertragen, ist der auditorische Pfad für sie manchmal die optimale Verbindungsmöglichkeit. Eine meiner Klientinnen, die meinen Blick und den Klang meiner Stimme nutzt, um sich sicher zu fühlen, weiß, daß sie wegschauen kann und daß meine Stimme sie dann trotzdem begleitet, bis sie bereit ist, mich wieder anzuschauen. Sie sagt, meine Stimme folge ihr in ihren Zustand der Getrenntheit und ermögliche ihr so die Rückkehr in die Verbundenheit. Klären Sie Klienten über die intuitive Weisheit ihres ANS bei der Regulierung der Verbundenheit auf, und verfolgen Sie dann mit ihnen gemeinsam ihre Erlebnisse der Regulation mittels Blick und Klang.

Der Klang von Sicherheit

Die Sprache ist der Spiegel der Seele.

— Publilius Syrus

Nach einer Gallup-Umfrage aus dem Jahr 2014 ist das »Simsen« bei Amerikanern, die noch keine 50 Jahre alt sind, die am weitesten verbreitete Kommunikationsform. In einer Umfrage des *Time*-Magazins über Mobilität im Jahr 2012, an der etwa 5000 Personen aller Altersgruppen und Einkommensschichten aus acht Ländern (den USA, Großbritannien, China, Indien, Süd-Korea, Südafrika, Indonesien und Brasilien) teilnahmen, erklärten 32 Prozent der Teilnehmer, sie würden eher per SMS als per Telefon kommunizieren, selbst wenn es um Menschen gehe, die sie sehr gut kennen. Unsere Handys helfen uns, Kontakte aufrechtzuerhalten, aber oft geschieht das in Form von SMS-Nachrichten.

Zu sprechen trainiert bestimmte Elemente des Systems für soziale Verbundenheit: den ventralen Vagus, weil man beim Sprechen die Atmung steuern muß, den Kehlkopf, der uns ermöglicht, Geräusche hervorzubringen, die auditorischen Nervenpfade, wenn wir den Klang der menschlichen Stimme hören, den fünften Kranialnerv (den Trigeminus-Nerv), wenn sich der Mund bewegt, um ein Geräusch oder einen Klang hervorzubringen, und den siebten Kranialnerv (den Gesichtsnerv), wenn unser Gesichtsausdruck unterstreicht, was wir sagen. Wenn wir heute immer häufiger mittels eMail und SMS kommunizieren, müssen wir darauf achten, das Sprechen nicht zu vernachlässigen. Die meisten von uns befinden sich den ganzen Tag über in einem inneren Selbstgespräch, das reich an auditorischem Inhalt ist (Scott, Yeung, Gick & Werker 2013), und es kommt auch keineswegs selten vor, daß wir laut mit uns selbst reden. Selbstgespräche trainieren die beim Sprechen aktiven Kranialnerven und ermöglichen uns außerdem, unsere Stimme zu hören und mit Tonhöhe und Prosodie zu experimentieren.

Gespräche ergänzen das bloße Sprechen um das Erleben von Reziprozität. Und Muster des Zuhörens und Antwortens trainieren unsere Vagusbremse. Gespräche unterliegen impliziten Turn-taking-Regeln, mit deren Hilfe Sprecher und Zuhörer Schweigepausen und Überschneidungen vermeiden und ein Timing entwickeln können, das einen Gesprächsfluß ermöglicht (Filippi 2016). Die Vagusbremse wird gelöst, wenn wir unserem Sprechen Energie zuführen, und sie tritt wieder in Funktion, wenn wir schweigen, um zuzuhören. Gelingt es nicht, ein Muster der Reziprozität zu entwickeln, ist oft die Mißachtung einer neuronalen Erwartung und eine Abkehr von der Verbundenheit die Folge (Porges [2017a/2017c] bezeichnet dies als *moment of biological rudeness*). Wird der bidirektionale Gesprächsfluß unterbrochen, ist die Bewegung zwischen inneren und äußeren Zuständen disharmonisch, und wir erleben auf autonomer Ebene eine Fehleinstimmung.

Viele Klienten leben sehr isoliert, und ihnen fehlen regelmäßige Gelegenheiten, mit anderen Menschen zu sprechen. Unzureichende soziale Bezüge sind nicht nur eine Gefahr, weil sie zu Einsamkeit und autonomem Unbehagen führen, sondern außerdem werden dadurch die Möglichkeiten, Gespräche zu führen, eingeschränkt. Solche Klienten haben wenig Gelegenheit, das neuronale Training zu erleben, das bei einem Gespräch stattfindet: das Training der Vagusbremse, das Registrieren von *»moments of biological rudeness«* und die Realisierung einer Wiederherstellung – kurz: den Rhythmus von Ebbe und Flut der Reziprozität. Wenn in einer Therapiesitzung ein Gespräch die Reziprozität fördert, erhält der Klient Gelegenheit, sich im sprachlichen Austausch zu üben und mit Hilfe der Sprache eine sichere Verbindung aufzubauen.

Wie können Therapeuten mit ihren Klienten zusammen erforschen, wie sie Geräusche produzieren und selbst Geräusche aufnehmen? Die Polyvagal-Theorie verweist uns auf die Bedeutung der Prosodie – der Musik der Stimme. Die Tonhöhe der Stimme gibt sehr genau Aufschluß über den emotionalen Zustand eines Menschen (Belyk & Brown 2016). Eine monotone, zu schrille oder zu tiefe Stimme versetzt das Nervensystem in einen Zustand der Wachsamkeit gegenüber Gefahren, wohingegen stimmliche Äußerungen in moderaten klanglichen und rhythmischen Mustern Zuhörer zur Teilhabe an einer sicheren Verbindung einladen. Die Prosodie kommuniziert, was den Worten zugrunde liegt – die Absicht des Sprechers. Wissen über den autonomen Zustand, das Hören von unter den Worten verborgenen Gefahrensignalen, während den Betroffenen gesagt wird, was sie empfänden, sei nicht das, was tatsächlich geschehe, ist eine Erfahrung, die vielen Klienten bekannt sein dürfte. Tatsächlich können Menschen ein großes Spektrum stimmlich zum Ausdruck kommender Emotionen erkennen, selbst wenn die Worte, die gesprochen werden, den tatsächlichen Emotionen nicht entsprechen (Belyk & Brown 2016).

ÜBUNG

Mit der Prosodie spielen

- Stellen Sie mit Klienten eine Liste von Wörtern zusammen, die ihre drei autonomen Zustände aktivieren, und experimentieren Sie damit, diese Wörter in unterschiedlichen Stimmlagen auszusprechen. Achten Sie auf Nuancen bei den Reaktionen auf die verschiedenen Versionen. Verändert sich die autonome Reaktion? Verändert sich die psychologische Erzählung, wenn sich der autonome Zustand verändert?

- Experimentieren Sie als nächstes mit Aussagen, die Sie mit verschiedenen Stimmcharakteristiken aussprechen. »Mir geht es gut« oder »Das spielt für mich keine Rolle« sind viel gehörte Äußerungen, die Sie hierfür benutzen können. Bitten Sie Ihre Klienten, weitere Aussagen dieser Art zu nennen, die ihnen aus ihrem Alltag vertraut sind. Sprechen Sie diese Aussagen in Gegenwart der Klienten mit verschiedenen stimmlichen Charakteristika aus, und lassen Sie die Klienten darüber urteilen, wie sich die Prosodie nach ihrer Meinung jeweils auf die Glaubwürdigkeit der Aussage auswirkt. Welche autonome Botschaft empfangen sie jeweils? Lassen Sie die Klienten die Aussagen auch selbst in verschiedenen Tonlagen sprechen. Wie fällt ihre autonome Reaktion aus, wenn sie selbst ihre Prosodie verändern?

- Stellen Sie mit Klienten eine Liste gebräuchlicher Wörter zusammen, die bei ihnen voraussehbar überlebenssichernde autonome Zustände hervorrufen – ihre sprachlichen Trigger. Klienten stellen häufig fest, daß ein bestimmtes Wort eine sympathische oder dorsal-vagale Aktivierung auslöst. Solche Wörter sind bei ihnen aufgrund bestimmter Erlebnisse mit Gefahr oder Lebensgefahr assoziiert und initiieren deshalb jetzt voraussehbar eine Bewegung in eine autonome Schutzreaktion hinein. Klienten sollten ihre eigenen sprachlichen Trigger kennen. Beispielsweise fiel einem meiner Klienten eine sofortige dorsal-vagale Reaktion auf das Wort *verlassen* und eine ventral-vagale Reaktion auf den Ausdruck *eine Pause machen* auf. Bitten Sie die Klienten, Ihnen Wörter zu nennen, die bei bestimmten für sie wichtigen Menschen als Trigger fungieren, und empfehlen Sie ihnen dann, in ihren täglichen Gesprächen statt dessen andere Wörter zu benutzen.

- Stellen Sie mit Klienten eine Liste von Wörtern zusammen, welche die Energie des ventralen Vagus aktivieren. Diese Wörter können als autonome Ressourcen fungieren, mit deren Hilfe die Klienten außerhalb der Therapiesitzungen entweder in den ventral-vagalen Zustand zurückkehren oder das Bestehen des ventral-vagalen Zustandes würdigen können. Sie können sich diese Wörter entweder innerlich vorstellen oder sie aussprechen. Nutzen Sie die Wörterliste, die ein Klient für den ventral-vagalen Zustand zusammengestellt hat, um in Therapiesitzungen Wechsel zwischen verschiedenen autonomen Zuständen zu unterstützen. Am Ende einer Sitzung kann durch den Austausch eines Wortes mit ventral-vagaler Qualität die Reziprozität verstärkt und so ein Abschluß ermöglicht werden, bei dem sich autonome Zustände beider Beteiligter im Einklang befinden.

ÜBUNG

Durch nonverbalen stimmlichen Ausdruck (*vocal bursts*) in Verbindung treten

Die Stimme übermittelt vielfältige Informationen. Nonverbale stimmliche Äußerungen (*vocal bursts*) sind die Klänge und Geräusche, die wir beim Sprechen ständig produzieren und die nonverbal Emotionen zum Ausdruck bringen. Unwillkürliches Stöhnen oder Seufzen und Äußerungen wie »Ahhh«, »Mmm«, »Ohhh« und »Hmmpf« sind Beispiele hierfür. Untersuchungen haben ergeben, daß Zuhörer bei solchen Äußerungen die Emotion des »Sprechers« korrekt und erstaunlich genau erkennen (Schröder 2003; Simon-Thomas, Keitner, Sauter, Sinicropi-Yao & Abramson 2009) und daß nonverbale vokale Äußerungen dieser Art unabhängig von der Muttersprache der Zuhörer und unabhängig von deren Spezies (Farago et al., wie zitiert in Belyk & Brown 2016) von diesen verstanden werden (Laukka et al., wie zitiert in Belyk & Brown 2016). Simon-Thomas et al. (2009) beschäftigten sich mit einer Anzahl von Studien, aus denen sie resümierten, daß die menschliche Stimme mindestens 14 emotionale Zustände kommunizieren kann, ohne Wörter zu benutzen. Nicht selten wissen Therapeuten einen Augenblick lang nicht, was sie sagen sollen, oder sie sorgen sich, sie könnten das Falsche sagen. Wenn Ihnen nicht die richtigen Worte einfallen und Sie statt dessen eine nonverbale vokale Äußerung zulassen, fängt Ihr Klient Ihre emotionale Intention mit hoher Wahrscheinlichkeit richtig auf.

Nonverbale vokale Äußerungen kommen in unserer Alltagskommunikation häufig vor und kommunizieren sowohl den autonomen Zustand als auch die emotionale Verfassung. Richten Sie die Aufmerksamkeit auf diese nichtsprachlichen Signale für Sicherheit und Gefahr, die automatisch empfangen werden und absichtlich gesendet werden können.

- Laden Sie Klienten ein, mit dem Senden und Empfangen nonverbaler sprachlicher Äußerungen zu experimentieren. Ermöglichen Sie ihnen, diese Variante der Kommunikation aus beiden Perspektiven kennenzulernen. Wie fällt ihre autonome Reaktion aus? Wie lautet ihre Erzählung?

- Achten Sie darauf, daß Klienten mit dem gesamten Spektrum nonverbaler stimmlicher Äußerungen experimentieren – mit Geräuschen, die ein Signal der Verbundenheit aussenden, und mit solchen, die übermitteln, daß Schutz erforderlich ist.

- Lassen Sie Klienten dies zunächst ohne Blickkontakt ausprobieren, so daß sie sich nur mit dem Geräusch beschäftigen können, und lassen Sie sie später den Blickkontakt einbeziehen, um das Geräusch durch visuelle Signale zu ergänzen. Was verändert sich dadurch?
- Verfolgen Sie das Geschehen während einer Therapiesitzung, und halten Sie inne und registrieren eventuell vorkommende nonverbale stimmliche Äußerungen. Welche Emotion übermittelt ein Geräusch? Wie verändert sich in Reaktion auf das Geräusch der autonome Zustand?

Andere Geräusche und Klänge

Jeder Mensch scheint summen zu können, und obwohl keine Untersuchungen vorliegen, die dies bestätigen, behauptet eine große Zahl von Menschen von sich, sie fühlten sich glücklich, wenn sie summten. Sogar Menschen, die nicht singen können, summen, ohne sich deswegen zu schämen. Summen stärkt den ventral-vagalen Tonus. Ich habe festgestellt, daß Klienten, wenn ich sie zum Summen auffordere, meist lächeln und positiv reagieren.

Vielen Menschen fällt das Singen viel schwerer als das Summen. Singen ist eine Form gelenkten Atmens, die den Kehlkopf, die Lunge, das Herz und die Gesichtsmuskeln trainiert, wozu eine bewußte Kontrolle der Atmung und eine Haltungsveränderung erforderlich sind – und all dies stärkt den Tonus des ventral-vagalen Systems. Beim Singen in einer Gruppe kommt noch das Erlebnis der Reziprozität hinzu. Die Synchronisierung des Atmens, zu der es beim gemeinsamen Singen in einer Gruppe kommt, verstärkt nachweislich die Herzratenvariabilität (HRV), einen Marker für den Tonus des Vagus (Vickhoff et al. 2013).

Chanting (Singen vieler Silben auf einen einzelnen Ton) verbindet Klang, Atmung und Rhythmus. Außerdem verstärkt es die Atemkontrolle und beinhaltet eine Verlängerung des Ausatmens. Untersuchungen haben gezeigt, daß Chanting Angst und Depression verringert, die Ausschüttung von Streßhormonen unterbindet und die Immunfunktion stärkt. Kalyani und Kollegen (2011) fanden heraus, daß beim Singen von »OM« (im Gegensatz zum Singen von »sssss«) eine Deaktivierung der limbischen Region eintritt, die derjenigen ähnelt, die bei Untersuchungen der Stimulation des Vagusnervs beobachtet wurde, und sie schlossen, daß die Empfindung der Vibration im Umfeld der Ohren beim Singen von »OM« den Vagus wahrscheinlich über die Nervenpfade im Bereich des Ohrs aktiviert.

Aufgrund der Entwicklung des für Säugetiere typischen Mittelohrs vor Millionen von Jahren können wir mittels vielfältiger auditorischer Signale zur Welt in Kontakt treten. Geräusche und Klänge umgeben uns überall, signalisieren Gefahr oder laden uns zur Kontaktaufnahme ein. Das ANS ist darauf programmiert, bestimmte Frequenzen zu hören, die Sicherheit signalisieren, und bestimmte andere, die auf Gefahr aufmerksam machen. Unser Erleben von Sicherheit, Gefahr und Lebensgefahr wird sehr stark durch unsere autonomen Reaktionen auf Geräusche beeinflußt.

KAPITEL 12

Regulation mit Hilfe des Körpers

Während Leonardo da Vinci die Mona Lisa malte und Kopernikus die Sonne zum Zentrum des Universums machte, definierte Descartes, der wie die alten griechischen Philosophen von der Getrenntheit von Geist und Materie überzeugt war, den Dualismus. Der von Descartes propagierte Dualismus hat dazu geführt, daß es heute einerseits Ärzte gibt, die den Körper behandeln, und andererseits Therapeuten, die sich mit dem Geist befassen. Diesem biomedizinischen Modell haben wir eine Fülle medizinischen Wissens und viele Techniken zur Behandlung von Krankheiten zu verdanken, aber es hat auch unser Verständnis der Bedeutung des Geistes für die Erhaltung der Gesundheit eingeschränkt (Mehta 2011). Bis vor kurzem konzentrierte sich die Psychotherapie auf den Geist und billigte dem Körper bestenfalls eine Nebenrolle zu. Van der Kolk (2014/2015) hat darauf hingewiesen, daß die Verbindung zwischen Körper und Geist zwar in der Vergangenheit von der westlichen Wissenschaft als irrelevant abgetan worden sei, ein neues Verständnis dieser Verbindung aber heutzutage zweifellos tiefreichende Auswirkungen auf neuartige Methoden der Traumabehandlung hat. Therapeuten wird allmählich klar, daß eine wirksame Therapie den Körper einbeziehen muß. Körperorientierte Psychotherapien basieren auf der Überzeugung, daß die Beziehung eines Klienten zu sich selbst und zu anderen Menschen und seine Bewegung in der Welt ihrem Wesen nach Geist-Körper-Erlebnisse sind (Bloch-Atefi & Smith 2014). Das gesamte Spektrum der Erlebensmodi vom Trauma bis zur Freude manifestiert sich im Körper, und das ANS liefert zu diesen Vorgängen die Erzählung.

Berührung

Zu berühren kann Leben schenken.

— Michelangelo

Seit den Anfängen der Psychotherapie gibt es unter deren Vertretern Meinungsverschiedenheiten darüber, ob es zulässig und ratsam sei, Klienten bei der therapeutischen Arbeit zu berühren. Freud befürwortete dies zuerst und nahm später grundsätzlich davon Abstand. Ferenczi und Reich, Zeitgenossen Freuds, sahen die Einbeziehung des Körpers in die Therapie als unverzichtbar für die Heilung und waren deshalb Befürworter von Berührungen bei der psychotherapeutischen Arbeit. Heute wird Berührung als Medium therapeutischer Interventionen nicht generell gut geheißen, und oft wird sogar grundsätzlich davor gewarnt (McRae 2009). Zwar können Berührungen für die Heilung genutzt werden, doch viele Klienten haben schädigende Berührungen erlebt, und nicht selten sind ihnen Berührungen ohne sexuelle Konnotation völlig unbekannt. Im übrigen kann die Nutzung von Berührungen in der therapeutischen Beziehung sowohl für Therapeuten als auch für Klienten verwirrend sein.

Andere Menschen zu berühren ist eine der grundlegenden Arten zu kommunizieren. Menschen, die eng zusammengearbeitet haben, überlebten aufgrund dessen und waren erfolgreich; und körperlicher Kontakt könnte zu diesen Erfolgen entscheidend beigetragen haben (McGlone, zitiert in Denworth 2015). Die Fähigkeit, Berührungen zu empfinden, bildet sich schon im Uterus heraus, und ihre Entwicklung ist zum Zeitpunkt der Geburt unter allen Sinnesfähigkeiten am weitesten fortgeschritten. Die Haut, das größte Organ des Menschen, spielt bei unserer Entwicklung eine sehr wichtige Rolle. Frühe Berührungserlebnisse wirken sich auf das Leben von Erwachsenen entscheidend aus (Gallace & Spence 2010).

Neue wissenschaftliche Erkenntnisse über die Bedeutung von Berührungen nehmen in letzter Zeit deutlich zu. Berührung aktiviert, moduliert und kommuniziert Emotionen (Gallace & Spence 2010). Wenn während des von Tronick entwickelten *Still-face*-Experiments die Mutter ihr Kind länger berührte, wurde die physiologische Wirkung ihres starren Gesichtsausdrucks, die Experimentalbedingung, dadurch abgemildert (Feldman, Singer & Zagoory 2010). In einer Studie aus dem Jahr 2009 erlebten Erwachsene, die eine mäßig tiefe Massage erhielten, einen Wechsel von einem Zustand der Aktivierung ihres SNS zu vagaler Aktivität, wohingegen eine sehr leichte Massage einen Anstieg der SNS-

Reaktion zur Folge hatte (Diego & Field 2009). Berührung regt das ANS an, und durch Stimulation des Vagus lassen sich Depression, Schmerz und Streß verringern und die Aktivitäten der Immunfunktion verstärken (Diego & Field 2009).

Doidge (2015/2015) schreibt über Feldenkrais: »Berührungen waren für ihn immer wichtig, weil er glaubte, daß die Verbindung des eigenen Nervensystems mit dem eines anderen *ein* System zur Folge hatte, ›ein Gemeinsames, … eine neue Einheit‹« (dt. Ausg. S. 230). Der Akt des Berührens übermittelt der berührten Person (dem Klienten) Informationen über die Verfassung der berührenden Person (über den Therapeuten). Berührung kann Präsenz und Empathie übermitteln (Connor & Howett, zitiert in Papathanassoglou & Mpouzika 2012). Viele Klienten leiden unter einem Mangel an zwischenmenschlicher Berührung und an »Berührungshunger«, wie Tiffany Field, Leiterin des Touch Research Institute der University of Miami School of Medicine es nennt (Field 2014). Weil die Mahnung, in der Psychotherapie von Berührungen grundsätzlich abzusehen, so allgegenwärtig ist, fühlen sich Klienten manchmal wie »Unberührbare«. Welche Wirkung könnte dies auf den autonomen Zustand und die ihn begleitende Erzählung haben?

Über Berührung zu sprechen und Klienten über ihre Wirkung im Sinne der Polyvagal-Theorie zu informieren ist eine unschädliche Möglichkeit, diese Dimension in den Therapieprozeß einzubeziehen und den Klienten zu helfen, sich mit der regulierenden Wirkung freundlich gemeinter Berührung zu befassen. Indem sie sich noch einmal ihr autonomes Mapping vergegenwärtigen, können sie herausfinden, welche Arten von Berührung ventral-vagale Wärme, sympathischen Disstress und dorsal-vagale Betäubung hervorrufen. Indem man sich die autonomen Reaktionen auf Berührung unabhängig von den Elementen der Erzählung anschaut, kann man das Erleben von Berührung als physiologisches Ereignis erforschen und seine Position auf einer von Disstress bis Behagen reichenden Skala einschätzen. Von der alles umgebenden Erzählung befreit, entwickeln die Klienten eine neue Beziehung zur Berührung. Sie können dann die mit ihren Berührungserlebnissen verbundenen autonomen Signale für Sicherheit und Gefahr erkennen. Sie können auf frühere Berührungserlebnisse zurückblicken und ihre autonomen Reaktionen der Verbundenheit oder Schutzsuche identifizieren und anschließend ihre psychologische Erzählung umschreiben.

Auf der ganzen Welt treten Menschen physisch in Kontakt, um einander zu begrüßen. Dies kann in Form von Berührungen von Stirn zu Stirn, Reiben der Nasen aneinander, Küssen auf beide Wangen und Händeschütteln zum Ausdruck kommen. Händeschütteln ist eine uralte Sitte, die schon auf alten griechischen Reliefs dargestellt wird, in Homers Werken *Ilias* und *Odyssee* erwähnt wird und auf römischen Münzen abgebildet ist. Durch Handschlag treten wir in eine reziproke Beziehung. Händeschütteln zu Beginn einer sozialen Interaktion stärkt das Vertrauen zwischen den Beteiligten, aktiviert bei ihnen die positive Bewertung von Kompetenz und Vertrauenswürdigkeit und verringert ihr Vermeidungsverhalten (Dolcos, Sung, Argo, Flor-Henry & Dolcos 2012).

Klienten mit Handschlag zu begrüßen übermittelt ihrem Nervensystem Signale der Sicherheit und erzeugt eine ventral-vagale Bereitschaft, sich auf die therapeutische Allianz einzulassen. Wird die Sitzung später mit einem Händedruck beendet, bestärkt das die Verbindung zum Therapeuten. Die alltägliche Gewohnheit, Verbundenheit und Entschlossenheit durch einen Händedruck zu bekräftigen, ruft eine autonome Reaktion hervor und ermöglicht Ihnen, offen und unkompliziert mittels Berührung mit Klienten zu kommunizieren und ihnen zu helfen, sich ihre autonome Reaktion zu vergegenwärtigen. Man kann Berührung aus dem impliziten Erleben von Neurozeption in das explizite Gewahrsein bringen, indem man dem Erleben von Berührung Aufmerksamkeit schenkt, Reaktionen durch die Hierarchie autonomer Zustände verfolgt und ein explizites Gespräch führt.

Fühlt sich ein Therapeut bei Berührungen unwohl, kann er diese bei seiner Arbeit mit Klienten nicht konstruktiv nutzen. Viele Therapeuten scheuen sich ebenso wie viele Klienten davor, über Berührungen zu reden, obwohl aufgrund eines solchen Gesprächs das Erleben freundlicher zwischenmenschlicher Berührungen als normaler erscheinen würde. Wenn Sie sich zu einem Gespräch über Berührung nicht in der Lage sehen, sagt das Ihren Klienten allerdings ebensoviel, wie wenn Sie mit ihnen ein Gespräch über Berührung führen. Eine Vereinbarung über Berührungen zu treffen ist ein Prozeß, der im Laufe einer Therapie Form annimmt.

Berührung aus der Perspektive der autonomen Zustände zu betrachten und sie in diesem Rahmen zu verstehen, ergänzt das starke Erlebnis von Verbundenheit durch physischen Kontakt um ein Gefühl von Sicherheit.

Wenn Therapeuten und Klienten sich vom Mapping der autonomen Zustände leiten lassen, können sie eine die Situation des ANS berücksichtigende Vereinbarung über Berührungen entwickeln. Solch eine Übereinkunft ermöglicht, sich mit Reaktionen auf Berührungen zu beschäftigen, das physiologische Erleben von Berührungen von der psychologischen Erzählung zu trennen und kleine Experimente mit verschiedenen Arten zwischenmenschlicher Berührung zu initiieren. Ist die Vereinbarung über Berührungen erforscht, haben Therapeut und Klient gemeinsam die co-regulativen Eigenschaften verschiedener Berührungsarten untersucht, und ihnen ist klar, wann es besser ist, Berührungen einzubeziehen, und wann man sie eher vermeiden sollte. Andere Menschen zu berühren ist eine sehr effektive Art zu kommunizieren, wenn es um die Übermittlung einer bestimmten Botschaft geht und wenn sie regelmäßig von Menschen praktiziert wird, die sich sowohl über die Art als auch über die Bedeutung der jeweiligen Berührung im klaren und einig sind (Bezemer & Kress 2014). Diese Aspekte sollten Sie im Blick behalten, wenn Sie mit Ihren Klienten über Berührungen sprechen und Einvernehmen darüber entwickeln, ob, wann und wie in Ihrer Beziehung Berührung als co-regulative Ressource zulässig und sinnvoll ist. Welche Art von Berührung ist als Regulator wirksam? Und bei welchen Arten von Berührung ist voraussehbar, daß sie dysregulativ wirken werden? Wann könnte Regulierung mittels Berührung in einer Therapiesitzung nützlich sein? Diese Fragen sind bei jedem Klienten anders zu beantworten. Der eine will an der Schulter berührt werden, ein anderer hingegen an der Hand. Manche Klienten wünschen sich, berührt zu werden, wenn sie eine dorsal-vagale Bewegung in Richtung Dissoziation bemerken. Viele Klienten im Zustand sympathischer Aktivierung wollen sicher sein, daß ihr Therapeut Distanz zu ihnen wahrt. Neben dem Berühren einer Hand, eines Arms, eines Knies oder einer Schulter kann man auch eine Hand auf den mittleren Bereich des Rückens eines Klienten legen. Dadurch wird oft ventral-vagale Energie aktiviert, und im übrigen befindet sich in diesem Körperbereich das *Herz-Chakra*. Indem Sie verbal ankündigen, was Sie tun werden – »Ich lege meine Hand jetzt auf die Mitte Ihres Rückens, um Ihren ventralen Vagus zur Aktivität anzuregen: Spüren Sie, wie diese regulierende Energie allmählich zurückkehrt« –, lenken Sie die Aufmerksamkeit des Klienten auf die regulierende Wirkung des ventralen Vagus, und erinnern ihn so an die Ressource in seinem Inneren. Er spürt dann nicht nur die Sicherheit ausstrahlende Berührung Ihrer Hand und eine Verstärkung regulierend wirkender Energie, sondern weil Sie in sehr geringem Abstand zu ihm sitzen, erlebt er zusätzlich ein Gefühl physischer Wärme, das viele Klienten ähnlich wie eine Sicherheit gebende interpersonale Berührung erleben.

Sowohl als Alternative zu Berührung, die nicht möglich oder erwünscht ist, als auch als Ergänzung zu interpersonaler Berührung sind Selbstberührungen von Klienten und das Spiegeln derselben durch den Therapeuten zwei wirksame Interventionsmöglichkeiten. Ihr Klient kann die im folgenden beschriebenen Gesten ausführen, und Sie können diese als Therapeut falls gewünscht nachahmen. Die Benennung des angestrebten autonomen Resultats erinnert den

Klienten daran, daß sein Nervensystem eine biologische Ressource ist, die im Dienste der Regulation aktiviert werden kann.

- Legen Sie eine Hand oder beide Hände über Ihr Herz, also dorthin, wo die Vagusbremse wirkt.
- Legen Sie eine Hand seitlich auf Ihr Gesicht und die andere auf Ihr Herz, als Erinnerung an die Macht der Verbindung zwischen Gesicht und Herz.
- Legen Sie eine Hand oder beide Hände an die Schädelbasis, dorthin, wo der Vagusnerv aus dem Schädel austritt, oder eine Hand an die Schädelbasis und die andere auf Ihr Herz oder seitlich auf Ihr Gesicht, um zu den vagalen Wurzeln des umfassenderen ventral-vagalen Systems in Kontakt zu treten.
- Bedecken Sie Ihre Augen (wie beschrieben in Doidge 2015, dt. S. 209), indem Sie die Finger auf die Stirn legen, die Handflächen über die Augen halten, ohne diese zu berühren, und parasympathische Energie verströmen lassen. Spüren Sie die Wärme im Umfeld der Augen und die Belebung Ihres Systems für soziale Verbundenheit.
- Schließlich ist auch noch zu bedenken, daß Berührungserlebnisse als taktile Erinnerungen im Gehirn gespeichert werden, die wir jederzeit abrufen können (Charité – Universitätsmedizin Berlin 2011). Helfen Sie Ihren Klienten, nach positiven Berührungserinnerungen zu suchen. Und denken Sie stets daran, daß Berührung durch konkretes Berühren als Ressource zum Leben erweckt wird.

Bewegung

Auch ich tanze den Rhythmus
dieser Welt in Bewegung.

— RUMI

Schon vor der Geburt, wenn wir uns noch sicher im Körper unserer Mutter befinden, ist Bewegung lebenswichtig. Wir erleben uns auch dann schon als Wesen in Bewegung, und dieses Erlebnis begleitet uns durch unser ganzes Leben. Das ANS reagiert auf Körperbewegungen und Haltungsveränderungen, um die innere Umgebung stabil zu erhalten und Interaktionen mit der Außenwelt zu fördern. Barorezeptoren – Sensoren, die sich in den Blutgefäßen befinden – reagieren blitzschnell auf Veränderungen der Körperhaltung und erhöhen oder senken die Herzfrequenz mit Hilfe der Vagusbremse. Absichtliche Veränderungen der Körperhaltung ermöglichen, den autonomen Zustand zu beeinflussen. Haltungsveränderungen vermitteln ein Gefühl der Aktivierung, weil die Vagusbremse dabei entspannt ist, gefolgt von einem Gefühl der Ruhe, sobald die Vagusbremse wieder in Aktion tritt (Porges & Carter 2017). Veränderungen der Körperhaltung (ob durch Wechsel zum Liegen, Sitzen, Stehen, Sich-Drehen, Wiegen oder Anlehnen) beeinflussen den autonomen Tonus.

Eine Möglichkeit, Bewegungen zur Beeinflussung des ANS zu nutzen, bietet die Arbeit mit einem Therapieball. Das Sitzen auf solch einem Ball erfordert die ständige Ausführung von Mikro-Bewegungen. Bei zum Kollabieren neigenden Klienten bewirkt die Notwendigkeit, ständig kleine Bewegungen auszuführen, um nicht vom Ball zu fallen, daß die im System aktive Energie ausreicht, um den dorsal-vagalen Shutdown zu vermeiden, und daß der Klient aufgrund dessen besser präsent bleiben kann. Zu sympathischer Aktivierung neigende Klienten erhalten aufgrund der Notwendigkeit, die Intensität ihrer Bewegungen ständig anzupassen, um auf dem Ball sitzen bleiben zu können, auf natürliche Weise die Möglichkeit, ihre Vagusbremse aktiv zu halten.

In einer Untersuchung der University of Rochester School of Nursing reagierten demente Bewohner von Pflegeheimen positiv auf die Nutzung eines Schaukelstuhls. Sie wirkte sich unter anderem in Form einer Verringerung des Medikamentenbedarfs, einer Verbesserung des Gleichgewichtssinns und seltenerer Anzeichen für Angst, Depression und Streß aus (Watson, Wells & Cox 1998). Die erwähnten Auswirkungen waren ein Resultat der ANS-Regulation. Die Polyvagal-Theorie erklärt die Wirkung des Schaukelns, indem sie daran erinnert, daß »das Wiegen [Schaukeln] einen direkten und effizienten Einfluß auf den Vagus ausübt« (Porges 2011a/2010b, dt. S. 198). Ein Schaukelstuhl im Behandlungsraum kann Klienten helfen, sich in den Zustand der Regulation »hinein zu bewegen«.

Die Ränder erforschen

Annäherungsbewegungen und rezeptive Handgesten fördern eine positive Einstellung gegenüber anderen Menschen (Koch, zitiert in Fuchs & Koch 2014). Bezogen auf das ANS können wir dies als Aktivierung einer ventral-vagalen Öffnung für Verbundenheit verstehen. Bewegungen mit sanften Übergängen fördern die Offenheit gegenüber der Umgebung (Fuchs & Koch 2014), was ebenfalls einer ventral-vagalen Reaktion entspricht. Menschen, die in zusammengesunkener

Haltung dasitzen, erinnern sich stärker an negative Ereignisse, wohingegen Menschen, die aufrecht sitzen, sich häufiger an positive Ereignisse erinnern (Riskind, zitiert in Fuchs & Koch 2014). Dies könnte teilweise mit dem autonomen Tonus zusammenhängen. Ist die Bewegung gehemmt – was bezogen auf das ANS in der Regel zu einer sympathischen oder dorsal-vagalen Aktivierung führt –, werden Erleben und Verarbeitung von Emotionen ebenfalls beeinträchtigt (Fuchs & Koch 2014).

Das ANS ist ein System der Bewegungen. In der im folgenden beschriebenen Drei-Bewegungen-Übung erforschen die Klienten mit Hilfe von Bewegungen nach innen, nach außen und zum Zentrum hin die Grenzen zwischen den autonomen Zuständen und trainieren ihre Vagusbremse.

ÜBUNG

Drei Bewegungen

- Beginnen Sie im »Zentrum«. Fordern Sie den Klienten auf, eine Haltung einzunehmen, die ihm das Gefühl vermittelt, in der ventral-vagalen Regulation geankert zu sein. Lassen Sie ihn anschließend beginnen, sich langsam nach innen zu bewegen, indem er den Kopf senkt, sich vorbeugt und Arme und Beine anzieht, während er seinen autonomen Zustand genau beobachtet. Bitten Sie den Klienten, subtile Veränderungen zu verfolgen und Ihnen zu berichten, was er bei jeder Veränderung erlebt. Im Extremfall kann diese Bewegung zur Fötushaltung führen, die oft mit einem dorsal-vagalen Kollaps einhergeht. Lassen Sie den Klienten nur bis zum Rand der Sicherheit vordringen, bis zu dem Punkt, wo der Zustand nicht mehr nährend, sondern erschöpfend wirkt. Ist dieser Punkt erreicht, kann die Vagusbremse nicht mehr effektiv wirken. Bringen Sie den Klienten dann dazu, seinen Körper allmählich wieder zu »entfalten«, wodurch er ins Zentrum zurückkehrt. Dabei sollte er auf die mit Veränderungen der Körperhaltung verbundenen leichten Zustandsveränderungen achten.
- Regen Sie den Klienten dazu an, zu seinem ventral-vagalen Anker in Kontakt zu treten und wieder im Zentrum zu ruhen.
- Fordern Sie den Klienten anschließend auf, sich allmählich wieder nach außen zu bewegen, die Arme nach oben und außen zu strecken, das Kinn in Richtung

Himmel zu bewegen, den Rücken zu wölben und bei alldem Veränderungen seines autonomen Zustandes genau zu verfolgen. Im Extremfall ruft diese Bewegung Gefühle der Unsicherheit hervor, die mit Verletzlichkeit einhergehen, weil Brust und Kehle ungeschützt sind. Doch bevor dieser Zustand erreicht wird, vermittelt das Sichausstrecken ein Gefühl der Belebung sowie der Entschlossenheit und Freude. Empfehlen Sie dem Klienten, diese subtilen Veränderungen zu verfolgen und zu beschreiben, was er erlebt, wobei er auch in diesem Fall vor Erreichen des Randbereichs der Sicherheit innehalten soll. Wird dieser Punkt überschritten, kann die Vagusbremse den regulierten Zustand des Systems nicht mehr aufrechterhalten, und die Situation wirkt nicht mehr energetisierend, sondern überwältigend. Fordern Sie den Klienten in solch einem Fall auf, sich vom Zustand maximaler Ausdehnung allmählich wieder in Richtung Zentrum zu bewegen und dabei über die subtilen Veränderungen bei jeder kleinen Bewegung zu berichten.

Zwischen einer zentrierten, einer nach innen gerichteten und einer nach außen orientierten Haltung zu wechseln ermöglicht, auf natürliche Weise die Vagusbremse zu trainieren. Klienten können dabei entweder die vollständige Sequenz durcharbeiten oder sich entweder beugen bzw. ausdehnen, dabei Augenblick für Augenblick die Veränderungen verfolgen und sich ein Spektrum ventral-vagaler Erlebnisse »zwischen den Rändern« erschließen. Diese Bewegungen bieten Klienten die Möglichkeit, direkt zu den regenerativen Kräften ventral-vagaler Ruhe und den expansiven Kräften ventral-vagaler Lebensfreude in Kontakt zu treten.

Experimentieren mit Elementen des Systems für soziale Verbundenheit

Jeder Kontakt mit einem menschlichen Wesen ist so außergewöhnlich, so kostbar, daß wir ihn aufrechterhalten sollten.

— Anaïs Nin

Der Gesichtsausdruck, der Blick, der Klang der Stimme und die Kopfhaltung sind Signale für Sicherheit, wohingegen ihr Fehlen Gefahr signalisiert und die autonomen Schutzzustände aktiviert. Ein Erlebnis kann mit dem Gefühl verbunden sein, man befinde sich in Gesellschaft eines Freundes und entwickle mit ihm Erzählungen über Sicherheit und Verbundenheit, wohingegen in Gesellschaft einer anderen Person Erzählungen über Gefahr und Isolation entstehen, verbunden mit dem Gefühl, mit einem Fremden oder gar einem Feind umzugehen. Das System für soziale Verbundenheit, das den fünften, siebten, neunten, zehnten und elften Kranialnerv umfaßt, orchestriert dieses autonome Erlebnis.

ÜBUNG

Das Sonnenbrillenexperiment

Emotionen aufgrund des Gesichtsausdrucks zu verstehen ist ein Teil des sozialen Austauschs, und Menschen konzentrieren sich bei der Verarbeitung des Gesichtsausdrucks am stärksten auf die Augen (Chelnokova et al. 2016; Domes, Steiner, Porges & Heinrichs 2012). Bei diesem Experiment werden durch Sonnenbrillen Hinweise auf die Aktivität des Augenringmuskels (*Musculus orbicularis oculi*) ebenso verborgen wie Bemühungen, mit Hilfe der Augen die Verbundenheit zu fördern. Die Übung nutzt Aspekte des Systems für soziale Verbundenheit – den Blick, den Gesichtsausdruck, die Haltung und Neigung des Kopfes – für Experimente mit Signalen für Sicherheit und Gefahr. Es geht darum, in jeder Phase der Sequenz die autonomen Reaktionen zu verfolgen. Nehmen Sie sich nach jedem Schritt Zeit, um sich über ihr aktuelles autonomes Erleben zu äußern, und sorgen Sie am Ende der Übung für eine vollständige Rückkehr zur Co-Regulation und Verbundenheit.

So simpel das Sonnenbrillenexperiment auch wirken mag, es ruft sehr starke autonome Reaktionen hervor. Es hebt die Macht der Neurozeption, Erzählungen über Furcht, Angst und Mißtrauen zu erzeugen, hervor. Sogar in einer schon seit langem bestehenden, eingestimmten Beziehung kann durch das Verbergen der Augen schnell ein Gefühl mangelnder Sicherheit entstehen, verbunden mit einer autonomen Erzählung, der zufolge die Umgebung gefährlich ist. Die Übung veranschaulicht auch die Macht des Systems für soziale Verbundenheit, Sicherheit und den Kontakt wiederherzustellen. Wenn die Augen später wieder sichtbar sind und durch Geräusche ergänzt werden, entspannt sich das ANS, und die Verbindung wird wiederhergestellt.

Die Übung eignet sich für Einzelne, Paare, Familien und Gruppen. Wird sie in einem Zusammenhang genutzt, der mehr als eine Therapeut-Klient-Dyade umfaßt, wandelt sich die Rolle des Therapeuten von der eines Teilnehmers zu der eines Moderators.

- Therapeut und Klient setzen Sonnenbrillen mit dunklen Gläsern auf, die ihre Augen verdecken, und schauen einander mit ausdruckslosem Gesicht an. Ihr Kopf bleibt regungslos, und sie bringen keinerlei Laute hervor. Dies schränkt die Möglichkeiten des Systems für soziale Verbundenheit, Signale für Sicherheit auszusenden, sehr effektiv ein.
- Der Klient setzt seine Sonnenbrille ab, der Therapeut trägt die seine weiter. Das Gesicht des Therapeuten bleibt zunächst ausdruckslos; er hält den Kopf weiterhin reglos und schweigt noch eine Weile. Doch nach einiger Zeit zeigt sein Gesicht wieder einen Ausdruck, er ermöglicht seinem Kopf, sich wieder zu bewegen und seine Position zu verändern, und initiiert mittels nonverbaler Laute (»ahhh«, »mmmm«, »ohhhh«) Kontakt.
- Dann setzt der Klient seine Sonnenbrille wieder auf, und der Therapeut legt seine Sonnenbrille ab. Daraufhin wird die Sequenz wiederholt, wobei das System für soziale Verbundenheit zunächst gehemmt und später aktiviert wird.
- Schließlich legen Klient und Therapeut ihre Sonnenbrillen gemeinsam ab und treten durch Anschauen, Lächeln, eine natürliche Neigung des Kopfes und nonverbale stimmliche Äußerungen in Kontakt. Dies ruft ein deutlich spürbares Gefühl der Erleichterung hervor, oft verbunden mit einem Lachen, und eine Bewegung in Richtung von mehr Nähe. Zusammen mit der Rückkehr der Co-Regulation stellt sich auch das Gefühl ventral-vagaler Sicherheit wieder ein.

Wärme des Herzens

Ist das System für soziale Verbundenheit aktiv, spürt der Klient, wenn Sie sich ihm nähern, Ihre Wärme. Die Wahrnehmung von Wärme ist der wichtigste Anhaltspunkt, den Menschen bei ihren Entscheidungen über Reaktionen auf andere haben, und sie treffen solche Entscheidungen in Sekundenbruchteilen (Fiske, Cuddy & Glick 2006). Als warmherzig wahrgenommene Menschen übermitteln autonome Signale für Sicherheit, die zur Annäherung und Verbindungsaufnahme einladen.

Die Systeme im Gehirn und Körper, die soziale und physische Wärme verarbeiten, nutzen die gleichen neuronalen Pfade (Inagaki & Eisenberger 2013). Die physische Temperatur beeinflußt, wie wir andere wahrnehmen und mit ihnen interagieren; physische Wärme fördert die zwischenmenschliche Wärme (Williams & Bargh 2008). Fehlt soziale Wärme, versuchen wir unbewußt, uns mit Hilfe von physischer Wärme selbst zu regulieren. In Reaktion auf Erlebnisse der Verbundenheit oder Exklusion verändert sich die Hauttemperatur (Ijzerman et al. 2012), und die Beeinflussung der Temperatur, das Zurückgreifen auf physische Wärme, wenn es an sozialer Wärme mangelt, kann das Erleben verändern. Warme Umgebungen, heiße Duschen oder Bäder, das In-Händen-Halten eines heißen Getränks oder das Halten heißer Packungen verändert die Eindrücke, die Menschen von anderen haben, und führt zu einer positiven Entwicklung in Richtung Verbundenheit (Williams & Bargh 2008).

Die Reaktion auf physische Wärme und auf das Ersetzen sozialer Wärme durch physische Wärme ist kein Ergebnis bewußter Entscheidung. Implizite Reaktionen dieser Art dem expliziten Gewahrsein zugänglich zu machen und mit den Klienten dann die Möglichkeiten zu erforschen, die Augenblicke physischer Wärme erschließen, kann die Chancen für die Selbstregulation vergrößern. Physische Wärme kann soziale Wärme zwar nicht völlig ersetzen, aber die Intensität eines Erlebnisses verringern. Das bloße Halten einer mit warmem Tee gefüllten Tasse verstärkt die physische Wärmeempfindung, die sich dann ihrerseits positiv auf das psychische Wärmeerleben auswirkt. Eine heiße Dusche oder ein heißes Bad kann Gefühle sozialer Exklusion verringern. Sich in eine warme Decke zu hüllen lindert das Gefühl der Isolation. Wärme des Herzens ist sowohl ein körperliches als auch ein psychisches Erlebnis.

KAPITEL 13

Vagusregulation unter Einbeziehung des Gehirns

Stellen Sie sich eine vielbefahrene Autobahn mit vier Spuren in Richtung Norden und einer Spur in Richtung Süden vor. Dieses Bild symbolisiert den Vagus: Vier Bahnen für sensorische Informationen übermitteln Botschaften aus dem Körper ins Gehirn, und eine Bahn für motorische Reaktionen übermittelt Informationen aus dem Gehirn in den Körper (Schwarz 2018). Achtzig Prozent der Nervenfasern des Vagus sind *afferent* (führen vom Körper zum Gehirn) und übermitteln »Bottom-up«-Informationen. Die restlichen zwanzig Prozent der Vagusfasern sind *efferent* (führen vom Gehirn in den Körper), und letztere beginnen im Kortex und enden in den Nuklei des Systems für soziale Verbundenheit. Diese Pfade schaffen Möglichkeiten für die Top-down-Regulation, und wir können mit ihrer Hilfe üben, den Tonus des Vagus zu stärken.

Die Kunst des Savoring

Thy memory be as a dwelling-place
for all sweet sounds and harmonies.
— WILLIAM WORDSWORTH

Bei der Savoring-Übung läßt man einen positiven Augenblick aus der Vergangenheit erneut lebendig werden und würdigt bewußt die verschiedenen Aspekte des Erlebnisses, um deren positive Wirkung zu entfalten und zu verstärken. Rick Hansons (2009) Übung *Taking in the Good* ist ein sehr treffendes Beispiel hierfür. Aus ANS-Sicht führt das Genießen (Savoring) dem ventralen Vagus Energie zu. Das Savoring-Erlebnis ist das Resultat eines Prozesses des Genießens (einer Sequenz, die ein positives Erlebnis in positive Gefühle verwandelt) und von das Genießen betreffenden Überzeugungen (der Art, wie ein Mensch seine Fähigkeit, positive Erlebnisse zu genießen, wahrnimmt) (Bryant, Chadwick & Kluwe 2011).

Savoring steht in Verbindung zur Regulation von Emotionen (Carl et al., zitiert in Speer, Bhanji & Delgado 2014). Natürlich verfügen wir alle über eine Erinnerung, und unsere Lebensgeschichte führt uns später im Leben zu Augenblicken zurück, in denen wir glücklich waren. Positive Erinnerungen absichtlich wieder lebendig werden zu lassen ist eine proaktive Möglichkeit, einen ventral-vagalen Zustand aufrechtzuerhalten und zu vertiefen. Die Vergegenwärtigung positiver autobiographischer Erinnerungen hilft Menschen, mit negativem Affekt fertig zu werden (Carl et al., zitiert in Speer et al. 2014), und Savoring kann für die Regulation und die Aufrechterhaltung positiver Emotionen wichtig sein, wobei Letzteres wiederum das Wohlbefinden fördert (Speer et al. 2014). Savoring kann aber auch aufgrund einer hemmenden Wirkung regulieren, welche die Intensität verringert oder die Zeitspanne des positiven Erlebnisses verkürzt (Bryant et al. 2011). Überzeugungen mancher Klienten bezüglich des Savoring weisen nicht auf die Absicht hin, ein positives Erlebnis zu verstärken, sondern zielen eher auf die Hemmung eines solchen Erlebnisses. »Ich kann mir nicht zugestehen, dies zu genießen, weil ich dann mehr will« und »Gute Dinge haben nie Bestand« sind gängige Beispiele für Regulation mittels Hemmung.

Bryant und Veroff (zitiert in Jose, Lim & Bryant 2012) beschreiben verschiedene Arten, das Savoring-Erlebnis zu verstärken und zu verlängern. Zwei Strategien, die den Wert des Savoring verstärken, sind aus Sicht der Polyvagal-Theorie besonders wichtig: der verbale Austausch über das Erlebnis mit anderen, was dem Erlebnis den Aspekt der Reziprozität hinzufügt; und das Fokussieren auf die mit dem Erlebten verbundenen physischen Empfindungen, wodurch das ventral-vagale Erlebnis und das System für soziale Verbundenheit im Mittelpunkt bleiben. Wenn Menschen im Alltag eher selten Positives erleben, hilft ihnen das Savoring glücklicher Augenblicke, Glimmer zu entdecken. Menschen, die das Savoring ständig nutzen, sind wahrscheinlich in der Lage, sogar dann eine positive Stimmung aufrecht zu erhalten, wenn in ihrem Leben wenig Positives geschieht (Jose et al. 2012).

An Savoring-Momenten zu arbeiten ist eine neuronale Übung. Wir können uns auf das Savoring einlassen, indem wir ein Erlebnis im gegenwärtigen Augenblick verfolgen oder uns absichtlich an einen früheren ähnlichen Augenblick erinnern. Wir haben die Möglichkeit, entweder den Zustand oder das Erlebnis zu genießen. Wenn wir den Zustand genießen, ist unsere Aufmerksamkeit auf die Empfindungen verkörperter Aktivität des ventralen Vagus gerichtet, und die Physiologie entspricht dem Akt des Genießens. Für viele Klienten ist das Genießen des Zustandes der Anfang – eine neuronale Herausforderung der Stärke, die ihnen erfolgreiches Erleben des Zustandes ermöglicht. Weil das Savoring in diesem Fall den Zustand von sämtlichen Elementen der Erzählung trennt, kann der Klient seinen autonomen Zustand als physiologisches Ereignis registrieren, ihn benennen und einfach dabei bleiben. Sobald Klienten ihren Zustand genießen können, bringt das Savoring des Erlebnisses die Bilder, Gefühle und Gedanken hervor, die den ventral-vagalen Augenblick ausmachen, und dadurch wird es möglich, die Verbindungen zwischen ihren physiologischen und psychischen Systemen wertzuschätzen.

Im Rahmen ihrer klinischen Arbeit können Therapeuten nach einem für das Savoring geeigneten Augenblick Ausschau halten. Solche Glimmer tauchen selbst in besonders komplexen Fällen regelmäßig auf, bleiben aber oft unbemerkt. Die Nutzung der Rahmung des Savoring, das Ausschauhalten nach ventral-vagalen Augenblicken und das Innehalten beim Registrieren dieser Augenblicke vermitteln Klienten einen Eindruck davon, wie wichtig es ist, Augenblicke der Regulation erkennen zu können. Es geht nicht darum, das Leiden eines Klienten in Abrede zu stellen oder zu bagatellisieren, sondern es handelt sich um einen Akt des Erinnerns und der Nutzung biologischer Ressourcen. In einem weitgehend von Traumata geprägten Leben gibt es Mikro-Momente ventral-vagaler Sicherheit und der Verbundenheit, die zu genießen sich lohnt. Sobald Klienten die positiven Auswirkungen des Savoring verstehen und sich an das Innehalten und Genießen gewöhnt haben, halten sie von sich aus nach Augenblicken Ausschau, die zu genießen sich lohnt.

ÜBUNG

Savoring des Zustandes

- Richten Sie die Aufmerksamkeit auf einen Augenblick ventral-vagaler Regulation.
- Bleiben Sie im physischen Empfinden dieses Zustandes präsent (z. B. in Form der Atmung, des Herzschlags, der Wärme, der sich bewegenden Energie, des inneren Raumempfindens).

- Stellen Sie sich vor, daß Ihre Vagusbremse mühelos und geschmeidig ihre Funktion erfüllt und so die Energie des ventralen Vagus in Bewegung hält.
- Richten Sie Ihre Aufmerksamkeit darauf, diesen Zustand voll und ganz zu genießen. Verweilen Sie 20–30 Sekunden im Savoring-Erlebnis.

Wenn die sympathische oder dorsal-vagale Reaktion in Erscheinung zu treten beginnt, lenken Sie die Aufmerksamkeit des Klienten auf die Aktivierung der Vagusbremse, damit der Savoring-Moment erhalten bleibt. Vor Beginn der Savoring-Übung empfiehlt es sich manchmal, einem Klienten zu erklären, daß sich die Vagusbremse zunächst löst und daß sie nach einer Weile wieder in Funktion tritt. Später können Sie dann gegebenenfalls auf dieses Vorstellungsbild zurückgreifen, um dem Klienten zu helfen, sein Savoring-Erlebnis aufrechtzuerhalten. Vorstellungsbilder, die Klienten häufig geholfen haben, sich über die Funktionsweise der Vagusbremse klar zu werden, sind beispielsweise das Bild der Bremsen eines Fahrrads, das Bild einer Brücke und das Bild einer sich öffnenden und schließenden Tür.

ÜBUNG

Savoring des Erlebnisses

- Richten Sie die Aufmerksamkeit auf einen Augenblick ventral-vagaler Regulation.
- Spüren Sie diesen Augenblick in Ihrem Körper, und lassen Sie dann die Bilder, Gefühle und Gedanken zu, die mit dem Augenblick verbunden sind.
- Öffnen Sie sich für die ganze Fülle des Erlebnisses: Anblick, Klang/Geräusche, Emotion, Überzeugung und Körper. Laden Sie Physiologie und Erzählung zu gemeinsamer Bewegung ein.
- Richten Sie die Aufmerksamkeit 20–30 Sekunden lang vollständig auf das Erlebnis.

Wenn sich sympathische oder dorsal-vagale Reaktionen aufzudrängen beginnen, während der Klient sein Erlebnis genießt, dann bitten Sie ihn, Sie über die einzelnen Elemente dessen, was er empfindet, zu informieren. Oft reicht schon das Benennen der einzelnen Bestandteile seines Savoring-Erlebnisses, um ihn in das ventral-vagale Erlebnis zurückzuführen.

Das Savoring 20–30 Sekunden lang aufrechtzuerhalten mag sich leicht anhören, aber bei manchen Klienten sind schon 20 Sekunden eine zu große Anforderung für ihre Vagusbremse, selbst wenn sie unterstützt werden. Verwandelt sich das Savoring von einem vertiefenden in ein hemmendes Erlebnis, geht seine positive Wirkung verloren. Helfen Sie Ihrem Klienten, mit dem Savoring zu experimentieren, und respektieren Sie dabei seine eigene autonome Zeitschiene. Durch entsprechende Übung kann die Leistungsfähigkeit der Vagusbremse verbessert werden, so daß der Klient mit dem Savoring länger fortfahren kann. Wenn ein Klient die Zeitspanne von 30 Sekunden problemlos bewältigt und sogar noch deutlich länger mit dem Savoring fortfahren könnte, sollten Sie trotzdem beim Zeitrahmen von 20–30 Sekunden bleiben. Savoring-Übungen sollten als kurze Augenblicke der Ressourcenregenerierung genutzt werden.

Ihre Erzählung über das Savoring mitzuteilen ist für Klienten eine Möglichkeit zur Stärkung ihres Erlebens. Ein Erlebnis verändert sich, wenn es durch sprachlichen Ausdruck ergänzt und in einer sicheren und eingestimmten Beziehung einem anderen Menschen mitgeteilt wird. Wir erleben Ereignisse erneut, wenn wir anderen von ihnen erzählen. Wenn Therapeuten Klienten auffordern, ein Savoring-Erlebnis mitzuteilen, berichten die Klienten häufig, sie hätten das Gefühl, das Erlebnis dehne sich aus und werde erweitert. Außerhalb der Therapiesitzungen können sie das Erlebte jemandem mitteilen, dem sie eine von echtem Interesse getragene Reaktion darauf zutrauen.

Empfehlen Sie Klienten, innezuhalten und zu genießen, wann immer ihnen ein ventral-vagaler Augenblick auffällt, den sie markieren wollen. Zwar kann das Ergänzen des Savoring-Prozesses durch Reziprozität dieses Erlebnis verstärken und verlängern, aber die Savoring-Sequenz ist auch ohne die Komponente des Mitteilens, als individuelle Übung, von Nutzen (Bryant & Verdoff, zitiert in Jose et al. 2012).

ÜBUNG

SIFTing als Ressource

Daniel Siegel (2010) benutzt das Acronym SIFT, um das Gewahrsein auf Empfindungen, visuelle Vorstellungsbilder, Gefühle und Gedanken zu richten. Dies geschieht im Rahmen einer Übung, in der Aktivitäten des Geistes identifiziert werden und an der Stärkung der Unterscheidungsfähigkeit (*discernment*) gearbeitet wird. Dies ist eine Methode der Disidentifikation, und wenn man das SIFTing auf diese Weise nutzt, handelt es sich um einen Prozeß des Separierens. SIFTing kann aber auch als Prozeß der Einbeziehung verstanden werden. Nutzt man SIFTing, um ein ventral-vagales Erlebnis zu genießen (*savoring*), werden dadurch Empfindung, Vorstellungsbild, Gefühl und Gedanken zusammengebracht, und es entsteht eine Ressource, die man nach Wunsch jederzeit aktivieren kann.

Pat Ogden (2015) spricht im Rahmen ihres Modells der Sensumotorischen Therapie von den »Fünf Bausteinen des Erlebens des gegenwärtigen Augenblicks« (Gedanken, Emotionen, Bewegungen, Körperempfindungen, Wahrnehmungen der fünf Sinne), die sie nutzt, um einem positiven Erlebnis achtsam zu begegnen. Diese Art des Abrufs einer positiven Erinnerung verfährt mit einem ventral-vagal geprägten Augenblick ähnlich wie die im folgenden beschriebene SIFTing-Übung.

SIFT kreieren

In der SIFT-Übung werden die vier Elemente Körperempfindung, Vorstellungsbild, Gefühl und Gedanke zu einem integrierten physiologischen und psychischen Erlebnis ventral-vagaler Aktivität zusammengefaßt. Es gibt zwei Möglichkeiten, ein für die SIFT-Übung geeignetes Erlebnis zu finden. Man kann entweder während einer Therapiesitzung darauf achten, ob eine Erzählung über Sicherheit und Verbundenheit auftaucht, und diesen Moment für die SIFT-Übung auswählen. Man kann aber auch mit der SIFT-Übung beginnen und den Klienten selbst eine ventral-vagal geprägte Erinnerung abrufen und benutzen lassen.

- Besteht über die Auswahl für die SIFT-Übung Einvernehmen, lassen Sie Ihren Klienten die Geschichte über die Erinnerung erzählen, und anschließend denken Sie gemeinsam darüber nach, welches Element (Empfindung, Bild, Gefühl, Gedanke) Ihnen als am lebendigsten erscheint und für Sie am leichtesten zugänglich ist, um mit der SIFT-Übung zu beginnen. Es spielt keine Rolle, wo Sie mit dem SIFTing anfangen. Nachdem der Ausgangspunkt feststeht, können Sie den SIFT-Prozeß beginnen, indem Sie die Äußerung des Klienten über das gewählte Element wiederholen. Anschließend werden nacheinander die restlichen Elemente einbezogen.
- Wiederholen Sie die Beschreibungen des Klienten, die sich auf die einzelnen Elemente beziehen, jeweils in seinen Worten, damit er das Erlebnis in sich aufnehmen kann. Wenn die restlichen Elemente dann nacheinander hinzukommen, bauen sich die SIFT-Schichten auf, wobei die Sequenz jeweils insgesamt

wiederholt wird. So halten Sie die SIFT mit Ihrem Klienten zusammen, wiederholen jeweils seine umfassende Beschreibung jeder Schicht und helfen ihm so, sein ventral-vagales Erlebnis zu entwickeln.

- Sind alle vier Schichten einbezogen, erzählen Sie dem Klienten den gesamten SIFT-Zusammenhang und laden ihn ein, im vollendeten SIFT zu ruhen und seinen Körper und Geist davon erfüllen zu lassen.
- Bitten Sie den Klienten, dem SIFT einen Titel zu geben, damit er zu der neuen Ressource jederzeit leicht in Verbindung treten kann. Schreiben Sie diesen Titel und die Namen der Schichten auf eine Karte, die der Klient mitnehmen kann.

	Strand		**Sicherheit**
S:	Das Gefühl von warmem Sand unter meinen Füßen	**S:**	Raum zum Atmen in meiner Brust
I:	Langer Strand mit sanften Wellen	**I:**	In der Sonne stehen
F:	glücklich	**F:**	offen
T:	Ich bin zu Hause.	**T:**	Mir geht es gut.

Sobald ein SIFT entstanden ist, muß es getestet und seine Verfügbarkeit als Ressource gesichert werden. Peter Levine (2010/2011) entwickelte die Idee, sich durch eine Art Pendeln sicher zwischen Aktivierung und Behaglichkeit zu bewegen. Bei der SIFT-Stärkung können Sie dieses Pendeln nutzen, um die Vagusbremse zu trainieren. Klienten wenden sich oft einem bestimmten SIFT-Element zu, weil sie darin den leichtesten Weg zur Verbundenheit sehen. Wenn Sie das Pendeln nutzen wollen, besteht der erste Schritt darin herauszufinden, welche der vier SIFT-Schichten Ihr Klient im Rahmen seiner Bemühungen, das SIFT zu rekonstruieren, am leichtesten aktivieren kann.

- Helfen Sie dem Klienten, das SIFT zum Leben zu erwecken, indem Sie ihm die vier Elemente erzählerisch vorstellen.
- Fordern Sie den Klienten anschließend auf, nach einem Erlebnis zu forschen, das für ihn eine »neuronale Herausforderung« beinhaltet, die seine Vagus-

bremse trainiert. Wenn er will, kann er Ihnen sagen, worin die Herausforderung besteht, aber das ist nicht unbedingt notwendig. In dieser Übung wird die Herausforderung für sein autonomes System nur genutzt, um die Vagusbremse zu trainieren und die ventral-vagale Flexibilität zu verbessern. Für diesen ersten Test eignet sich am besten eine Herausforderung, die nur eine minimale autonome Dysregulation erzeugt.

- Der Klient wechselt vom ventral-vagalen SIFT-Zustand zum verstärkten Einfluß seines sympathischen oder dorsal-vagalen Systems, wobei er die Aufmerksamkeit auf die fragliche Herausforderung richtet und Ihnen mitteilt, wenn er eine Veränderung seines autonomen Zustandes bemerkt.

- Erkennt der Klient eine Veränderung seines autonomen Zustandes, sollten Sie ihm helfen, seine Vagusbremse zu reaktivieren und die Rückkehr zur ventral-vagalen Regulierung einzuleiten, indem er sich das SIFT-Ereignis in Erinnerung ruft. Beschreiben Sie zunächst das Element, von dem der Klient glaubt, es biete den leichtesten Ansatzpunkt für den Weg zurück, und fügen Sie anschließend die übrigen Schichten hinzu, bis das SIFT-Erlebnis vollständig rekonstruiert ist und der Klient seine Rückkehr zum Zustand ventral-vagaler Regulation bestätigt.

- Wiederholen Sie den Prozeß des Pendelns im Rahmen eines anderen Testerlebnisses entweder mit einer gleich starken oder mit einer etwas stärkeren neuronalen Herausforderung, je nachdem, wie der Klient auf die Übung anspricht. Man sollte verhindern, daß ein Klient in einen voll mobilisierten sympathischen Zustand oder einen dorsal-vagalen Kollaps verfällt. Es geht darum, die Vagusbremse vollständig zu lösen und später zu reaktivieren und das Vertrauen des Klienten zu seiner Fähigkeit, in den Zustand der Regulation zurückzukehren, zu stärken.

- Falls es Ihrem Klienten schwerfällt, zur SIFT-Regulation zurückzukehren, können Sie Ihr System für soziale Verbundenheit nutzen, um stärkere Signale für Sicherheit auszusenden (eine stärkere Nutzung der Prosodie, von Nähe und des Gesichtsausdrucks).

- Rekapitulieren Sie am Ende der Übung das SIFT und das Erlebnis des Pendelns noch einmal, und lenken Sie die Aufmerksamkeit des Klienten dabei auf die Wirkung seiner Vagusbremse und auf seine Fähigkeit, sich zwischen den autonomen Zuständen zu bewegen.

Zwar wird SIFT nicht benutzt, um ein belastendes Erlebnis aufzulösen, es kann aber helfen zu erforschen, wie es sich auswirkt, ein bevorstehendes Ereignis, das ein Klient als belastend bezeichnet hat, stärker ventral-vagal zu regulieren. Klienten können im Laufe ihrer Therapie viele SIFTs kreieren. Wenn sie jede davon auf einer separaten Karteikarte beschreiben, verfügen sie über eine einfache, leicht nachvollziehbare Möglichkeit, sich ihre SIFTing-Ressourcen zu vergegenwärtigen und zu ihnen in Verbindung zu treten. Ich habe mir angewöhnt, Karteikarten in fluoreszierenden Farben zu benutzen, weil ich festgestellt habe, daß meine Klienten sie besonders leicht verfolgen können und weil sie einen farbenfrohen Stapel bilden. Ich schreibe die SIFTs für meine Klienten auf und übergebe ihnen die Karteikarten, wobei ich ihnen meine eigene ventral-vagale Energie mit auf den Weg gebe.

ÜBUNG

Drei neue Möglichkeiten

Aus ventral-vagaler Sicht zieht uns die Neugier mit Hilfe eines reflexiven Bottom-up-Prozesses in Erforschung, aktive Teilhabe und Suche nach einem Sinn hinein. Außerdem steht uns die Top-down-Neugier zur Verfügung, die wir nutzen können, um bewußt neuartige und schwierige Ereignisse zu erforschen (Kashdan, Sherma, Yarbro & Funder 2013). Neugier spielt eine Rolle, wenn die Überzeugung existiert, daß neue Information verfügbar sind und es möglich ist, diese zu erforschen (Kashdan et al. 2013). Aus der Perspektive unseres autonomen Zustandes können wir neugierig sein, wenn bei uns eine Neurozeption von Sicherheit besteht. Viele Klienten halten alles, was ihnen neu ist, für gefährlich. Die Reaktionsflexibilität, die notwendig ist, um die Neugier zu fördern, ist bei ihnen durch die Starrheit adaptiver überlebenssichernder Reaktionen verdrängt worden. Übungen, die solche Menschen dazu anregen, nach neuen Informationen Ausschau zu halten, müssen so »verdünnt« werden, daß ihr ANS keine überlebenssichernde Reaktionen aktiviert und der ventral-vagale Einfluß stark genug bleibt, um die Neugier wach zu halten.

Wenn Klienten ihre autonomen Reaktionsmuster umzuformen beginnen, ist das Entdecken und Spüren kleiner Veränderungen ein wichtiger Teil des Prozesses, durch den neue Muster entstehen. Veränderungen des Denkens und Verhaltens erfolgen durch Modifikationen, die weder zu stark noch zu schwach sind

(Berger 2016). Dem Goldilocks-Prinzip entsprechend ruft etwas, das als zu unterschiedlich wahrgenommen wird, Furcht hervor; ist etwas zu ähnlich, wird es nicht als notwendig angesehen, etwas zu verändern; erscheint etwas als »genau richtig«, wird es als sicher genug empfunden, um sich mit der Sache auseinanderzusetzen. Beim Hinarbeiten auf eine schrittweise Veränderung ist es wichtig, die kleinen Unterschiede hervorzuheben (Berger 2016). Klienten, die nicht gezielt beobachten, verpassen oft Augenblicke subtiler Veränderung, weil sie auf ihre vertrauten Reaktionen fixiert sind. Ist die Dysregulation ihre gewohnte Reaktion, benötigen sie eine Möglichkeit, gefahrlos nach Mikro-Momenten autonomer Regulation Ausschau zu halten. *Drei neue Möglichkeiten* ist eine Übung für den Alltag, die diesen Prozeß unterstützt.

Die Zahl 3 ist generell beim Entwickeln von Urteilen und bei Voraussagen wichtig (Carlson & Shu 2007). Nach der »Regel der Drei« ist das dritte wiederholte Ereignis für die Wahrnehmung eines entstehenden Musters entscheidend (Carlson & Shu 2007). Weil Klienten in Gewohnheitsmustern gefangen sind, fällt es ihnen schwer, neue Muster wahrzunehmen, was aber nichts daran ändert, daß es für sie sehr wichtig ist. Empfehlen Sie Klienten, sich jeden Abend Zeit zu nehmen, um sich ihre autonomen Reaktionen im Laufe des Tages vor Augen zu führen. Gab es Situationen, in denen sie anders als vorher reagiert haben? Wann haben sie ein wenig anders als normalerweise reagiert? Wann haben sie ihren autonomen Zustand als weniger stark als sonst empfunden? Wann veränderte sich die Erzählung ein wenig? Dies sind die wichtigen Mikro-Momente, die altbekannte Reaktionsmuster unterbrechen und das Stattfinden von Veränderungen nahelegen. Wenn Klienten täglich Aufzeichnungen über ihre »drei neuen Möglichkeiten« machen, können sie Veränderungen ihres autonomen Zustandes und der damit verbundenen Erzählungen verfolgen. Ich lasse meine Klienten oft über ihre drei täglichen neuen Möglichkeiten berichten, und wir beobachten diese anschließend gemeinsam. Eine Klientin erzählte mir einmal, sie könne sich zwar immer noch vorstellen, was sie ihre »Augenblicke der FREUDE in Großbuchstaben« nannte, sie habe aber nun entdeckt, daß sie ziemlich voraussehbar auch »spaß in Kleinbuchstaben« erlebe. Im Laufe der Zeit lernen Klienten zu erkennen, daß sich neue Muster stabilisieren, und sie entwickeln allmählich das Vertrauen, daß es sich dabei nicht um »Ausreißer«, sondern um ihre neuen habituellen Reaktionen handelt.

ÜBUNG

Spektren und Skalen

Sein oder nicht sein

— William Shakespeare

Wir denken in Kategorien und Spektren. Wir ordnen Menschen und Dinge bestimmten Kategorien zu, die wir konträren Endpunkten zuweisen. Diese beeinflussen unsere Wahrnehmung von Gefühlen und wie wir uns auf andere Menschen einlassen (Satpute et al. 2016). Im Sinne eines Spektrums zu denken hingegen rückt Nuancen in den Blick und stärkt die Überzeugung, daß man Reaktionen abstufen kann (Master, Markman & Dweck 2012). Traumata wecken leicht die Neigung zu kategorischen Aussagen (»Alles-oder-Nichts-Denken«). Für diese Sicht der Dinge existieren keine Mittelwege und Übergänge. Kreiert man hingegen ein Spektrum von Möglichkeiten (siehe hierzu die Vorlage S. 237), so können die Klienten Endpunkte identifizieren und die Übergänge zwischen zwei Extrempositionen erforschen. Indem sie die Endpunkte der Regulation und Dysregulation definieren, können sie das ihnen oft unbekannte Gebiet der Regulation und den Raum zwischen Verbundenheit und Schutzsuche erforschen.

- Helfen Sie dem Klienten, ein habituelles Erlebnis oder eine Überzeugung zu wählen, auf die er fokussieren will, und lassen Sie ihn das ihm vertraute Ende des Spektrums benennen und anschließend darüber nachdenken, welches Wort sich als Bezeichnung für die entgegengesetzte Endposition eignen könnte. Die Worte zur Bezeichnung der entgegengesetzten Enden einer solchen Skala sind für jeden Klienten andere und erscheinen Außenstehenden oft als ungewöhnlich (z. B.: erschüttert – engagiert, desolat – verbunden, Vernichtung – Friede).

- Ist das Spektrum definiert, können Sie dem Klienten empfehlen, mit der Erforschung des Bereichs zwischen den beiden Extremen zu beginnen. Was geschieht, wenn er darüber nachdenkt, sich auf der Skala hin- und herzubewegen? Wie verändert sich sein autonomer Zustand dadurch? Wie verändert sich seine Geschichte? Was verhindert Übergänge?

- Helfen Sie dem Klienten, Punkte auf der Skala zu benennen und entsprechende Wörter auf einer Zeichnung zu vermerken. Beginnen Sie an einem Ende, und nähern Sie sich von dort allmählich dem anderen Ende. Geben Sie dem Klienten die Möglichkeit, an jedem markierten Punkt einen Moment zu verweilen, das damit verbundene autonome Erlebnis zu spüren und die begleitende Erzählung mitzuteilen.

ÜBUNG

Erlebnisse im Lichte der drei autonomen Zustände sehen

Betrachtet man ein Erlebnis im Lichte der drei autonomen Zustände, entstehen drei unterschiedliche Versionen dessen, was geschehen ist. Einzelne Zustände färben Gefühle, ermöglichen Verhaltensweisen oder schränken sie ein und werden zur Grundlage jeweils besonderer, charakteristischer Erzählungen. Die ventral-vagale Erzählung enthält Elemente von Sicherheit und Fürsorge. Der vom SNS bestimmte Zustand schlägt sich in einer Erzählung nieder, in der Angst, Wut und Aktivität wichtige Rollen spielen. Und in der vom dorsal-vagalen Zustand bestimmten Erzählung geht es um Kollaps und den Verlust der Hoffnung. Sich in die Perspektiven der drei autonomen Zustände zu versetzen hilft Klienten, tiefer zu verstehen, wie ein bestimmter Zustand eine Erzählung beeinflußt.

- Wählen Sie ein Erlebnis aus.
- Beschreiben Sie das Erlebnis in sehr einfacher Form.
- Sprechen Sie die Aussage nacheinander (dreimal) so aus, als befänden Sie sich jeweils in einem anderen der drei autonomen Zustände. Die gleichen Wörter klingen dann sehr unterschiedlich und übermitteln andere Bedeutungen, wenn sie aus den drei Zuständen heraus gesprochen werden.
- Achten Sie jeweils auf Klang, Gefühl und Erzählung, und vergleichen Sie die drei Erlebensweisen miteinander.

Weil Erlebnisse der Unverbundenheit und Verbundenheit recht häufig vorkommen, eignen sie sich gut zum Experimentieren. Eine simple Äußerung für ein Erlebnis der Unverbundenheit könnte beispielsweise lauten: »Ich bin erledigt.« Aus der Perspektive des dorsal-vagalen Zustandes klingt das farblos, könnte wie der Rückzug angesichts einer Niederlage wirken und eine Erzählung darüber hervorbringen, daß man nie mehr in den Zustand der Verbundenheit gelangen wird. Aus der Perspektive eines vom SNS geprägten Zustandes klingen die Worte gereizt und hart, sie könnten als zurückweisend empfunden werden und können eine Erzählung über verärgertes Weggehen erzeugen. Aus ventral-vagaler Perspektive beinhalten die Worte einen Klang von Güte, mit ihnen könnte Mitgefühl verbunden sein, und die entsprechende Erzählung könnte einen anmutigen Abschluß beinhalten.

Eine Äußerung, die Verbundenheit zum Ausdruck bringt, könnte lauten: »Ich stimme zu.« Aus der Perspektive des dorsal-vagalen Zustandes klingt diese Äußerung leblos, man könnte sie als unterwürfig auffassen, und mit ihr könnte eine Erzählung über beflissenes Einverständnis verbunden sein, denn das Resultat ist dem Betreffenden ohnehin gleichgültig. Aus der Perspektive des vom SNS geprägten Zustandes klingen die Worte schrill, man könnte sie sogar als aggressiv empfinden, und sie könnten mit einer Erzählung über ein widerwilliges Zugeständnis verbunden sein. Aus ventral-vagaler Perspektive suggeriert der Klang ein Zusammenkommen, der mit einem Gefühl der Freude und einer Erzählung über Verbundenheit einhergeht.

Dazwischen-Sein

Der Pfad, den du gegangen bist, um hierher
zu kommen, ist ausgetreten; der Weg,
der vor dir liegt, ist dir noch verborgen.

— John O'Donohue

Das Erlebnis einer aktiven Umstrukturierung des Nervensystems ist durch Wandel gekennzeichnet. Vorher fühlt sich nichts mehr »richtig« an, und das Danach ist noch nicht völlig aus dem Dunkel aufgetaucht. Klienten, die dies erleben, erkennen, daß ihr neuer autonomer Zustand nicht mit ihrer alten Erzählung zusammenpaßt. Die Diskrepanz zwischen Zustand und Erzählung führt zu einem Erlebnis der Unverbundenheit, der Ungeerdetheit, der Unsicherheit darüber, wie man mit anderen umgehen und mit den Ereignissen des Alltagslebens verfahren soll. Verändern Klienten ihr Nervensystem im Sinne einer stärker ventral-vagalen Regulation, ist das so, als wäre jeder von ihnen ein Trapezkünstler mitten im Flug. Wenn sie das erste Trapez loslassen und in Richtung des nächsten fliegen, tritt ein Augenblick des Zweifels ein. Wird die Trapezstange vor mir auftauchen? Werde ich bereit sein, sie zu ergreifen? Therapeuten begleiten ihre Klienten auf dem Weg zum beherzten Sprung ins Ungewisse. Sie betrachten die Situation aus autonomer Perspektive, unterstützen die Klienten darin, das »Zwischen-Sein« zu ertragen, und helfen ihnen, die neuen Zustände zu nutzen, während sie den neuen Erzählungen der Klienten Zeit und Raum geben, damit sie Gestalt annehmen können.

KAPITEL 14

Verflochtene Zustände

Von den drei Schaltkreisen des ANS geführt, bewegen wir uns auf der Suche nach Sicherheit durch Augenblicke der Verbundenheit und der Suche nach Schutz. Zwar sind die meisten autonomen Reaktionen im Sinne der ventral-vagalen Verbundenheit, der sympathischen Mobilisierung oder der dorsal-vagalen Immobilisierung zu verstehen, aber manchen Erlebnissen liegt die komplexe Interaktion mehrerer autonomer Zustände zugrunde. Für viele Klienten sind Situationen, welche die Kooperation verschiedener autonomer Zustände erfordern, mit einer für ihr Nervensystem zu hohen Intensität verbunden. Ist die Fähigkeit von Klienten, autonome Zustände miteinander zu verbinden, zu begrenzt, fehlt es den Betroffenen an der Vielfalt des Spiels, der Zartheit der Nähe und der Inspiration, die Ehrfurcht und das Gefühl der Erhebung wecken.

Die Magie des Spiels

Spielen zu können ist eine wunderbare Gabe.

— Ralph Waldo Emerson

Spiel wurde als die universelle Sprache der Kindheit bezeichnet. Vielen Klienten ist diese Sprache abhanden gekommen. Wir werden mit dem Trieb zu spielen geboren, aber: »Spiel entwickelt sich nur, wenn wir in Sicherheit sind und uns gut fühlen; deshalb ist Spiel ein sehr sensibler Maßstab für alles Üble« (Panksepp & Biven 2012, S. 355). Spiel gilt allgemein als für Gesundheit und Wohlbefinden eines Kindes wichtig, und die UN-Kinderrechtskonvention bezeichnet es als Grundrecht aller Kinder. Haben Kinder zu wenig Gelegenheit zu spielen, sind sie weniger resilient, können schwerer Freundschaften schließen, und die autonome und emotionale Regulation ist für sie problematisch (Milteer & Ginsberg 2012). Der Drang zu spielen endet nicht mit der Kindheit, sondern beeinflußt auch danach Gehirn und Körper. Erwachsene, die keine Gelegenheiten zu spielen wahrnehmen, sind weniger neugierig und einfallsreich und verlieren den Sinn für freudige Aktivität im Alltagsleben (Brown & Vaughan 2009).

Spiel stärkt als neuronale Übung die Fähigkeit zum flexiblen Wechsel zwischen Aktivität und Ruhe (Porges 2015b). Allerdings aktiviert Spiel bei vielen Menschen Energien einer überlebenssichernden Reaktion, die Dysregulation fördern, statt die ventral-vagale Erwartung zu stärken. Spiel ruft Reaktionen im Spektrum zwischen Verbundenheit und Schutzsuche hervor, wobei manchmal das System für soziale Verbundenheit und in anderen Fällen eine Schutzreaktion aktiviert wird. Autonome Reaktionen auf Spiel unterliegen dem Einfluß der Rolle des Spiels im Leben eines Klienten. Traumatisierte verbinden unvorhersehbar und unerwartet eintretende Erlebnisse mit Gefahrensignalen. Und weil Spiel Spontaneität und Flexibilität erfordert (Panksepp & Biven 2012), ist es für die Fähigkeit Traumatisierter, die autonome Regulation aufrechtzuerhalten, sich auf Reziprozität einzulassen und in Sicherheit verbunden zu bleiben, eine Herausforderung. Viele Klienten vermeiden das Spiel, und wenn sie sich darauf einlassen, kann die damit verbundene Freude für sie schnell in Furcht umschlagen. Spiel ist eine Mischung zweier autonomer Zustände, die auf dem Zusammenwirken ventral-vagaler sozialer Verbundenheit und sympathischer Mobilisierung beruht (Porges 2009b/2010b, Kap. 15, S. 283–301). Die Lösung der Vagusbremse initiiert die für das Spiel erforderliche sympathische Mobilisierung, und die Bremse wird wieder aktiviert, bevor die Mobilisierung in eine Schutzreaktion übergeht. Stellen Sie sich vor, daß die beiden genannten Systeme einander (metaphorisch) die Hand geben: Geht diese Verbindung verloren, geht die Lebendigkeit des Spiels rasch vom Erleben eines Zustandes der Sicherheit in das Erleben von Gefahr über.

Spiel im Sinne der Polyvagal-Theorie erfordert »reziproke und synchrone Interaktionen, wobei das System für soziale Verbundenheit als ›Regulator‹ des Mobilisierungsverhaltens« fungiert (Porges 2015, S. 5). Aus Sicht der Polyvagal-Theorie ist Spiel ein Erlebnis von Angesicht zu Angesicht im gegenwärtigen Augenblick, wobei das ANS zwischen Verstärkung des SNS-Einflusses und aktiver Hemmung durch die Vagusbremse pendelt. Ein Klient kann »nicht gut mit anderen spielen«, wenn seine Neurozeption Gefahrensignale hervorbringt, die seine Vagusbremse überfordern, sobald er versucht, sich auf das Erleben von Co-Regulation einzulassen, das mit interaktivem Spiel zwangsläufig verbunden ist.

Trainieren zu spielen

Interaktives Spiel in einer Atmosphäre der Sicherheit tonisiert das Nervensystem. Wiederholte Erlebnisse dieser Art stärken die Fähigkeit des Systems für soziale Verbundenheit, Reaktionen zu regulieren. Klienten entwickeln dadurch ihre Fähigkeit zu autonomer Regulation und lernen, resilienter auf Streß zu reagieren. Spiel wird bei therapeutischer Arbeit mit Erwachsenen oft vernachlässigt, aber wenn man über den positiven Einfluß interaktiven Spiels auf das Nervensystem informiert ist, kann man kaum leugnen, daß Spiel die Lebensqualität von Klienten deutlich verbessert.

ÜBUNG

Eine Spiel-Vorgeschichte erforschen

Das National Institute for Play (www.nifplay.org) unterscheidet sieben Muster des Spiels. Zwar kann jedes dieser Spielmuster in Form einer reziproken, synchronen Aktivität ausgeführt werden, doch sind nur das Einstimmungsspiel und das soziale Spiel zwangsläufig interaktiv und führen somit zuverlässig zu einem Spielerlebnis im Sinne der Polyvagal-Theorie.

- *Einstimmungsspiel* (das erste Spielerlebnis, bei dem Säugling und Mutter einander anschauen und bei dem es immer wieder zu Resonanzerlebnissen durch Blickkontakt kommt.
- *Körper-* und *Bewegungsspiel* (Spiel in Bewegung)
- *Objektspiel* (frühe Erlebnisse mit der Manipulation von Objekten, wie Jugendliche und Erwachsene sie häufig bei der Beschäftigung mit technischen Geräten erleben)
- *Soziales* oder *interaktives Spiel* (von zwei oder mehr Menschen unter Bezugnahme auf das System für soziale Verbundenheit)
- *Imaginatives* oder *Als-ob-Spiel* (Erzeugen des Gefühls, sich in einer anderen Erzählung und an einem anderen Ort zu befinden)
- *Geschichten erzählen* oder *narratives Spiel* (Anhören und Erzählen persönlicher Geschichten)
- *Kreatives Spiel* oder *Phantasiespiel* (Transzendieren der alltäglichen Realität; Nutzung der Phantasie, um Ideen Form zu geben oder sie umzuformen)

Sie können das Arbeitsblatt für Muster des Spiels (Vorlage auf S. 238) benutzen, um mit einem Klienten dessen Erlebnisse im Umgang mit den verschiedenen Spielmustern zu untersuchen. Welche dieser Muster sind in seiner persönlichen Geschichte und seinem gegenwärtigen Leben vorhanden und welche fehlen? Welche Themen sind darin zu erkennen?

ÜBUNG

Entwickeln Sie ein individuelles Spielprofil

Welche Präferenzen hat Ihr Klient? Welche Signale für Sicherheit und Gefahr sind mit bestimmten Spielgelegenheiten verbunden? Welche Überzeugungen basieren auf den autonomen Erlebnissen mit Spiel? Das individuelle Spielprofil beschreibt die allgemeinen »Spielregeln«, die ein Klient für notwendig erachtet, um sympathische Energie mobilisieren zu können, und gleichzeitig nutzt er sein System für soziale Verbundenheit, um eine für Spiel aufgeschlossene Einstellung aufrecht zu erhalten. Mit der Zeit wird er bei entsprechender Übung geschickter darin, die Bewegung zwischen Aktivierung und Ruhe zu beeinflussen, und die Spielregeln verändern sich dementsprechend. Empfehlen Sie Ihrem Klienten, sich gelegentlich mit seinem Spielprofil zu beschäftigen, um Veränderungen zu erkennen und seine Spielregeln auf den neuesten Stand zu bringen.

Mit dem Arbeitsblatt für das persönliche Spielprofil (Vorlage auf S. 240) können Sie Ihrem Klienten helfen, Signale für Sicherheit und Gefahr für jede Spielkategorie zu identifizieren. Beziehen Sie bei Ihrer Suche sowohl umgebungsbezogene als auch relationale Signale ein. Welche Spielmuster bevorzugt Ihr Klient? Welche Elemente ermöglichen ein Spielerlebnis mit einer adäquaten neuronalen Herausforderung?

Mit dem Spiel experimentieren

Die Spielerfahrungen eines Menschen und sein Spielprofil geben Aufschluß über seine Reaktionen auf Spiel. Auf der Grundlage dieser Informationen können Klienten in einer Atmosphäre der Sicherheit mit Augenblicken experimentieren, die dem Spiel gewidmet sind. Sich ein Spielerlebnis im Sinne der Polyvagal-Theorie vorzustellen ist dabei oft eine ungefährliche Möglichkeit, sich auf solch ein Experiment einzulassen. Ganz gleich, ob Klienten mitteilen, was sie erleben, oder ob sie es nur innerlich ermpfinden, sie nutzen in jedem Fall ihre autonomen Mappings, um ihre Reaktion zu verfolgen und ihre Vorstellungsbilder so anzupassen, daß sie einer neuronalen Anforderung entsprechen, die ihnen die Aufrechterhaltung einer dem Spiel förderlichen Einstellung ermöglicht.

Geben Sie Ihren Therapiesitzungen einen spielerischen Charakter. Experimentieren Sie mit leichtem Geplänkel, oder rufen Sie gemeinsames Lachen hervor. Augenblicke realen Spiels wirken oft aktivierender als nur vorgestellte Spielerlebnisse. Wenn Sie in der Situation präsent sind und sich am interaktiven Spiel beteiligen, kann der Klient seine Grenzen testen und sich in den Bereich zwischen Spielfreude und Gefahr vortasten. Während er Veränderungen seines autonomen Zustandes verfolgt, können Sie über Ihr System für soziale Verbundenheit Signale für Sicherheit aussenden, um ihm zu helfen, im Bereich des Spiels zu bleiben und den Bereich, der Schutzreaktionen auslöst, zu meiden.

Durch Einbeziehung interaktiven Spiels in den Therapieprozeß lernen Klienten eine effektive neuronale Übung kennen, mit deren Hilfe sie ihr Nervensystem tonisieren können. Wiederholte Gelegenheit zum Spiel im Sinne der Polyvagal-Theorie stärkt das System für soziale Verbundenheit, und die Fähigkeit von Klienten zu schnellem und effektivem Abbau sympathischer Mobilisierung wird verbessert. Von der frühen Kindheit bis zum Lebensende haben wir das Bedürfnis zu spielen. Spiel mit anderen Menschen zusammen, nicht allein vor einem Computer, nährt uns, weil unser ANS mit dem ANS eines anderen Menschen resoniert.

Die Zartheit der Ruhe

Mit der Ruhe verbunden ist der Segen des Friedens.

— Eckhart Tolle

Beim Bemühen um die Sicherung unseres Überlebens sind wir voneinander abhängig. Wir müssen unsere Abwehrmechanismen neutralisieren und gemeinsam eine gefahrlose Immobilisierung erleben können, und zwar zunächst, um frühe Nahrungsbedürfnisse befriedigen zu können, und später, um immer wieder Augenblicke intimer Verbundenheit zu erleben. Wie können wir den Zustand der Ruhe erreichen, ohne einen Shutdown auszulösen? Im Sinne der Polyvagal-Theorie setzt ein Zustand der Ruhe voraus, daß der alte dorsal-vagale und der neue ventral-vagale Schaltkreis kooperieren. Diese Kombination ermöglicht uns, eine Immobilisierung ohne Furcht zu erleben. Im Laufe der Entwicklungsgeschichte hat sich das Immobilisierungssystem so weiterentwickelt, daß es Bedürfnisse nach Nähe unterstützt (Porges 2009b/2010b, Kap. 15, S. 183–301). Wir können den dorsal-vagalen Schaltkreis zur Unterstützung sozialer Verhaltensweisen, die Ruhe erfordern, nutzen. Gehen Immobilisierungshandlungen mit Gefühlen der Verbundenheit einher – Gefühlen, die keine Abwehrreaktion auslösen –, ist Immobilisierung ohne Furcht möglich (Devereaux 2017).

Erlebnisse der Immobilisierung ohne Furcht haben viele Formen. Stilles Zusammensitzen mit einem anderen Menschen, frei von dem Bedürfnis, den Raum mit Worten zu füllen, ist ein Ausdruck des Gefühls, im Ruhezustand sicher zu sein. Zur Selbstreflexion ist fähig, wer sich nach innen wenden und still werden kann. Bei der Interaktion mit größeren Systemen sind wir täglich gefordert, von Zuständen der Aktivität in solche der Ruhe zu wechseln. Erlebnisse dieser Art sind für Menschen, deren Nervensystem Gefahrensignale produziert, sobald auch nur eine winzige Bewegung in Richtung Immobilisierung stattfindet, schwer zu ertragen. Noch größer wird die Belastung, wenn das Erleben einer Immobilisierung ohne Furcht physischen Kontakt einschließt (Halten der Hände, eine Umarmung, Tanzen in den Armen eines Partners, sexuelle Intimität). Sogar neben einem geliebten Menschen zu schlafen ist für die Fähigkeit zur Immobilisierung ohne Furcht eine Belastung. Gefahrlos in den Zustand der Ruhe wechseln zu können setzt voraus, daß der ventrale Vagus die Fluchtbewegungen des SNS einschränken und zum dorsalen Vagus in Verbindung treten kann, während gleichzeitig seine Tendenz, eine schützende Dissoziation zu initiieren, gehemmt wird.

Für viele Klienten ist es sehr schwer, in einer Atmosphäre der Sicherheit ruhig zu werden. Ohne ausreichende Signale für Sicherheit, die vom System für soziale Verbundenheit eines anderen Menschen stammen und durch die Co-Regulation ermöglicht wird, in Verbindung mit mangelnder Fähigkeit zu individueller Regulation mit Hilfe einer zuverlässigen Vagusbremse, verläßt das ANS rasch den Zustand der Verbundenheit, kollabiert und verfällt in den Zustand der Dissoziation. Mittels autonomer Experimente, durch die Mikro-Momente der Immobilisierung ohne Furcht erzeugt werden, lassen sich autonome Reaktionsmuster so verändern, daß sie Sicherheit und Vertrauen in intimen Verbindungen fördern.

ÜBUNG

Die Erzählung der Ruhe erforschen

Benenne es

Worte ermöglichen einen sanften Eintritt in das autonome Erleben. Dieses Top-down-Erleben von Ruhe ist für Klienten oft ein Anfangspunkt, den sie als sicher empfinden.

- Experimentieren Sie mit verschiedenen Wörtern, die das Erleben gefahrloser Immobilität beschreiben (z. B. still, ruhig, inaktiv, im Ruhezustand, umschlungen, gehalten). Lassen Sie Ihren Klienten feststellen, welche autonome Reaktion diese Wörter bei ihm hervorrufen und welche Überzeugungen mit dem betreffenden Zustand jeweils verbunden sind. Helfen Sie Ihrem Klienten, ein Wort zu finden, das sein Erleben von Ruhe mit dem Gefühl der Sicherheit verbindet.

Beobachte es

Ein Vorstellungsbild aus einem Beobachterzustand heraus zu betrachten ist eine Möglichkeit der Dosierung eines Erforschungserlebnisses.

- Bitten Sie Ihren Klienten, ein Bild der Ruhe zu beschreiben. Wie sieht ein sicherer Augenblick der Immobilisierung aus? Kann er, wenn er sich dieses Bild vergegenwärtigt, sein Sicherheitsgefühl aufrechterhalten? Durch welche Wörter läßt sich das Erlebnis ankern?

Stelle es dir vor

Geführte Imagination erweckt das Erlebnis unter Einbeziehung mehrerer Sinne zum Leben und ermöglicht, mit der Verkörperung des Zustandes der Immobilisierung ohne Furcht zu experimentieren.

- Lassen Sie Ihren Klienten sehr detaillierte Vorstellungsbilder vom Gefühl gefahrloser Immobilisierung ohne Furcht entwickeln. Geleiten Sie ihn zu einem verkörperten Erleben des Vorstellungsbildes. Anfangs könnte das Erleben des Bildes für den Klienten einen Mikro-Moment lang das »genau richtige« Erlebnis sein. Helfen Sie ihm, solche Mikro-Momente wiederholt zu erleben, und stellen Sie fest, wie er auf das Hinzufügen weiterer Signale für Sicherheit reagiert, die seine Fähigkeit, das sichere Verweilen in Stille zu erleben, länger möglich machen sollen.

Erlebe es

Experimente in Realzeit in der sicheren Situation der therapeutischen Beziehung versetzen Klienten in die Lage, mittels Co-Regulation ihr dorsal-vagales System für die Immobilisierung zu nutzen, ohne in eine Schutzreaktion zu verfallen.

- Lassen Sie den Klienten erforschen, wie er sich in den Zustand physischer Ruhe versetzen kann. Wechseln Sie allmählich von der Bewegung in den Zustand der Ruhe, und registrieren Sie dabei Veränderungen des autonomen Zustandes. Diese können stark oder eher subtil sein – weshalb sie Augenblick für Augenblick verfolgt werden sollten. Bitten Sie den Klienten, über sein autonomes Erleben zu berichten, und verfolgen Sie es mit ihm.

- Nutzen Sie Situationen im Laufe der Therapiesitzung, in denen Sie schweigend zusammensitzen können. Versetzen Sie sich in den Zustand der Ruhe, indem Sie Ihre eigenen ventral- und dorsal-vagalen Schaltkreise miteinander verbinden und dem Klienten empfehlen, die Signale für Sicherheit zu spüren, die von Ihrer Ruhe ausgehen. Unterstützen Sie den Klienten, indem Sie die Veränderungen seines autonomen Zustandes verfolgen. Welche Signale genau helfen ihm, Ruhe und Stille als der Verbundenheit förderlich statt als lebensbedrohlich zu empfinden? Spielen Sie mit subtilen Veränderungen, und verfolgen Sie die dadurch eintretenden Zustandsveränderungen und die jeweils damit verbundenen Erzählungen.

- Falls Ihre Arbeitsweise Berührungen der Hände (Händeschütteln oder Händehalten) einschließt, können Sie diese zur Erforschung von Augenblicken der Immobilisierung ohne Furcht nutzen.

Experimentieren Sie

Indem Sie Möglichkeiten der Immobilisierung in einer Atmosphäre der Sicherheit im Alltagsleben finden, können Sie das Übungsfeld über die Therapiesitzungen hinaus erweitern und die »kleinen und häufigen« Gelegenheiten schaffen, die zur Umgestaltung autonomer Reaktionsmuster notwendig sind.

- Helfen Sie Ihrem Klienten, eine Liste kleiner Experimente für die Zeit zwischen den Sitzungen zusammenzustellen. Darauf kann vermerkt sein, in sozialen Situationen und im beruflichen Umfeld Augenblicke der Stille zu finden, Momente der Selbstreflexion einzuplanen, in einem Gespräch Stille zuzulassen, sich darin zu üben, neben einem anderen Menschen zu sitzen, und sich eine andere Person zu suchen, mit der man physischen Kontakt, etwa in Form des Händehaltens und Umarmens, üben kann.

Ehrfurcht

Verweile bei der Schönheit des Lebens.
Betrachte die Sterne, und sieh dir selbst
bei deinem Lauf mit ihnen zu.
— Marc Aurel

Ehrfurcht ist mit einer Empfindung des Staunens verbunden. Sie bewegt sich »im oberen Bereich der Freude und an den Grenzen der Furcht« (Keltner & Haidt 2003, S. 297). Wir fühlen uns klein und gleichzeitig mit etwas weitaus Größerem, als wir selbst es sind, verbunden, und dieses Gefühl der Verbundenheit weckt in uns die Bereitschaft, uns mitzuteilen und uns zu engagieren (Piff, Dietze, Feinberg, Stancato & Keltner 2015). Ehrfurcht beschenkt uns nicht mit materiellen Gütern oder durch sozialen Austausch, sondern durch geistanregende Erlebnisse, wie die Natur, die bildende Kunst und die Musik sie bieten (Shiota, Keltner & Mossman 2009). Wir empfinden Ehrfurcht beim Anblick von Bergen und Meeren, beim Erleben von Sturm und Brandung sowie angesichts majestätischer Naturschauspiele (Keltner & Haidt 2003).

Ehrfurcht verändert die Art, wie wir zu denken gewöhnt sind. Wir treten dabei einen Augenblick lang aus uns selbst und unserer gewohnten Art, in der Welt zu sein, heraus. In den meisten Fällen erleben wir Ehrfurcht nicht in Situationen sozialen Austauschs, sondern wenn wir allein sind. Solche Erlebnisse scheinen einen Moment der Ruhe zu fördern, der den Eindruck hervoruft, die Zeit verlangsame sich (Rudd, Vohs & Aaker 2012). Die Nachwirkungen des Erlebens von Ehrfurcht jedoch versetzen Menschen in einen Zustand der Neugier und animieren sie, zu anderen in Verbindung zu treten und sich auf sie einzustimmen. In physiologischer Hinsicht verringert das Erleben ehrfürchtigen Staunens offenbar die Gefahr von Entzündungsreaktionen (Stellar, Cohen, Oveis & Keltner 2015), und das tägliche Erleben kurzer Momente dieser Art erhöht die Wahrscheinlichkeit zukünftigen Wohlbefindens (Gordon, zitiert in Keltner 2016). Ich übe mich täglich in Ehrfurcht, indem ich am Morgen in die Natur gehe und unter den Sternen stehe. Dort fühle ich mich als Teil von etwas so Großem, daß ich es nicht in Worte fassen kann. Ich suche dann am Himmel den Großen Wagen und stelle mir vor, daß er die Welt mit der Fülle seines Reichtums überhäuft.

Ehrfurcht manifestiert sich in außergewöhnlichen Augenblicken ebenso wie in alltäglichen Erlebnissen. Gelegenheiten, kleine Momente der Ehrfurcht zu erleben, können uns überall begegnen, und doch fehlt uns die Ehrfurcht oft im Leben. Weil Menschen Ehrfurcht häufig in Abgeschiedenheit erleben, fällt es Klienten ohne zuverlässige soziale Unterstützung manchmal leichter, zum bereichernden Erlebnis der Ehrfurcht in Kontakt zu treten. Viele verspüren den Wunsch, in eine Umgebung zurückzukehren, in der sie einmal Ehrfurcht erlebt haben (Shiota, Keltner & Mossman 2009). Deshalb ermuntert sie die Wiederbegegnung mit Augenblicken der Ehrfurcht und ermutigt sie dazu, sich täglich der Ehrfurcht zu öffnen. Die positive Wirkung kurzer Momente der Ehrfurcht macht das Bemühen um tägliche Erlebnisse der Ehrfurcht zu einer interessanten Möglichkeit, Klienten zu helfen, ihre ventral-vagalen Fähigkeiten zu stärken.

Die Verlangsamung aller Aktivitäten ist so etwas wie eine unverzichtbare Voraussetzung für die Fähigkeit, ehrfurchtweckende Situationen zu erkennen. Allerdings sind Erlebnisse manchmal so ehrfurchtgebietend, daß wir sogar in der Geschäftigkeit unseres Alltagslebens ehrfürchtig erschauern. Auch Musik und bildende Kunst sind verläßliche und leicht zugängliche Möglichkeiten, ehrfürchtiges Staunen zu erleben. Die Natur in ihrer Unermeßlichkeit mit ihren manchmal atemberaubenden Mustern weckt bei uns Menschen immer wieder Gefühle der Ehrfurcht. Und Erlebnisse dieser Art befreien uns aus der Begrenztheit unseres täglichen Selbsterlebens.

ÜBUNG

Zum Gefühl ehrfürchtigen Staunens in Verbindung treten

Sprechen Sie mit Ihren Klienten über die positiven Wirkungen von Ehrfurcht, und machen Sie sich mit ihnen die Vielzahl ehrfurchterweckender Augenblicke bewußt, die sie nicht nur in außergewöhnlichen, sondern auch in alltäglichen Situationen erleben. Unterstützen Sie sie darin, in ihrem Alltag Ehrfurcht weckende Erlebnisse als solche zu erkennen, und entwickeln Sie mit ihnen eine tägliche Übung der Ehrfurcht.

- Nehmen Sie sich fest vor, jeden Tag einen Ehrfurcht weckenden Augenblick zu entdecken.
- Treten Sie zur Natur in Kontakt, und suchen Sie in den Mustern der Natur nach Ehrfurcht weckenden Momenten. Das können Sie in der Natur tun und indem Sie sich Abbildungen von Naturszenen anschauen.
- Machen Sie es sich zur Gewohnheit, Zeit in einer natürlichen Umgebung zu verbringen und sich bewußt zu machen, daß Sie ein kleiner Mensch in der unermeßlichen Weite des Planeten Erde sind.
- Experimentieren Sie mit Musik, und suchen Sie nach Werken, die Sie mit Staunen und Ehrfurcht erfüllen.
- Zu Orten, an denen wir ehrfürchtiges Staunen erlebt haben, fühlen wir uns immer wieder hingezogen, und eine Möglichkeit, sich auf diese Orte zu besinnen, besteht darin, ein spezielles Tagebuch für sie anzulegen. Wo befinden sich für Sie persönlich Orte alltäglichen Staunens, die Sie leicht aufsuchen können? Und wo liegen Ihre Orte außergewöhnlichen Staunens?

Erhebung

Meine Religion ist Güte.
— Der XIV. Dalai Lama

Ehrfurcht und Erhebung gehören zur gleichen Familie von Emotionen. Erhebung wurde erstmals von Thomas Jefferson als die Art beschrieben, auf die das Miterleben eines Aktes der Wohltätigkeit den starken Wunsch weckt, sich wohltuenden und wohltätigen Handlungen zu widmen (Algoe & Haidt 2009). Haidt beschreibt Erhebung als »ein warmes, erbauliches Gefühl, das Menschen erleben, wenn sie Zeugen unerwarteter Handlungen menschlicher Güte, der Freundlichkeit, des Mutes oder des Mitgefühls werden. Solche Erlebnisse wekken in Menschen den Wunsch, anderen zu helfen und selbst bessere Menschen zu werden« (Keltner & Haidt 2003, S. 305). Dem Gefühl der Erhebung wohnt die Macht inne, Wellen der Güte in die Welt zu senden, wodurch Zeugen guter Taten selbst zu Wohltätern werden (Haidt 2000). Das Erlebnis der Erhebung aktiviert sowohl sympathische als auch ventral-vagale Schaltkreise (Piler, Saslow & Saturn 2015) und wird meist in Form von Gänsehaut, Tränen in den Augen und eines Wärmegefühls in der Brust empfunden (Algoe & Haidt 2009).

Das Anhören von Berichten über Akte der Güte und das Anschauen von Videos über altruistische Handlungen sind Möglichkeiten, erhebende Erlebnisse zu fördern. Falls zutrifft, was Jefferson erklärte – daß Erhebung eine Möglichkeit ist, »unsere tugendhaften Veranlagungen zu trainieren und sie dadurch zu stärken« (Jefferson, zitiert in Algoe & Haidt 2009) –, ermöglichen Erlebnisse der Erhebung Klienten, ihr Nervensystem zu tonisieren.

Das Leben von Klienten wird durch Erlebnisse des Spiels, der Ruhe, ehrfürchtigen Staunens und der Erhebung bereichert. Für viele Klienten ist eines dieser wichtigen Erlebnisse (oder auch mehrere) eine zu starke neuronale Herausforderung, was zur Folge hat, daß ihnen diese nährenden Ressourcen im Alltagsleben fehlen. Ohne die Fähigkeit zu spielen, sich im Zustand der Ruhe sicher zu fühlen, im Alltag Ehrfurcht zu erleben und sich von Erhebung inspirieren zu lassen, verliert das Alltagsleben einen Teil seiner Strahlkraft. Die genannten komplexen autonomen Pfade sind sowohl für die Tonisierung des Nervensystems von Wert, als auch unverzichtbare Bestandteile eines gut gelebten und geliebten Lebens.

TEIL IV
Zusammenfassung

> *Glücklich zu sein ist keine Sache der Intensität, sondern des Gleichgewichts, der Ordnung, des Rhythmus und der Harmonie.*
>
> — THOMAS MERTON

Das Autonome Nervensystem ist ein komplexes System, das sowohl zur Co-Regulation als auch zur Selbstregulation in der Lage ist. Unsere erste Regung führt uns in Richtung Regulation durch Verbundenheit; sind die sicheren Verbindungen dieser Art jedoch entweder nicht erreichbar oder unzuverlässig, geht das Autonome Nervensystem zur Selbstregulation über. Die meisten Klienten kommen zur Therapie, weil sich ihr Nervensystem aus der Verbundenheit zurückzieht und sich der Schutzsuche zugewandt hat. Vielen Klienten ist die Co-Regulation nicht vertraut, sie empfinden sie als beängstigend, sie erscheint ihnen als etwas, das sie besser meiden sollten, und ihre Selbstregulationsversuche basieren auf den überlebenssichernden Reaktionen des Sympathischen Nervensystems und des dorsalen Vagus.

Im Sinne der Polyvagal-Theorie können Sie Klienten helfen, die aktiven Interventionspfade zur Veränderung dieser habituellen Reaktionen zu nutzen. In den Kapiteln des Teils IV wurden sowohl interaktive als auch individuelle Möglichkeiten erläutert, mit Klienten an der Umgestaltung ihrer autonomen Pfade zu arbeiten. Beginnen sie, die Muster ihres ANS zu verändern, lernen sie allmählich, auf ihre Fähigkeit zur Co-Regulation zu vertrauen, und wechseln zur Selbstregulation aus einem ventral-vagalen Zustand heraus. Wenn das Autonome Nervensystem eines Klienten sowohl zur Co-Regulation als auch zur Selbstregulation in der Lage ist, kann der Betreffende sich von seinen aus der Vergangenheit stammenden Bedürfnissen nach Schutz befreien und sich ein System zu eigen machen, das Freude in der Verbundenheit findet.

Zum Abschluß

Die meisten grundlegenden wissenschaftlichen Ideen sind in ihrem Wesen einfach, und man kann sie in allgemeinverständlicher Sprache ausdrücken.

— Albert Einstein

Die gemeinsame Sprache beinhaltet die von allen verstandenen Bezugnahmen, Vorstellungen, Erlebnisse und Interaktionen, welche das Fundament einer starken Kommunikation bilden; dies ist die Sprache, die sich entwickelt, wenn Partner zusammenarbeiten (IGI Global Dictionary). Wir sind von Geburt an dazu veranlagt, verbunden sein zu wollen, und eine der Arten, auf die wir in Verbindung treten, besteht darin, zu kommunizieren. Eine gemeinsame Sprache zu benutzen fördert das Verständnis und schafft einen Bezugsrahmen für Interaktionen (Thomas & McDonagh 2013). Wir fühlen uns dann in Sicherheit, weil wir »auf der gleichen Wellenlänge« zu sein glauben. Die Polyvagal-Theorie ist die Sprache des ANS. Durch die Weiterentwicklung dieser gemeinsamen Sprache schaffen wir eine Basis für eine Art der Kommunikation, die Verbundenheit fördert.

Eine gemeinsame Sprache zu entwickeln kostet Zeit und setzt eine Intention voraus (Thomas & McDonagh 2013). Wenn Sie sich dafür entscheiden, Ihrer therapeutischen Arbeit eine Grundlage zu geben, indem Sie ein Bewußtsein für die Situation des ANS entwickeln, setzt das die feste Absicht voraus, die Sprache der Polyvagal-Theorie fließend zu beherrschen und sich die Mühe zu machen, diese Sprache auch Klienten beizubringen. Sie können »von innen nach außen« lernen, indem Sie die in diesem Buch beschriebenen Übungen zunächst selbst ausprobieren und diese Art zu arbeiten dann in die eigene klinische Praxis integrieren.

Eine Therapie im Sinne der Polyvagal-Theorie berücksichtigt die Rolle des ANS bei der Entstehung unserer physiologischen Erlebnisse und psychischen Erzählungen und bietet Strategien an, die den Rhythmus der Regulierung zur Förderung von Veränderungen nutzen. Erste wissenschaftliche Untersuchungen haben den Nachweis erbracht, daß eine Verbesserung der Flexibilität der Reaktionen des ANS möglich ist (Kok & Fredrickson 2010) und daß Bemühungen um

Ausgewogenheit der ANS-Reaktionen eine effektivere Steuerung der Ausschüttung von Neurotransmittern ermöglichen können (Jerath, Crawford, Barnes & Harden 2015). Eine interessante Untersuchung über die buddhistische »Meditation über liebende Güte« kam zu dem Ergebnis, daß sich bei dieser Meditationspraxis nicht nur der autonome Zustand der Meditierenden verändert, sondern auch bei einer im gleichen Raum anwesenden Person, der nicht klar war, daß ihr die Meditierenden die »vier Gedanken liebender Güte« geistig zusendeten, eine Zustandsveränderung im Sinne parasympathischer Regulierung und ein Zuwachs an Wohlbefinden eintrat (Shaltout, Tooze, Rosenberger & Kemper 2012). Die Energie des ventralen Vagus kann einen starken Welleneffekt erzeugen.

Indem Sie Ihren Klienten die Grundlagen der Polyvagal-Theorie erläutern, beginnen Sie mit der Entwicklung einer gemeinsamen Sprache und schaffen so die Voraussetzungen für therapeutische Arbeit auf der Basis des ANS. Die anfängliche Mapping-Sequenz wendet diese Sprache auf die konkrete Situation in der therapeutischen Praxis an, und die zusätzlichen Kartierungen und Verfahren zur Verfolgung des Geschehens erschließen verschiedene Möglichkeiten, so daß Sie auf die Präferenzen eines Klienten eingehen können. Wenn wir im Umgang mit unseren Klienten die Sprache der Polyvagal-Theorie nutzen, verändert das unsere Aktivität und Teilhabe in der Therapie völlig. Indem wir uns mit diesem Ansatz vertraut machen, lernen wir, auf der Leiter der autonomen Reaktionen emporzusteigen. Durch Erläuterung des Verständnisrahmens der autonomen Hierarchie und seine Anwendung auf die konkrete Situation helfen wir unseren Klienten, »sich der Situation gewachsen zu zeigen.«

Die kurzen klinischen Erzählungen, die im folgenden geschildert werden, vermitteln einen umfassenderen Eindruck davon, wie die Anwendung der Polyvagal-Theorie in der Praxis vonstatten gehen könnte. Die erste dieser Vignetten habe ich *Ramonas Geschichte* genannt, weil die Klientin, um die es darin geht, mich an die draufgängerische und temperamentvolle Ramona aus Beverly Clearys Kinderbüchern erinnerte. Die Geschichte berichtet über die Arbeit einer Kollegin mit einem Kind, das sich durch ein kreatives Mapping-Erlebnis eine Möglichkeit erschloß, gesehen und verstanden zu werden. In der zweiten Vignette, *Eine polyvagale Erfolgsgeschichte*, schildert eine andere Kollegin ihre Arbeit mit einem Kind, das sehr früh eine unsichere Bindung erlebt hatte und infolge dessen mit starker Reaktivität kämpfte, die es nicht verstand und mit der es auch nicht umgehen konnte. Die Vignette vermittelt einen Eindruck davon, weshalb die Fähigkeit, den autonomen Zustand zu regulieren, ein hochwirksamer Faktor des Wandels ist. Die dritte Erzählung, *Der Umgang mit komplexen*

Traumata auf der Grundlage der Polyvagal-Theorie, berichtet über meine eigene Arbeit mit einem Klienten, der komplexe Traumata erlebt und vergeblich schon viele therapeutische Ansätze ausprobiert hatte.

Ramonas Geschichte

Ramona ist eine neunjährige Klientin von mir. Einer der Gründe, derentwegen sie zu mir gekommen ist, sind ihre wie aus heiterem Himmel einsetzenden Wutausbrüche und ihre Frustrationsempfindungen. Oft betreffen diese Anwandlungen sowohl physisch als auch verbal ihre jüngere Schwester, und sie wird in der Schule und im sozialen Kontakt mit Gleichaltrigen immer wieder deswegen zur Rede gestellt. Aufgrund solcher Erlebnisse wirkt Ramona oft wie ein »Häufchen Elend«. Was nach Episoden autonomer Dysregulation solche Wut- und Aggressionsanfälle auslöste, war ihr völlig unklar.

Seit wir zusammenarbeiteten, fühlte sich Ramona mit dem IFS-Ansatz (Therapie des inneren Familiensystems) so wohl wie eine Ente im Wasser. Sie formte ihre »Teile« aus Ton, zeichnete sie und entwickelte im Sandkasten Geschichten über sie. Sie erklärte mir, sie habe zu verstehen gelernt, was mit ihren Teilen im Gange sei, und das habe ihr tatsächlich geholfen, sich besser und weniger wütend zu fühlen. Sie bekam aber trotzdem immer wieder Wutanfälle, ihr Weinen in Gegenwart ihrer Familie und in sozialen Situationen ließ nicht nach, und es war ihr weiterhin nicht möglich, mit ihrer Mutter oder mir darüber zu sprechen, was mit ihr los war.

Ich erläuterte Ramona die Polyvagal-Theorie, indem ich auf mein Whiteboard mit einem schwarzen löschbaren Stift eine Leiter zeichnete und ihr die drei Zustände des ANS beschrieb. Sie verstand sofort, worum es ging. Ich schlug ihr vor, selbst eine Leiter zu zeichnen; daraufhin wischte sie meine Leiter aus und zeichnete mit farbigen abwaschbaren Markerstiften eine neue. Das obere Drittel zeichnete sie grün, das mittlere rot und das untere blau. Das Resultat war wunderschön. Sie hatte die einzelnen Abschnitte instinktiv durch Farben markiert. Sie war neugierig auf das Aussehen der Übergänge zwischen den einzelnen Zuständen und vermischte auf Schmierpapier verschiedene Kreidefarben, weil sie eine ganz bestimmte Schattierung produzieren wollte, die die Bereiche zwischen den drei Zuständen markieren sollte.

Als nächstes entwickelten wir ein Mapping vom Tagesablauf der Klientin auf Basis ihrer autonomen Zustände. Sie teilte das Whiteboard in Zonen auf und vermerkte darin, welche Tageszeiten sie beobachten wollte. Mit Hilfe farbiger Schaumstoffblöcke markierte sie die verschiedenen Arten von Situationen, die sie im Laufe des Tages beobachtete. Sie war sehr konzentriert, während sie mit äußerster Sorgfalt die roten, blauen und grünen Blöcke immer wieder neu arrangierte, bis sie sicher war, daß die Abfolge korrekt war. Besonders wichtig war eine Situation, in der Ramona veranschaulichte, wie sie zu einem bestimmten Zeitpunkt in der Schule vom ventral-vagalen zum sympathischen, dann zum dorsal-vagalen Zustand und von diesem wieder zum sympathischen und schließlich erneut zum dorsal-vagalen wechselte.

Ich wartete, bis die Klientin ihren gesamten Tagesverlauf auf diese Weise dokumentiert hatte, und wies sie dann auf die roten (sympathischen) und blauen (dorsal-vagalen) Blöcke in ihrem ansonsten größtenteils grün markierten (ventral-vagalen) Tag hin. Ich fragte sie, ob sie noch wisse, was in der Zeitspanne ihres Mappings, in der so oft Zustandsveränderungen eingetreten waren, geschehen sei. Daraufhin erwähnte Ramona mir gegenüber erstmals einen ihrer autonomen Kollapse, über die ihre Mutter mich informiert hatte. Mit Hilfe der farbigen Schaumstoffblöcke war es ihr gelungen, mir die Ereignisfolge, die sie erlebt hatte, zu schildern und was in dieser Zeitspanne in ihr vor sich gegangen war. Dies ermöglichte mir, ihr in ihrem bislang für sie unbeschreibbaren, beängstigenden und einsamen Erleben zum erstenmal beizustehen.

Ich verfolge nun mit Hilfe der Polyvagal-Theorie ihre autonomen Reaktionen auf Geräusche, Menschen in ihrer Umgebung und viele andere Stimuli und kann ihr in ihren bisher isolierenden autonomen Erlebnissen beistehen, sie sehen, fühlen und hören.

Eine polyvagale Erfolgsgeschichte

Als ich meinen Klienten fragte, weshalb er sich in eine Therapie begeben hätte, antwortete er, er wolle etwas gegen seine starke Reaktivität tun. Ich hatte gerade ein Training über die Polyvagal-Theorie abgeschlossen, und mir war klar geworden, daß sie unglaublich nützlich ist, wenn man Menschen helfen will, ihr Leben schnell zu verändern. Deshalb beschloß ich, diesen Klienten im Sinne der Polyvagal-Theorie zu behandeln. Ich erklärte ihm die Grundbegriffe der Theorie, und anschließend begannen wir mit dem Mapping für das persönliche Profil. Dabei zogen wir Beispiele aus unserer bisherigen Arbeit, aus seinem Leben zu Hause sowie aus Situationen mit seiner Partnerin und seinem sechsjährigen Kind heran, um seine momentane Position auf der Leiter autonomer Zustände festzustellen. Innerhalb weniger Wochen lernte er, seinen autonomen Zustand zu erkennen. Auch wurde ihm schnell klar, wann er sich im Zustand des Kollaps und in dem der Mobilisierung befand, und er entwickelte Interesse daran herauszufinden, was diese Zustände jeweils hervorrief. Anschließend arbeiteten wir das Mapping der Trigger und Glimmer durch, was ihm ermöglichte, zu Hause in seinen Interaktionen mit seiner Partnerin und seinem Kind nicht nur die Trigger, sondern auch die Glimmer zu erkennen. Das Mapping regulierender Ressourcen beschäftigte uns in den folgenden Sitzungen, und mein Klient war begeistert darüber, daß er über eine ganze Liste von Möglichkeiten, seinen autonomen Zustand zu verändern, verfügte. In den Sitzungen hielt ich stets ein unausgefülltes Leiter-Formular bereit, und wir erforschten jede Woche neue Erlebnisse aus autonomer Perspektive. So gewöhnte er sich allmählich an, seine täglichen Interaktionen aus dieser Sicht zu betrachten. Indem er Erlebnisse bestimmten autonomen Zuständen zuordnete, sie entsprechend benannte und sich von den damit verbundenen Erzählungen fernhielt, konnte er mit vielen Arten, den Zustand der Regulation wiederherzustellen, experimentieren. Mit Hilfe seines ANS gelang es ihm, die Veränderungen zu erkennen, und er lernte, sich an physiologischen Signalen zu orientieren. Die Frage »An welcher Stelle auf Ihrer Leiter ist diese Überzeugung einzuordnen?« wurde für ihn sehr wichtig.

In besonders schwierigen Situationen half es meinem Klienten, sich einen früheren Zeitpunkt seiner Lebensgeschichte zu vergegenwärtigen und sich klarzumachen, daß er nur wenig Gelegenheiten zur Co-Regulation gehabt hatte und daß dieser Umstand seine Muster des Strebens nach Verbundenheit und nach Schutz stark beeinflußt hatte. Oft wechselte er häufig zwischen dem sympathischen und dem dorsal-vagalen Zustand, und es gelang ihm, die Erzählungen zu identifizieren, die diesen Zirkel aufrechterhielten. Wir erforschten sein dorsal-vagales Erleben und versuchten herauszufinden, was für seine Sicht der Situation am unteren Ende der Leiter charakteristisch war. Von seiner Erzählung befreit, gelang es ihm schnell, seinen Zustand zu regulieren und auf der Leiter wieder emporzusteigen. Sobald ihm klar wurde, daß er dazu in der Lage war, wendeten wir uns wieder der Erzählung über seinen dorsal-vagalen Kollaps zu und untersuchten, wie sich diese Erzählung veränderte, während er zunächst zum Zustand sympathischer Mobilisierung und dann zu dem der ventral-vagalen Regulation emporstieg.

Mein Klient berichtete über einen generellen Rückgang seiner Reaktivität und darüber, daß er die neue Art, mit den Menschen in seiner Umgebung zu interagieren, genoß. Sein ursprüngliches Behandlungsziel erreichte er in weniger als acht Monaten, verlängerte dann die Abstände zwischen Therapiesitzungen, in denen es nun um die Stärkung seiner Fähigkeit, den Zustand autonomer Regulation aufrechtzuerhalten, ging. Am verblüffendsten war, wie er darüber staunte, daß er sein tägliches Erleben in so kurzer Zeit so tiefreichend hatte verändern können. So erfreut wie mein Klient über die Effizienz unserer Arbeit war, so sehr freute ich mich über diese Gelegenheit, die Polyvagal-Theorie als primäre Behandlungsmodalität zu nutzen. Natürlich war die Effektivität der neuen Methode auch für mich ein Grund zu großer Freude.

Der Umgang mit komplexen Traumata auf der Grundlage der Polyvagal-Theorie

Du fragst, welchen Fortschritt ich gemacht habe?
Ich habe angefangen, mir selbst ein Freund zu sein.
— Hecato

Dies ist die Geschichte der ersten vier Jahre meiner Arbeit mit einer Klientin, die ein komplexes Trauma erlebt hatte. Sie kam zu mir, nachdem sie schon mit vielen anderen Therapeuten zu arbeiten versucht und dabei viele Therapiearten kennengelernt hatte. Doch sie alle hatten bei ihr das Gefühl hinterlassen, sie sei »schwieriger« als alle anderen Klienten. Nach all diesen Erlebnissen fragte sie sich, warum es ihr nicht gelang zu genesen. Sie beschrieb ihr Leben als von tiefer Hoffnungslosigkeit, Furcht und Angst geprägt. Sie erklärte mir, keine Behandlung habe ihr bei ihrem Ringen um Genesung geholfen. Sie hatte zwar gelernt, ihre Probleme auf viele verschiedene Arten zu beschreiben, sah sich aber nicht in der Lage, sich von ihnen zu befreien. Medikamente und Psychotherapie hatten ihre Erlebnisse noch verschlimmert, ihre Scham verstärkt und ihre Verzweiflung vergrößert. Schon der kleinste Versuch, ihre Traumavorgeschichte zu erforschen, weckte in ihr das Gefühl, »mit einem Kopfsprung erneut in das Trauma einzutauchen.« Sie sehnte sich nach Stabilisierung, doch es war ihr nie gelungen, sie zu finden. Sie fand sie weder im Kontakt mit anderen Menschen noch bei sich selbst oder in ihrem Körper. Im Alltagsleben gab es für sie keine

Sicherheit. Als ich dieser Klientin die Polyvagal-Theorie vorstellte, reagierte sie darauf mit starkem Widerstand, weil sie eine weitere therapeutische Katastrophe befürchtete. Doch weil sie so beharrlich um Heilung bemüht war, konnten wir diesen neuen Ansatz erproben.

Von Beginn unserer Arbeit an war der Klientin klar, daß ein wichtiger Teil des Prozesses darin bestand zu identifizieren, »was nicht geschehen war«. Ich nutzte die Polyvagal-Theorie mit ihrem Wissen über Verbundenheit, um den Mangel an frühen Erlebnissen der Co-Regulation bei ihr zu erforschen, und erläuterte ihr in diesem Zusammenhang, wie sich Erlebnisse auf das Nervensystem auswirken. Dies ermöglichte ihr, ein gewisses Selbst-Mitgefühl zu entwickeln. Sie merkte, daß es ihr schwerfiel, sich zu regulieren, weil sie dies nie gelernt hatte. Durch die Polyvagal-Theorie wurde ihr klar, daß es zwar bedauerlich war, daß sie in ihrer Kindheit nicht die Kunst der Co-Regulation und Selbstregulation erlernt hatte, daß ihr Nervensystem aber immer noch neue Muster entwickeln und sie ganz generell weiterhin lernen konnte.

Wir nutzten die therapeutische Beziehung, um mit Co-Regulation zu experimentieren. Die Klientin wußte, daß sie den Mangel an frühen Erlebnissen der Regulation beheben konnte, indem sie die Chance des Kontakts zu einer verläßlich gut regulierten Person nutzte. Konsistenz und Kontinuität erschienen ihr bei unserer Arbeit als besonders wichtige Qualitäten. Nachdem wir viele Monate lang zusammengearbeitet hatten, in denen sie zahlreiche verläßliche Gelegenheiten zur Co-Regulation hatte, beruhigte sich ihr vorher stark reaktives Nervensystem zunächst während der Therapiesitzungen, und die Neugier meldete sich. Im Laufe dieser Entwicklung hatte ich selbst Erlebnisse autonomer Dysregulation, und es war wichtig, daß ich sie der Klientin gegenüber erwähnte. Sie erklärte, die Tatsache, daß ich die Situation in meinem eigenen Nervensystem mitvollziehe und mich zu meinen eigenen Erlebnissen der Dysregulation bekenne, stärke ihr Vertrauen, daß das, was sie fühle, ihre Neurozeption, korrekt und ihr Vertrauen darauf, daß von mir keine Gefahr ausgehe, gerechtfertigt sei.

Wichtig war auch, daß die Arbeit auf der Ebene der autonomen Zustände ihre Erzählungen nicht in Frage stellte. Im Sinne der Polyvagal-Theorie wählten wir einen anderen Weg. Sie lernte, ihre autonome Reaktion von ihren Erzählungen über sich selbst zu trennen. Sie übte sich im Erkennen und Benennen und lernte, sich mit den eigenen Reaktionen zu beschäftigen. Ihr wurde klar, daß »aus der Haut zu fahren« eine adaptive überlebenssichernde Reaktion war, kein schwerwiegender Charakterfehler. Deshalb empfand sie keine Scham mehr, wenn sie einmal wieder aus der Haut fuhr. Befreit von ihrer Scham, wurde ihr klar, wie überlebenswichtig diese Art von Reaktionen einmal für sie gewesen waren, was ihr wiederum zu verstehen half, wie es dazu gekommen war, daß diese ihr Leben nun so unglaublich erschwerten.

Wie bei vielen Traumatisierten gab es auch bei meiner Klientin ein System, das, wie sie erklärte, »allergisch gegen Hoffnung« war. Ihr gefiel, daß die Polyvagal-Theorie nicht auf Hoffnung baute und auf wissenschaftlichen Erkenntnissen basierte. Nachdem sie die Grundlagen der Theorie verstanden hatte, schätzte sie die autonome Hierarchie ebenso wie die Tatsache, daß ihr System auf der Leiter der autonomen Zustände aufwärts in Richtung des Zustandes der Regulation strebte. Ihr Kindheitstrauma hatte diese Grundtendenz verändert, und die traumatischen Ereignisse in ihrem Leben als Erwachsene hatten ihre Neigung zu Schutzverhalten verstärkt. Sie war aber bereit, den wissenschaftlichen Erkenntnissen Glauben zu schenken, denen zufolge ihr ANS, wenn es die Möglichkeit erhielt, lernen konnte, sich auf neue Arten zu verhalten.

Sie beschrieb unsere Arbeit als »eine zuverlässige Zufuhr von Glimmern«, die sich, wie sie spürte, miteinander verbanden. Weil sie die Glimmer-Erlebnisse genoß, veränderten sich ihre Erzählungen subtil, da ihre Mikro-Momente ventral-vagaler Sicherheit nicht mit ihren alten Überlebenserzählungen in Einklang standen. Sie merkte, daß es ihr möglich war, Sicherheit zu erleben, und sie registrierte den delikaten Beginn neuer Erzählungen. Ihre chaotischen Momente erschienen ihr nun als weniger beängstigend und akzeptabler, und die Art, wie sie das Leben mit seinen häufigen Wechseln des autonomen Zustandes nun sah, unterschied sich sehr stark von ihrer vormaligen Sicht ihrer eigenen wesensmäßigen Unzulänglichkeit.

Nachdem sie gelernt hatte, ihre autonomen Zustände zu kartieren und zu beobachten, sich um Regulation zu bemühen und sie (sowohl interaktiv als auch individuell) zu erreichen, war es ihr schließlich möglich, Augenblicke verkörperter Sicherheit zu erleben. Kürzlich erklärte sie, Vertrauen sei für sie kein Attribut von Bedürftigkeit und Abhängigkeit mehr, sondern ein Anzeichen für Resilienz. Ihr gefalle, daß die Polyvagal-Theorie ihr zu realen Fertigkeiten im Beobachten ihres jeweiligen aktuellen Regulationsstatus verholfen habe, wobei es nicht darum gehe, ob sie etwas richtig oder falsch gemacht habe, und auch nicht um einen Wettstreit zwischen überlebenssichernden und die Hoffnung stärkenden Aktivitäten.

Meine Klientin sieht sich noch immer in einem Prozeß des Umbruchs. Ihre früher immer wieder durchbrechende Suizidalität war offenbar überwunden, und sie redet nun über häufiger werdende Erlebnisse verkörperter Sicherheit. Daß sie gelernt hat, Veränderungen ihres autonomen Zustandes zu verfolgen, verspricht ihr zwar keine permanente Behaglichkeit, ist aber für sie, wie sie sagt, »eine zuverlässige Möglichkeit, Zustände der Dysregulation zu tolerieren. Ich kann in meinen intensiven Augenblicken leben, sie registrieren und benennen, und ich vertraue darauf, daß mein System diese Zustände regulieren wird.«

Kürzlich reflektierte diese Klientin über ihre früheren Therapieerlebnisse. Sie erzählte, sie habe sich immer wieder um therapeutische Hilfe bemüht, und viele Therapeuten und Therapieverfahren hätten ihr vielleicht tatsächlich helfen können, aber ohne die Basis der Polyvagal-Theorie hätten ihre Bemühungen um Heilung zwangsläufig fehlschlagen müssen. Heute hat sie durch unsere Arbeit eine Basis geschaffen, die es uns ermöglicht, problemlos auf andere Therapien zurückzugreifen, um an ihren noch bestehenden Traumata zu arbeiten. Auch wenn wir andere Ansätze einbeziehen, bleibt die Polyvagal-Theorie die Grundlage, weil sie ermöglicht, den Fluß der autonomen Zustände zu verfolgen, die neuronale Belastung für eine bestimmte Sitzung richtig zu dosieren und sich der Weisheit des autonomen Systems anzuvertrauen. Durch das Wissen der Klientin über das ANS in Verbindung mit zuverlässigen Möglichkeiten der Co-Regulation und Selbstregulation ist bei der Klientin eine Neurozeption von Sicherheit entstanden, die uns bei der schwierigen Traumaverarbeitung unterstützt.

Die Sicht der Polyvagal-Theorie

I dwell in possibility.

— Emily Dickinson

Klinische Arbeit an Traumata beginnt im Sinne der Polyvagal-Theorie damit, daß Therapeut und Klient miteinander vertraut werden. Klienten haben oft das Gefühl, sie befänden sich ihrem ANS gegenüber in einer Art Kriegszustand, und sie fühlen sich von ihren Mustern der Dysregulation verraten. Als Therapeut sollte man sich angewöhnen, über die klinische Diagnose hinauszuschauen und die Klienten so dazu bringen, ihr Verhalten und ihre Überzeugungen als adaptive Reaktionen im Dienste des Überlebens zu verstehen. Im Zentrum eines auf der Polyvagal-Theorie basierenden Behandlungsmodells steht, Klienten zu helfen, sich von der Last der Scham zu befreien, die sie überall begleitet.

Das Mapping macht Klienten die häufig vorkommenden Reaktionen bewußt, die das ANS jedes Menschen produziert, und sie entdecken dadurch die einzigartigen Muster, die für ihr System charakteristisch sind. Statt ständig das Gefühl zu haben, man sei von irgend etwas »zu viel« (z. B. zu bedürftig, zu emotional, zu unbeständig, zu ängstlich oder zu instabil), können die Klienten sich als mit einem inneren Überwachungssystem ausgestattet neu definieren, das auf Gefahrensignale besonders empfindlich reagiert. Indem sie ihre Reaktionen registrieren, sie benennen und sich ihnen ohne Scham zuwenden, leiten sie einen Prozeß ein, in dessen Verlauf sie neue Arten zu navigieren erlernen. Während dieser Reorganisation ihrer inneren Welt werden die Veränderungen ihres autonomen Zustandes nuancierter. Sie erkennen neue Möglichkeiten der Regulation und beginnen, mit autonomen Triggern flexibler als vorher umzugehen.

Charakteristisch für jeden von uns sind unser Bedürfnis und unsere Fähigkeit zur Co-Regulation. »Die Polyvagal-Theorie ... zwingt die Aufmerksamkeit, sich vom Einzelnen abzuwenden und sich statt dessen mit dem Einzelnen im Kontext zu befassen« (Porges 2016, S. 5). Die Polyvagal-Theorie erkennt bei ihrer Anwendung in einem therapeutischen Kontext an, daß Co-Regulation eine unabdingbare Voraussetzung für Selbstregulation ist und daß eine Traumavorgeschichte den Mangel an Erlebnissen sicherer und zuverlässiger Co-Regulation impliziert. Wir erkennen an, daß Co-Regulation keine Abhängigkeit kreiert, sondern die Grundlage für die Selbstregulation und Resilienz unserer Klienten schafft, und in diesem Bewußtsein nutzen wir die therapeutische Beziehung, um viele Gelegenheiten zur Co-Regulation anzubieten.

Die Neurozeption liefert uns ständig einen Strom von Informationen. Zeigen Signale für Sicherheit an, daß die Aufnahme einer Verbindung gefahrlos möglich ist, oder verweisen Signale für Gefahr auf die Notwendigkeit, Verbindungen aufzulösen? Lange bevor wir über eine bestimmte Reaktion nachdenken können, hat unser ANS schon reagiert, und durch die Wiederholung dieser individuellen Reaktionen entstehen Gewohnheitsmuster. Aus Sicht der Polyvagal-Theorie erzeugen diese physiologischen Zustände psychologische Erzählungen. Geschichten der Klienten über sich selbst, über andere und über ihre Beziehungen sind in autonomen Zuständen verankert. In durch Regulation charakterisierten Zuständen können Klienten Gedanken entwickeln, die kühner und umfassender als sonst, kreativ und manchmal sogar spirituell sind (Porges 2016).

Das Versprechen der Polyvagal-Theorie, Klienten zu helfen, ihre Traumavorgeschichte zu bewältigen, und ihnen zu einem lebenswerten Leben zu verhelfen, basiert auf neuen Erkenntnissen über das ANS. Die Nutzung der Polyvagal-

Theorie in einer Therapie ehrt die angeborene Weisheit des ANS und ermöglicht eine Dosierung der autonomen Belastung, die bestehende Schutzmuster zu verändern und Muster der Verbundenheit zu nutzen vermag.

In dem Wissen, daß der ventral-vagale Zustand der Sicherheit und Verbundenheit Veränderung unterstützt, ist es für uns als Therapeuten in erster Linie unsere Aufgabe, diesen Zustand selbst zu verkörpern und unseren Klienten zu helfen, diesen Ort der Sicherheit ebenfalls zu erreichen. Unter den Schutzmustern der Klienten sind Muster der Verbundenheit verborgen, die darauf warten, genährt zu werden. Die Frage »Was braucht das ANS in diesem Moment, um auf der Leiter autonomer Reaktionen in die Zone der Sicherheit emporzusteigen?« dient uns bei unserer Arbeit als Orientierung.

Wenn meine Klienten über ihre immer wieder vorkommenden chaotischen Augenblicke reden, erinnere ich sie daran, daß wir das ANS »trotzdem« einbeziehen und dafür sorgen können, daß es seinen Weg zur Regulation fortsetzen kann. »Ich kann keine Sicherheit in der Verbundenheit finden … noch nicht. Ich kann mich nicht gut regulieren … noch nicht. Ich habe noch keine zuverlässig auf Co-Regulation basierende Beziehung erlebt … noch nicht.« »Noch nicht« bringt den ventral-vagalen Zustand zum Ausdruck und ist ein Vorbote der Veränderung.

Das vorliegende Buch beschreibt viele Wege zum Mapping des ANS, zum Navigieren darin und zu seiner Neugestaltung und lädt außerdem zur Kreativität ein. Sobald sich die Polyvagal-Theorie vom kognitiven Verstehen ab- und einem verkörperten Verstehen zuwendet, ergeben sich unendlich viele Möglichkeiten, den Rhythmus der Regulation zu nutzen.

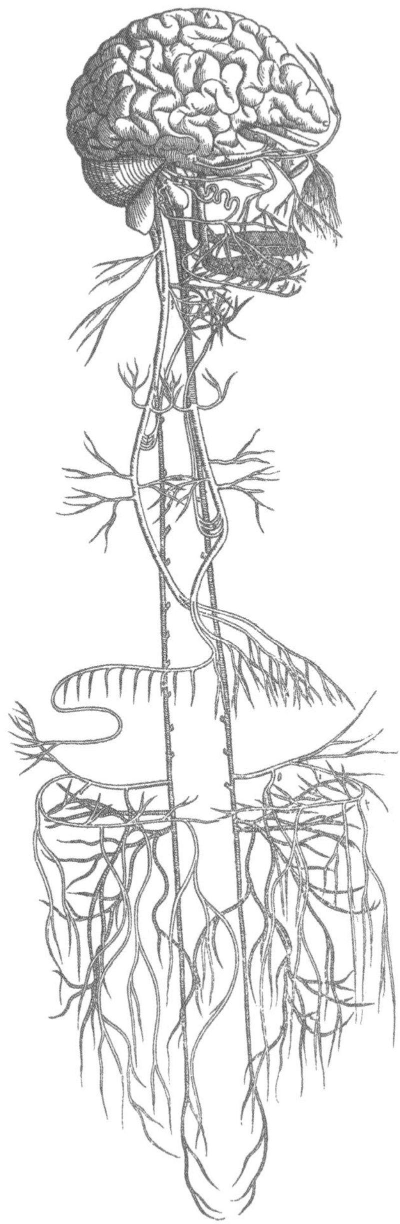

Anhang

Meditationen über das Autonome Nervensystem

Es folgt nun zunächst eine Liste von Kurzbeschreibungen der Meditationen, an die sich die Meditationen selbst anschließen.

Der alte Vagus Diese Meditation wird mit geöffneten Augen ausgeführt, wobei eine bildliche Darstellung des Vagus als Fokuspunkt fungiert. Auf dieses Bild zu fokussieren und gleichzeitig zu versuchen, die Verkörperung der Vaguspfade zu spüren, ist eine ungefährliche Möglichkeit der Kontaktaufnahme zum ANS.

Würdigung der Vagusbremse Diese Meditation fokussiert auf die Funktion der Vagusbremse. Sie läßt den Übenden Ebbe und Flut von Lösung und Reaktivierung der Vagusbremse erleben und ihre Fähigkeiten genießen.

Ein integriertes System Diese Meditation geleitet auf einer Reise durch das ANS im Zustand der Homöostase. Dabei werden die Funktionen der drei Zweige des ANS in ihren nicht-reaktiven Rollen hervorgehoben, die das Wohlbefinden stärken und die Aufmerksamkeit auf das Empfinden eines integrierten Systems lenken.

Im Autonomen Nervensystem navigieren Diese Meditation ermöglicht, das »Aufrichten der Flagge im Lande des ventralen Vagus« zu erleben. Diese Ankerung in einem aktiven ventral-vagalen Zustand wird zur Herstellung einer sicheren Verbindung zu den Zuständen sympathischer Mobilisierung und des dorsal-vagalen Kollaps genutzt.

Die Gesicht-Herz-Verbindung spüren Durch Berührung und bildliche Vorstellung erweckt diese Meditation die Gesicht-Herz-Verbindung zum Leben.

Kartieren, Beobachten, Würdigen, Nähren Diese Meditation regt dazu an, die eigene autonome Kartierung lebendig werden zu lassen und in der »Form« ihrer Zeit zu reisen.

Ungefährdet in Ruhe und Stille Diese Meditation folgt den Pfaden des Vagus dorthin, wo sich seine Zweige vereinen, so daß Sicherheit und Ruhe zusammenkommen und der Übende erleben kann, wie er in Sicherheit zur Ruhe kommt.

Güte Diese Meditation fokussiert auf die Nutzung aktiver, anhaltender ventralvagaler Energie im Dienste der Heilung.

Der alte Vagus

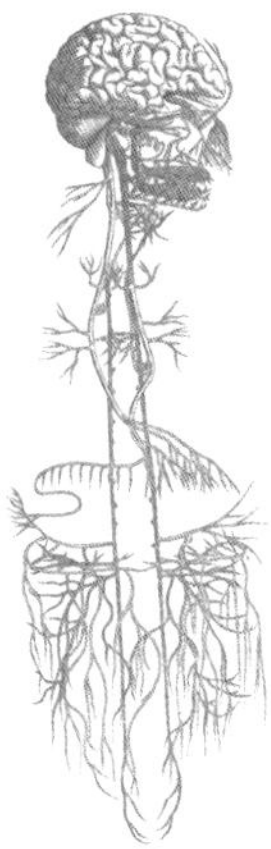

Lasse den Blick auf der Abbildung des Vagus ruhen (siehe auch S. 208), des zehnten und längsten Kranialnervs, der so passend »der Wanderer« genannt wird …

Folge den Pfaden des Vagus von der Schädelbasis bis zu seinen Wurzeln tief in deinem Körper …

Spüre in die Zweige dieser Nervenfasern hinein …

Spüre, wie die Energie durch die Bahnen des Vagus aufwärts und abwärts fließt …

Genieße die Vertrautheit dieser Heimstatt in deinem Körper …

Würdigung der Vagusbremse

Schließe die Augen, wenn dir dies angenehm ist, oder lasse deinen Blick sanft werden, und suche Kontakt zu dem, was in dir vor sich geht. Erforsche die Aktivität der Vagusbremse, die deine Fähigkeit, Verbindungen aufzubauen, unterstützt. Stelle dir die Wirkung deiner Vagusbremse vor wie die von Fahrradbremsen, die schnelleres Fahren ermöglichen, wenn man sie löst, und die im aktivierten Zustand die Geschwindigkeit verringern. Spiele ein wenig mit diesem Bild. Spüre Beschleunigung und Verlangsamung … Schneller- und Langsamerwerden …

Deine Vagusbremse beeinflußt Ebbe und Flut von Energie und Erleben. Atme ein, und spüre die leichte Beschleunigung. Atme aus, und spüre die Verlangsamung und den Zuwachs an innerem Raum. Atme ein, und spüre die Zunahme an Energie. Atme aus, und spüre die Rückkehr der Leichtigkeit.

Stell dir vor, deine Vagusbremse löst und entspannt sich. Erlebe das Stärkerwerden von Freude, Erregung, Leidenschaft, Wachheit, Interesse, aktiver Anteilnahme … und lasse dich von der Energie ganz ausfüllen.

Und nun stell dir vor, die Vagusbremse tritt wieder in Funktion. Lasse dich auf das Erleben von Ruhe, Leichtigkeit, Entspannung und das damit verbundene einfache Glück ein.

Forsche deiner Intuition folgend noch ein wenig weiter. Spüre das Ansteigen und Absinken der Energie, gesteuert von deiner Vagusbremse. Stell dir vor, wie sie wirkt … Sie löst sich und wird reaktiviert, löst sich und wird reaktiviert. Erlebe, wie dieser Vorgang dich gänzlich erfüllt.

Während du dich auf die Rückkehr in die Verbindung zur Außenwelt vorbereitest, nimm dir noch einen letzten Moment Zeit, um die Aktivität deiner Vagusbremse zu würdigen …

Ein integriertes System

Richte das Gewahrsein zunächst von außen nach innen, auf dein inneres Erleben. Schließe die Augen, wenn dir das angenehm ist, oder lasse einfach deinen Blick sanfter werden. Lasse zu, daß deine Beziehung zu deiner Umgebung unterbrochen wird, stelle eine Verbindung nach innen her, und beginne, dein Autonomes Nervensystem zu erforschen. Das System befindet sich im Zustand der Balance, seine drei Ströme autonomen Erlebens verbinden ihre Energien, um zu kooperieren und gemeinsam Gesundheit, Wachstum und Erneuerung zu fördern. Tritt zu den regulierend wirkenden Energien in Kontakt …

Beginne mit dem alten, dorsalen Vagus … dem Teil deines Autonomen Nervensystems, der unter dem Zwerchfell liegt. Stelle dir dein Zwerchfell vor, den Muskel unter den Rippen, der den Brustkorb vom Bauchraum trennt. Bewege dich von dort langsam abwärts, deinem Verdauungstrakt folgend. Spüre Magen und den Darm … und spüre den Verdauungsprozeß, durch den dein Körper mit Nährstoffen erhält. Dies ist das Reich des dorsalen Vagus … langsam, bedächtig, stetig. Nimm dir ein wenig Zeit, um diesen alten Rhythmus zu spüren …

Und nun reise aufwärts zum sympathischen Zweig, und finde Bewegung und Energie. Spüre dein Rückenmark, und spüre dann in den mittleren Bereich deines

Rückens hinein. Spüre, wie dein Sympathisches Nervensystem das Blut in Fluß hält, den Schlag deines Herzens beeinflußt und Augenblick für Augenblick die Körpertemperatur anpaßt. Der Rhythmus weckt dich auf. Spüre die Regungen der Energie. Lasse dich von dieser Einladung zur Bewegung durchfluten …

Und nun suche den neuesten Vaguszweig, den ventralen Vagus. Kehre zum Zwerchfell zurück und bewege dich aufwärts zum Herzen, zur Lunge und zur Kehle. Dieses System beeinflußt die Atmung, den Herzschlag und den stimmlichen Ausdruck. Spüre einen Seufzer der Erleichterung, den Rhythmus des Herzens … die Schwingungen in der Kehle. Bewege dich weiter empor zum Gesicht, zu den Augen und Ohren. Suche dort die Energie sozialer Aktivität … das Streben nach Verbundenheit. Lasse diese Energie sich aufbauen und dich erfüllen.

Stimme dich von hier aus darauf ein, wie der ventrale Vagus sanft dein System wahrnimmt und ihm regulierende Energie zuführt, mit deren Hilfe der sympathische Zweig und der dorsale Vagus ihre Aufgabe erfüllen können. Bade in diesem Erleben des Zustandes der Homöostase …

Im Autonomen Nervensystem navigieren

So wie Entdecker ihren Anspruch auf neues Land durch Aufpflanzen einer Flagge für sich deklarieren, kannst auch du im Gebiet deines ventralen Vagus deine Flagge aufpflanzen. Fühle dich in der Energie der Sicherheit, die dieses System bietet, verwurzelt. Dein Atem ist kräftig. Jedes Ausatmen bewegt dich auf dem Pfad, der Sicherheit und Verbundenheit fördert. Dein Herzschlag hat einen Rhythmus, und das Schlagen deines Herzens erzeugt Wohlbefinden. Der autonome Schaltkreis für Sicherheit hält dich. Der Pfad, der vom Körper ins Gehirn führt, läßt eine Erzählung über Sicherheit entstehen. Von dieser Sicherheit vermittelnden Grundlage aus, verbunden mit dem Gefühl, daß deine Flagge fest im ventralen Vagussystem verwurzelt ist, kannst du beginnen, deine sympathischen und dorsal-vagalen Reaktionen zu erforschen.

Tritt zur mobilisierten Energie deines Sympathischen Nervensystems in Kontakt. Deine Atmung verändert sich. Dein Herzschlag wird schneller. Du willst dich bewegen. Deine Gedanken wirbeln. Stelle dir das Meer sympathischer Energie vor und wie diese Energie dein System mobilisiert und zum Handeln antreibt. Vielleicht spürst du den Wind, der das Meer aufwühlt, und vielleicht auch die Wellen – heranrollende Brecher, die tosende Brandung. In diesem Sturm sympathischer Energie kannst du sicher navigieren, gehalten von deinem Schaltkreis für Sicherheit. Bedenke, daß deine Flagge fest in den Boden gepflanzt ist und dein Anker im festen Grund ventral-vagaler Regulierung ruht.

Kehre zurück an den Ort, wo deine Flagge weht. Spüre in die regulierende Energie des Atems, und atme in die Herzfrequenz hinein. Spüre einen Strom von Wärme in deiner Brust. Und spüre den festen Boden unter dir, deinen ventralen Vagus, der Signale der Sicherheit aussendet.

Und nun steige vorsichtig in den Zustand hinab, der vom dorsalen Vagus bestimmt wird. Dies ist kein dorsaler Kopfsprung, der dich aus dem Gewahrsein der Gegenwart in einen Zustand der Betäubung stößt, sondern eher ein vorsichtiges Eintauchen einer Zehe in das Gefühl der Unverbundenheit. Die Energie entweicht ganz allmählich aus deinem Körper, und alles wird nach und nach langsamer. Du spürst, wie deine Bewegungsfähigkeit eingeschränkt wird. Genieße dieses Erlebnis, das dich an deine Verbundenheit mit deinem ventralen Vagus erinnert, in kleinen Dosen – das Erlebnis, das dich an den Ort zurückführt, wo du deine Flagge aufgepflanzt hast. Spüre die Energien, die auf Tiefe und Tempo deines dorsal-vagalen Abstiegs einwirken. Du bewegst dich an einem Abhang, ohne zu fallen. Deine Flagge ist sicher, hält bei der ventral-vagalen Regulation deine Position und ermöglicht dir so, ungefährdet das dorsal-vagale Erleben zu untersuchen.

Kehre dorthin zurück, wo du bei der ventral-vagalen Regulation begonnen hast. Suche noch einmal den Ort auf, wo du deine Flagge aufgepflanzt hast. Genieße, wie du dich, geleitet vom autonomen Schaltkreis für Sicherheit, mit deinem Sympathischen Nervensystem und deinen dorsal-vagalen Reaktionen vertraut machen kannst.

Die Gesicht-Herz-Verbindung spüren

Schließe die Augen, wenn du dich dabei sicher fühlst. Oder schaue einfach sanfter. Lege deine Hände auf die Schädelbasis. An dieser Stelle, im Hirnstamm, befindet sich der Ursprung des Systems für soziale Verbundenheit. Richte die Aufmerksamkeit auf die Stelle, wo Hirnstamm und Rückenmark aufeinandertreffen, den Punkt, wo fünf Kranialnerven zusammenkommen und die Pfade deiner Gesicht-Herz-Verbindung verlaufen. Dies ist der Knotenpunkt deines Systems für soziale Verbundenheit. Ruhe hier ein wenig aus, und spüre die Ursprünge deiner Suche nach Verbundenheit.

Lasse nun eine Hand seitlich dein Gesicht berühren und die andere über dem Herzen ruhen. Spüre den Energiefluß zwischen den Händen, die Energie, die sich vom Gesicht zum Herzen und vom Herzen zum Gesicht bewegt. Folge diesem Pfad in beide Richtungen.

Erforsche die Bemühungen deiner Gesicht-Herz-Verbindung um Kontakt und wie sie Sicherheit signalisiert. Spüre, wie dieses System in die Welt reicht, wie es einladenden Geräuschen lauscht, nach freundlichen Gesichtern sucht und deinen Kopf dreht und wendet, ständig auf der Suche nach Sicherheit. Spüre, wie sich dein Herz an dieser Suche beteiligt.

Und nun spüre, wie das System für soziale Verbundenheit Signale für Sicherheit aussendet … wie deine Augen, deine Stimme und deine Kopfbewegungen andere einladen, zu dir in Verbindung zu treten. Und wie dein Herz einen eigenen Willkommensgruß aussendet.

Pendle zwischen dem Erleben des Aussendens und Suchens, des Übermittelns und Empfangens.

Nimm dir Zeit, die Verbindung zwischen deinem Gesicht und deinem Herzen zu genießen.

Kartieren, Beobachten, Würdigen, Nähren

Schließe die Augen oder schaue sanfter, und verweile im angenehmen Gewahrsein deines Autonomen Nervensystems. Erwecke das Mapping deines autonomen Systems zum Leben. Betrachte es mit deinem inneren Auge, und suche den Punkt, wo du dich gerade befindest.

Erforsche das kartierte Gebiet. Wohin hat dich deine Reise durch die autonome Landschaft heute geführt? Vergegenwärtige dir den Weg, den du zurückgelegt hast. Und betrachte einzelne Augenblicke auf dem Weg.

Nimm dir ein wenig Zeit, um über diese Erlebnisse zu reflektieren. Achte darauf, wie dein Weg verläuft ... darauf, wohin dein autonomes System dich führt.

Schau dir die steilen Linien an, die auf starke Zustandsveränderungen hinweisen.

Und beachte die feinen Nuancen, auf die sanfte Kurven hinweisen.

Würdige den Weg, den dein Nervensystem gewählt hat, um für deine Sicherheit zu sorgen – den Pfad, auf dem du bis jetzt gereist bist – der dich zu diesem konkreten Punkt auf deiner Karte geführt hat.

Nimm dir ein wenig Zeit, um der Erzählung deines Mappings über deine autonomen Reaktionen zu lauschen.

Ungefährdet in Ruhe und Stille

Schließe die Augen oder schau sanfter, was immer dir in diesem Moment als richtig erscheint. Während du dich nach innen bewegst, nimm dir vor, die Empfindung der Ruhe zu erforschen, und erlebe einen Augenblick innerer Stille.

Trete zu deinem Vagusnerv in Verbindung. Spüre, wie sich die alte Energie der Immobilisierung und die neue der Verbundenheit bewegen, die beiden Zweige einer Nervenverbindung, die ein Erlebnis von Ruhe frei von Furcht ermöglichen.

Spüre, wie die Fasern der beiden Vaguspfade dich gemeinsam vom Handeln zum Ruhen in der Stille führen. Spüre die Weisheit deines sozialen Vagus, und versichere deinem alten Vagus, der dich schützt, daß es in diesem Moment gefahrlos möglich ist, still zu werden. Spüre, wie du allmählich in einen Zustand der Stille ohne Furcht eintrittst.

Verweile ein wenig im Zustand der Stille. Spüre die Verbundenheit deiner beiden Vagusschaltkreise. In der ventral-vagalen Erzählung über Sicherheit ermöglicht dir dein dorsaler Vagus, dich in den Zustand der Stille zu versetzen. Und während du in diesem Zustand ungefährdet still bist, kannst du dich der Reflexion widmen, bereit, schweigend dazusitzen und die innige Verbundenheit zu genießen.

Güte

Schließe die Augen, oder lasse deinen Blick sanft werden. Stelle fest, wo in deinem Körper du die Regungen des ventralen Vagus spürst. Das kann das Herz, die Brust, das Gesicht, der Bereich hinter den Augen oder ein anderer für dein System besonders wichtiger Körperbereich sein. Spüre, wo deine Energie der Güte entsteht, und verweile dort ein wenig.

Folge dem Fluß ventral-vagaler Energie durch deinen Körper. Manchmal breitet sich ein Gefühl der Wärme aus. Vielleicht hast du das Gefühl, dein Herz würde sich dehnen, oder dein Brustkorb fühlt sich gefüllt an. Du könntest auch ein Kribbeln im Bereich der Augen spüren oder Angespanntheit in der Kehle. Nimm dir Zeit, um herauszufinden, wie du diesen ventral-vagalen Fluß erlebst. Halte inne, und genieße den Zustand.

Und nun stell dir vor, du nutzt diese Energie im Dienste der Heilung. Spüre, welche Kraft diesem Zustand innewohnt, einen anderen Menschen, ein anderes System fürsorglich und mitfühlend zu halten.

Stell dir vor, wie du diesen Zustand aktiv nutzen kannst, um auf die Welt einzuwirken.

Vielleicht läßt du einem geliebten Menschen deinen Strom ventral-vagaler Energie zugute kommen, um sein Leiden zu lindern.

Oder du bist die Person, die in einer von Dysregulation bestimmten Situation mit ihrer ventral-vagalen Energie belebend wirken kann.

Nimm dir ein wenig Zeit, um zu erkennen, welche Menschen in deinem Leben und welche Orte in deiner Welt deine ventral-vagale Präsenz benötigen. Stell dir vor, du bewegst dich aus deinem Zustand ventral-vagalen Überflusses in diese Verbindungen.

Durch aktives, fortwährendes und bewußtes Anbieten ventral-vagaler Energie bist du ein Leuchtfeuer der Freundlichkeit, Großzügigkeit und Güte, des Mitgefühls, der Freundschaft und der allgemeinen Menschlichkeit.

Entwickle die Absicht, Wohlwollen auszustrahlen.

Arbeitsblätter

Zum Ausdrucken:
Sie finden die zum Ausfüllen vorgesehenen Arbeitsblätter als PDF aufbereitet auch bei der Vorstellung des Buches auf der Verlags-Website www.gp-probst.de

Die englischen Originale der folgenden Arbeitsblätter finden Sie online unter www.rhythmofregulation.com/Worksheets.php

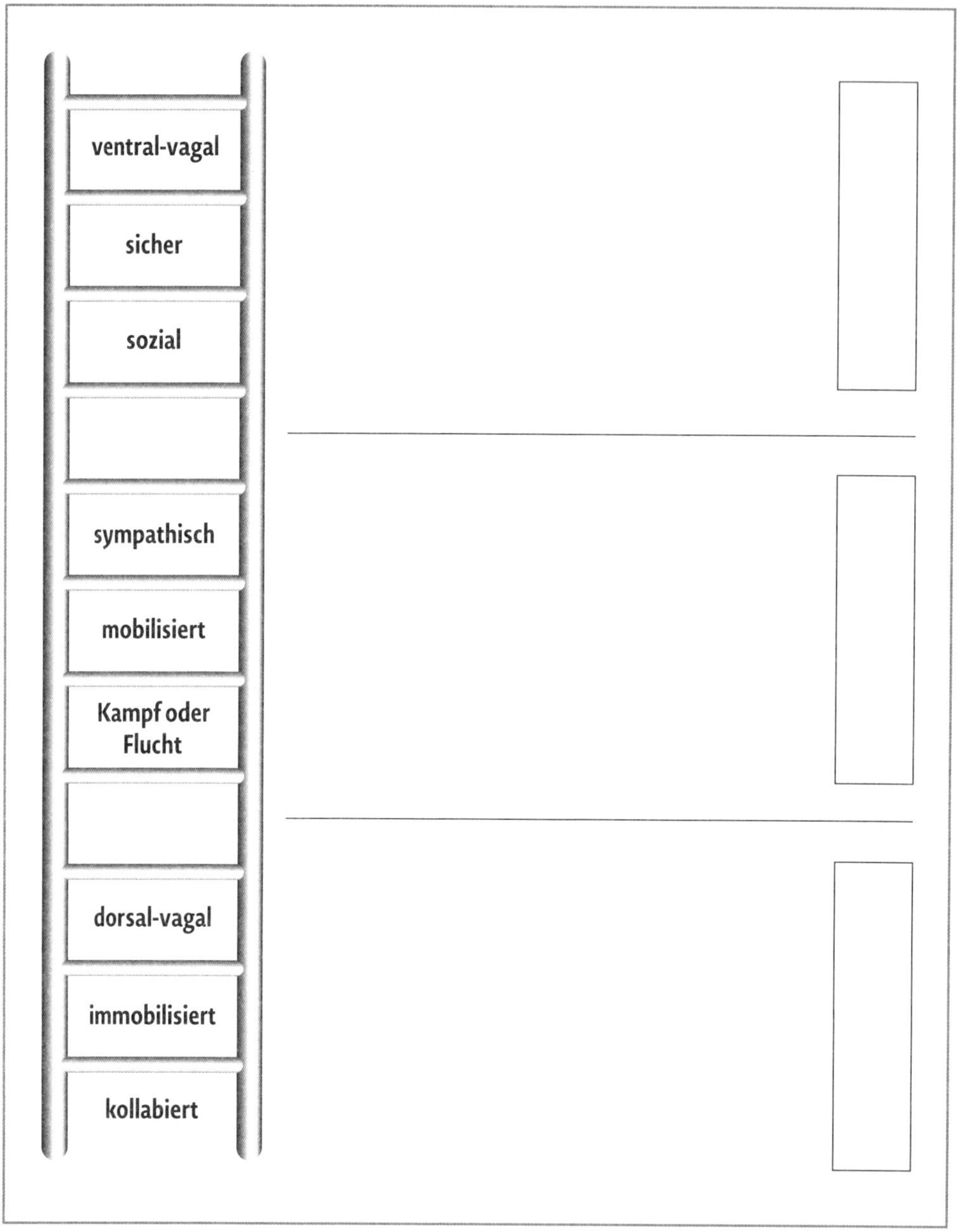

Mapping des persönlichen Profils

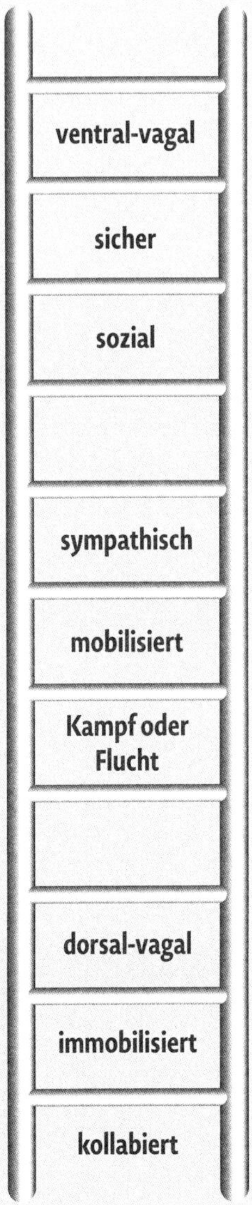

FLIESSEN

fließend, verbunden, warmherzig, offen, neugierig, engagiert, fähig, organisiert, leidenschaftlich, gelassen

Ich bin ... Okay
Die Welt ist ... einladend, reich an Möglichkeiten

CHAOS

außer Kontrolle, zu stark, verwirrend, überwältigend, voller Wut, konfrontativ, bereit wegzurennen

Ich bin ... verrückt, giftig
Die Welt ist ... unfreundlich, beängstigend, explosiv

DUNKELHEIT

dunkel, benebelt, verschwommen, still, entfokussiert, kalt, taub, hoffnungslos, hilflos, verschlossen, abgeschottet

Ich bin ... nicht liebenswert, unsichtbar, verloren und einsam
Die Welt ist ... kalt, leer, unbewohnbar

Mapping des persönlichen Profils, Beispiel

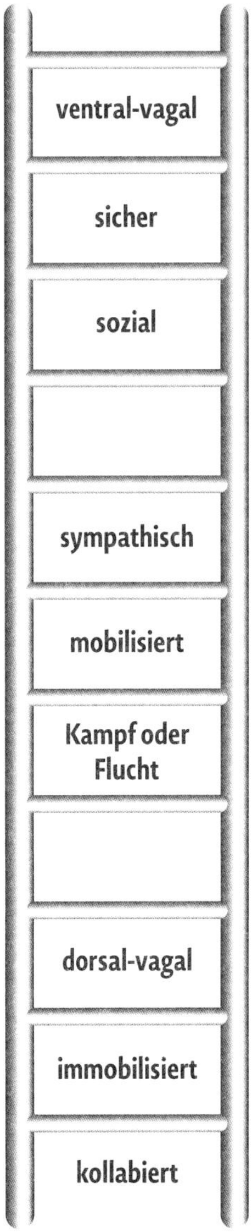

Glimmer

Trigger

Trigger

Mapping der Trigger und Glimmer

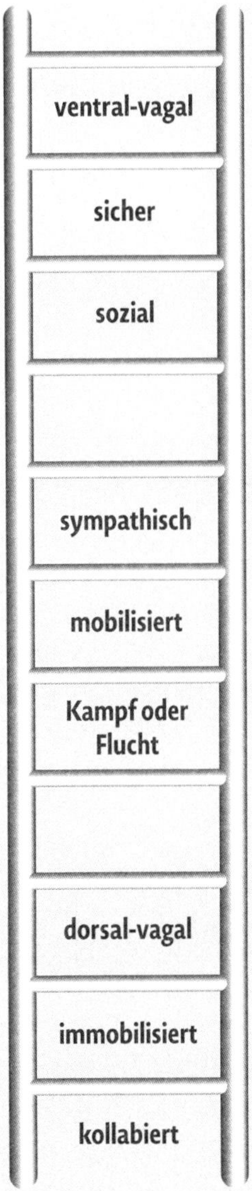

Glimmer

ein Lächeln, eMail-Austausch mit Freunden, die Sonne auf meinem Gesicht spüren, mit einem Freund Kaffee trinken, im Radio Musik hören, mit meiner Partnerin im Fernsehen meine Lieblingssendung anschauen, zum Strand fahren, jeden Morgen ein wenig Zeit in Stille verbringen, mit den Kindern spielen, Zeit mit meinem Hund/meiner Katze verbringen

VERBUNDEN

Trigger

erhobene Stimmen, Abgabetermine, Facebook-Posts, streiten mit meiner Partnerin; Rechnungen, die ich nicht bezahlen kann; mit meiner Ex zusammen die Kinder erziehen, Fahrt zur Arbeit am Morgen, man hört mir nicht zu, meine To-do-Liste, laute Arbeitskollegen, lange Warteschlangen

AUFGEWÜHLT

Trigger

ständig mit unerfüllbaren Forderungen konfrontiert, ignoriert werden; das Gefühl, nichts ändern zu können; Anschauen einer Nachrichtensendung, chronischer Schmerz, Krankheit, einen Freund verlieren, in Gesprächen übergangen werden

GEFÜHLLOS

Mapping der Trigger und Glimmer, Beispiel

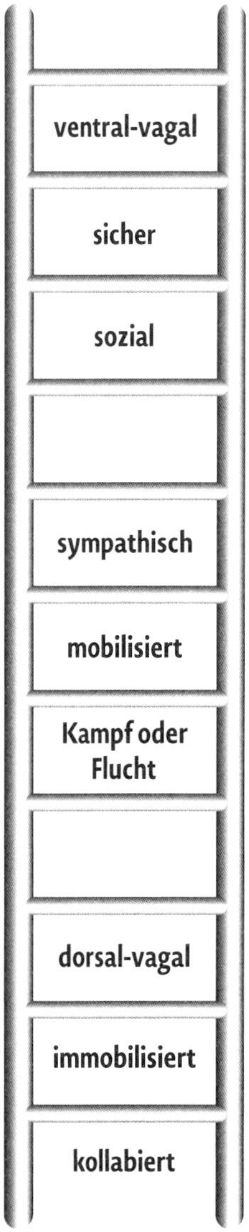

Dinge, die ich allein tun kann:	Dinge, die ich mit anderen tun kann:
Was hilft mir, hier zu bleiben?	Was hilft mir, hier zu bleiben?
Was bringt mich von hier weg?	Was bringt mich von hier weg?
Was bringt mich von hier weg?	Was bringt mich von hier weg?

Mapping regulierend wirkender Ressourcen

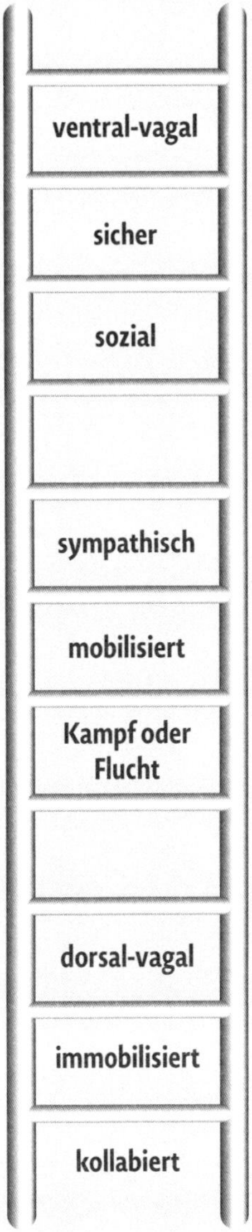

	Dinge, die ich allein tun kann:	Dinge, die ich mit anderen tun kann:
LEICHT	**Was hilft mir, hier zu bleiben?** Einen Spaziergang machen, die Sonne auf dem Gesicht spüren, zum Strand gehen, autofahren, am Morgen Zeit allein verbringen, Kaffee trinken in der Sonne, Musik hören, Gartenarbeit, Kochen, bewußt atmen.	**Was hilft mir, hier zu bleiben?** Mit einem Freund spazieren gehen, mich mit einem Freund zum Kaffee treffen, jemanden umarmen oder die Umarmung eines anderen Menschen zulassen, mit Familienangehörigen oder Freunden skypen, abends mit meinem Partner ausgehen, ein Abendessen mit der Familie, ein Spieleabend.
FRENETISCH	**Was bringt mich von hier weg?** Putzen, Entrümpeln, Schränke aufräumen, To-do-Liste zusammenstellen, duschen, in der Küche tanzen, zu Musikaufnahmen mitsingen; Brüllen und laut fluchen, wenn ich allein bin; Körpertraining – spazieren gehen oder laufen.	**Was bringt mich von hier weg?** Mich einem Freund gegenüber aufregen, mit jemandem reden oder simsen, mit einem Freund spazieren gehen oder joggen, an einem Kurs im Fitneßzentrum teilnehmen, an einem Yoga-Kurs teilnehmen; jemanden bitten, mir zuzuhören, ohne mich zu korrigieren.
LEER	**Was bringt mich von hier weg?** Schlafen, beten, weinen, Natur, Radio/Fernsehen einschalten, meditieren, heißer Tee, heißes Bad, eine warme Dusche; mich an Augenblicke in der Vergangenheit erinnern, in denen ich mich okay fühlte; mir vorstellen, daß ich mit jemandem zusammen bin, bei dem ich mich sicher fühle.	**Was bringt mich von hier weg?** Eine Umarmung annehmen; zulassen, daß jemand mit mir zusammensitzt; mit einem Freund eMails oder SMS austauschen, spazieren gehen ohne zu reden, an einem Ort sitzen, wo Aktivitäten stattfinden und andere Menschen zugegen sind.

Mapping regulierend wirkender Ressourcen, Beispiel

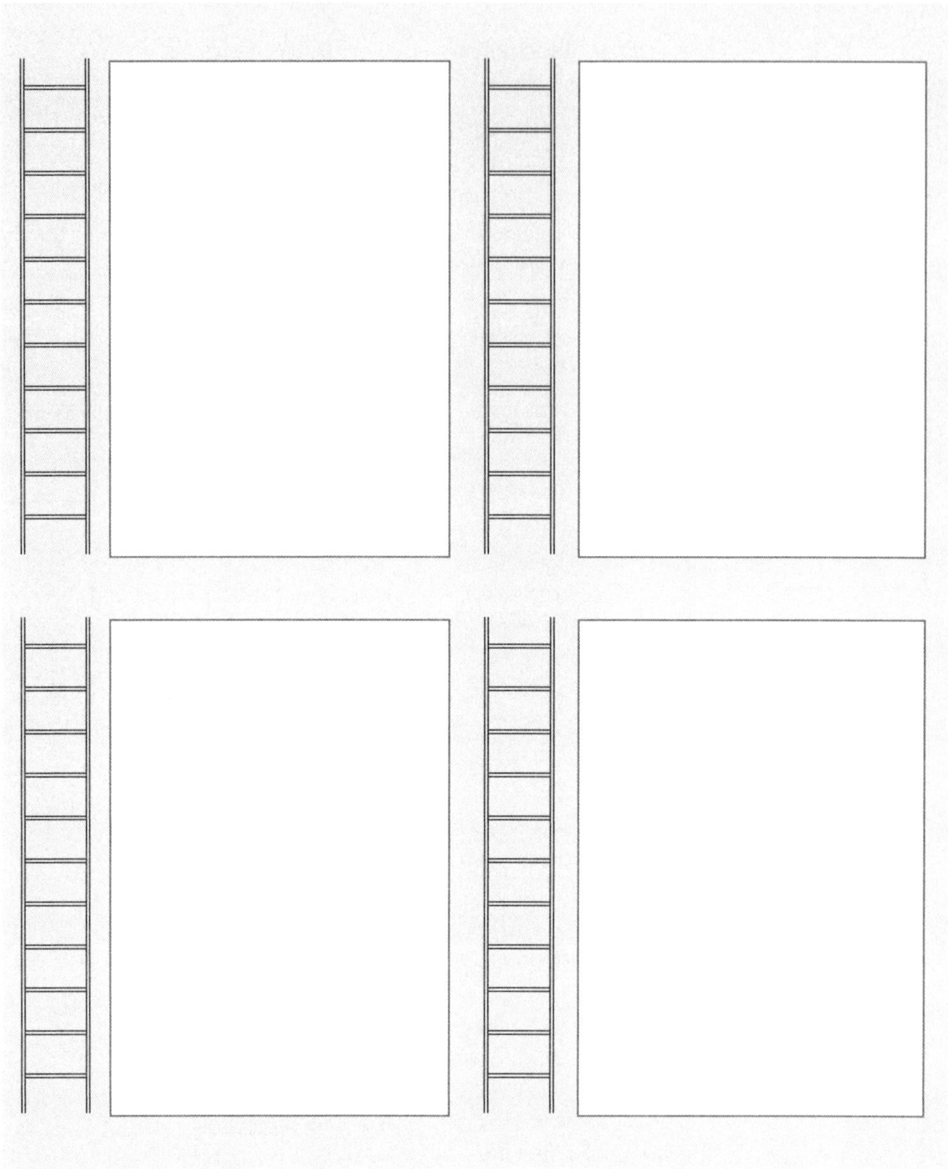

Viermaliges Mapping / Vier-Karten-Tracking

8.00 Uhr

verwirrend

kein Plan

fühle mich verloren

weiß nicht, was ich tun soll

kann mich nicht aufraffen, die Dinge in Angriff zu nehmen

Mittag

Ich bin im Fluß meiner Vorhaben für diesen Tag! Fühle mich produktiv, und das Leben gefällt mir …

Das Leben ist SCHÖN …

15.00 Uhr

Habe mir zuviel aufgehalst!

Die Menge der Aufgaben, die ich erledigen muß, will einfach nicht kleiner werden …

Meetings, nach der Schule die Kinder abholen, nichts fürs Abendessen im Haus

Wie bin ich nur in diese Situation gekommen? Wie komme ich wieder aus ihr heraus?

21.00 Uhr

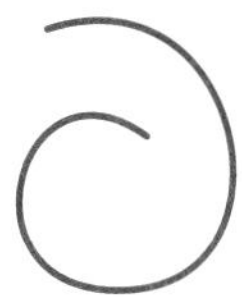

Habe den Tag bis zu seinem Ende durchgestanden und es so gut geschafft, daß ich ihn als einen guten Tag in Erinnerung behalten kann …

Viermaliges Mapping / Vier-Karten-Tracking, Beispiel

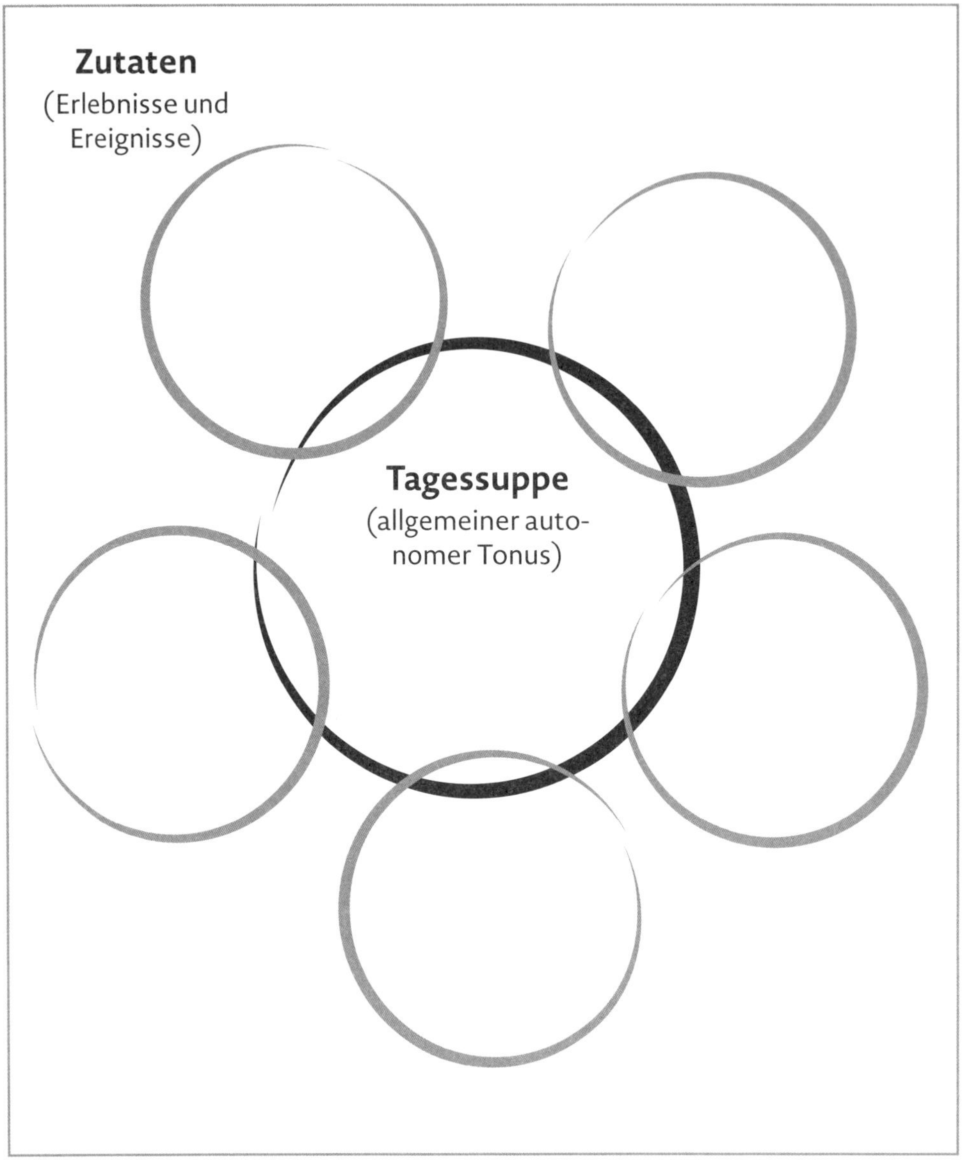

Die Tagessuppe

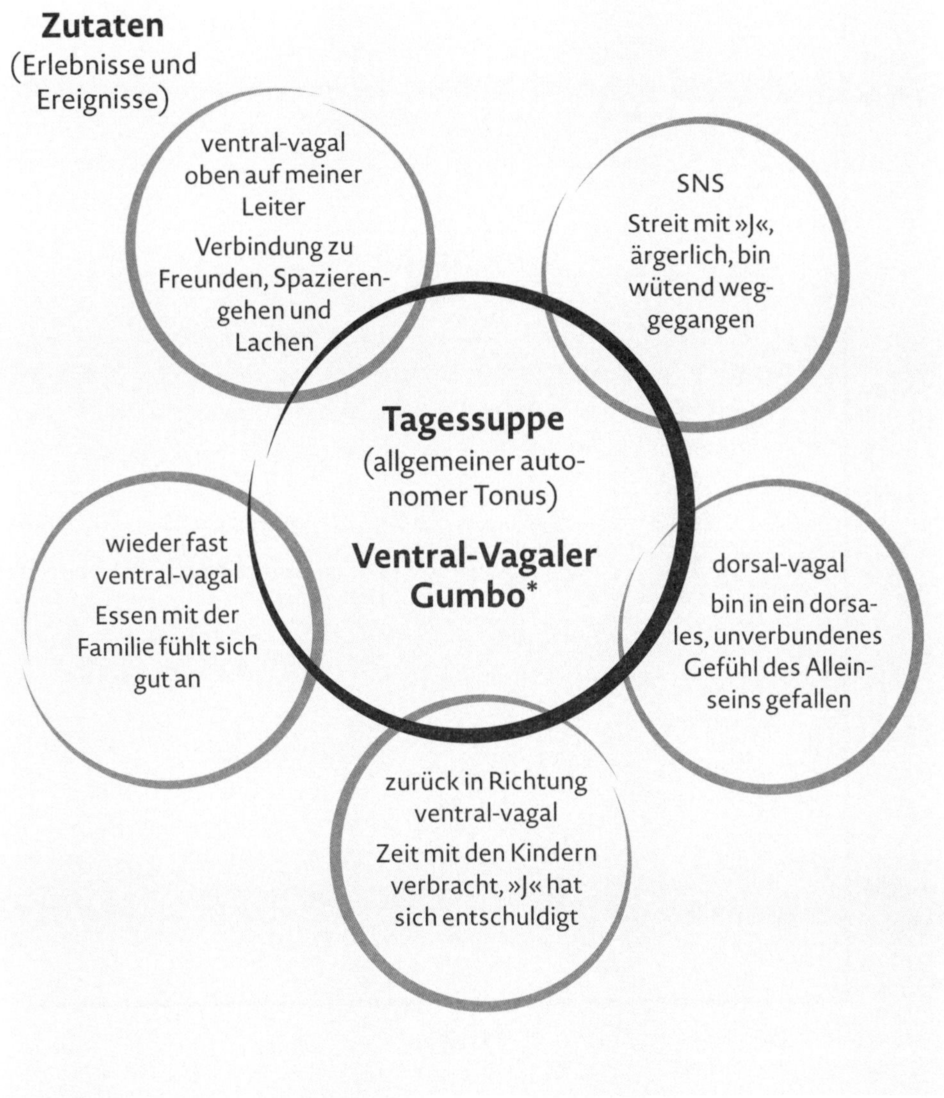

* Würziges Eintopfgericht, vornehmlich in den Südstaaten der USA verbreitet.

Die Tagessuppe, Beispiel

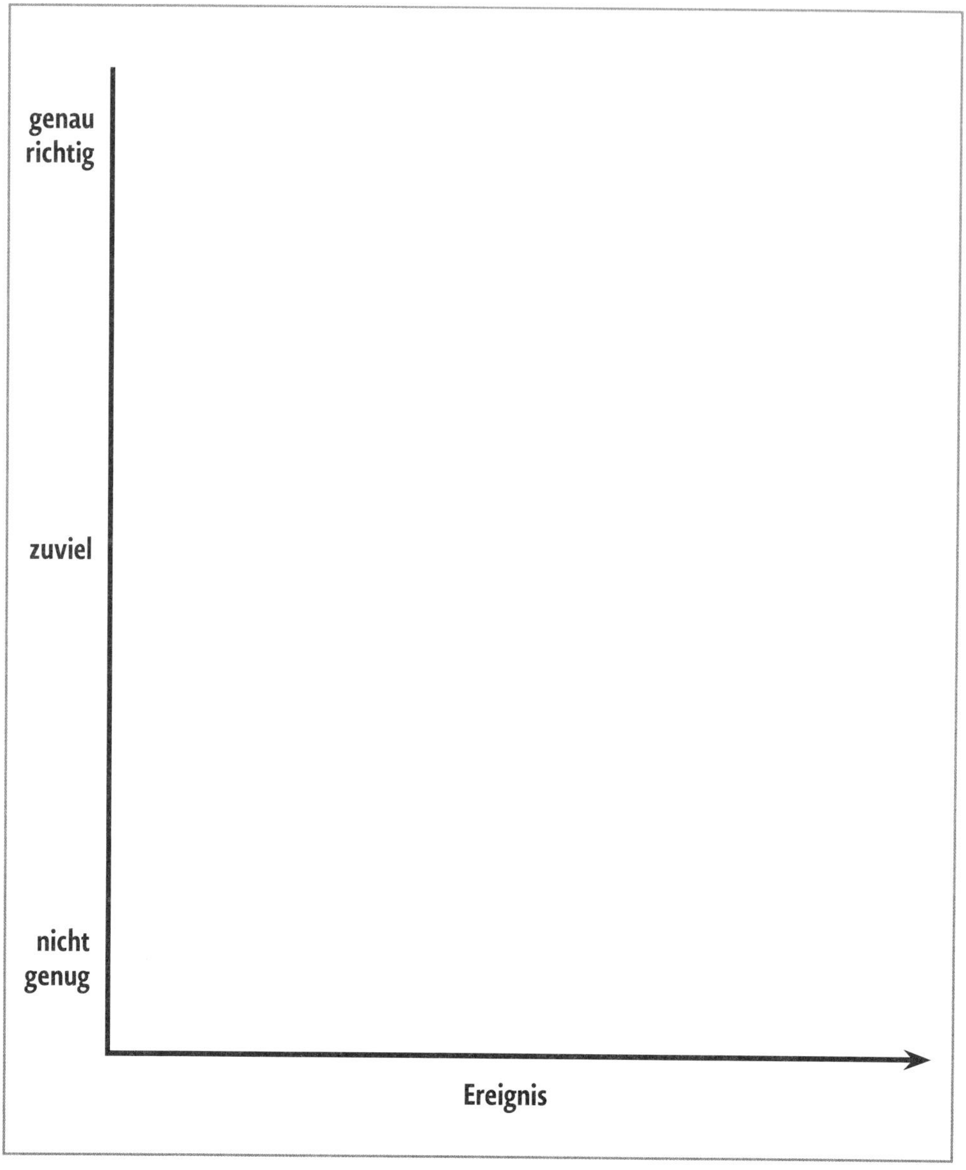

Das Goldilocks-Diagramm

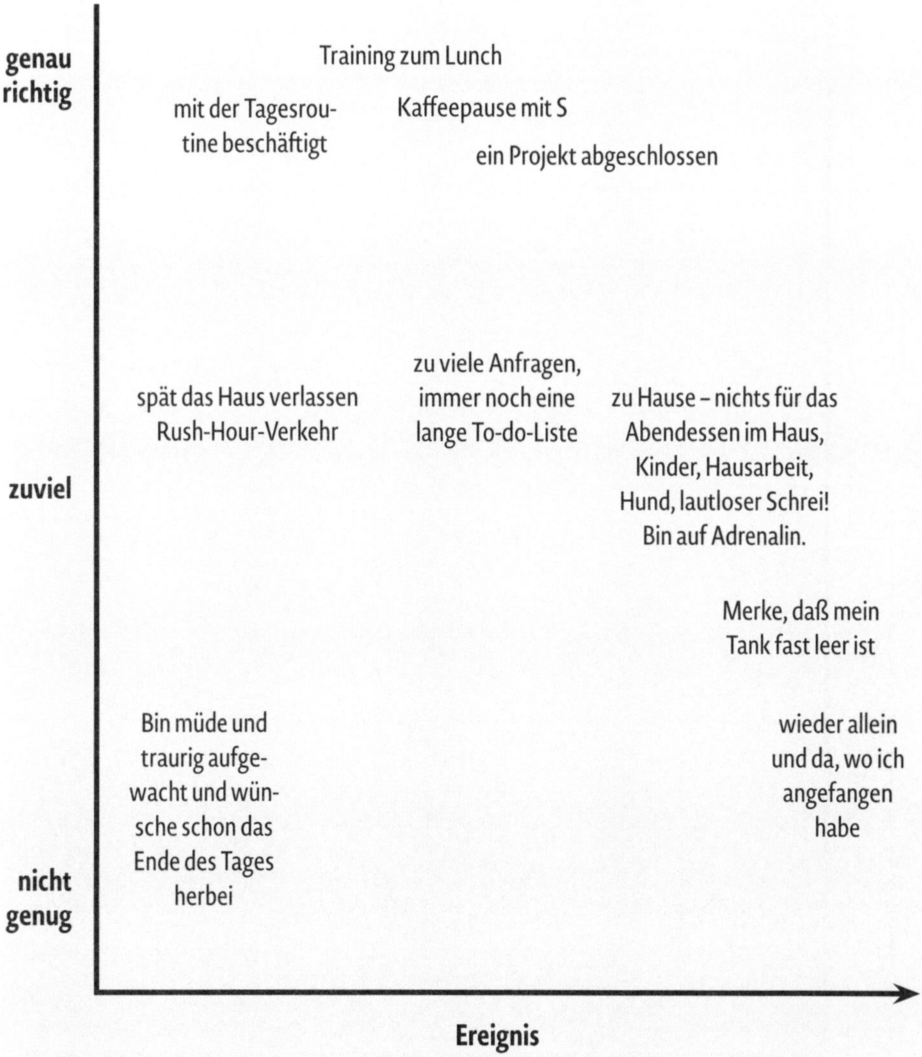

Das Goldilocks-Diagramm, Beispiel

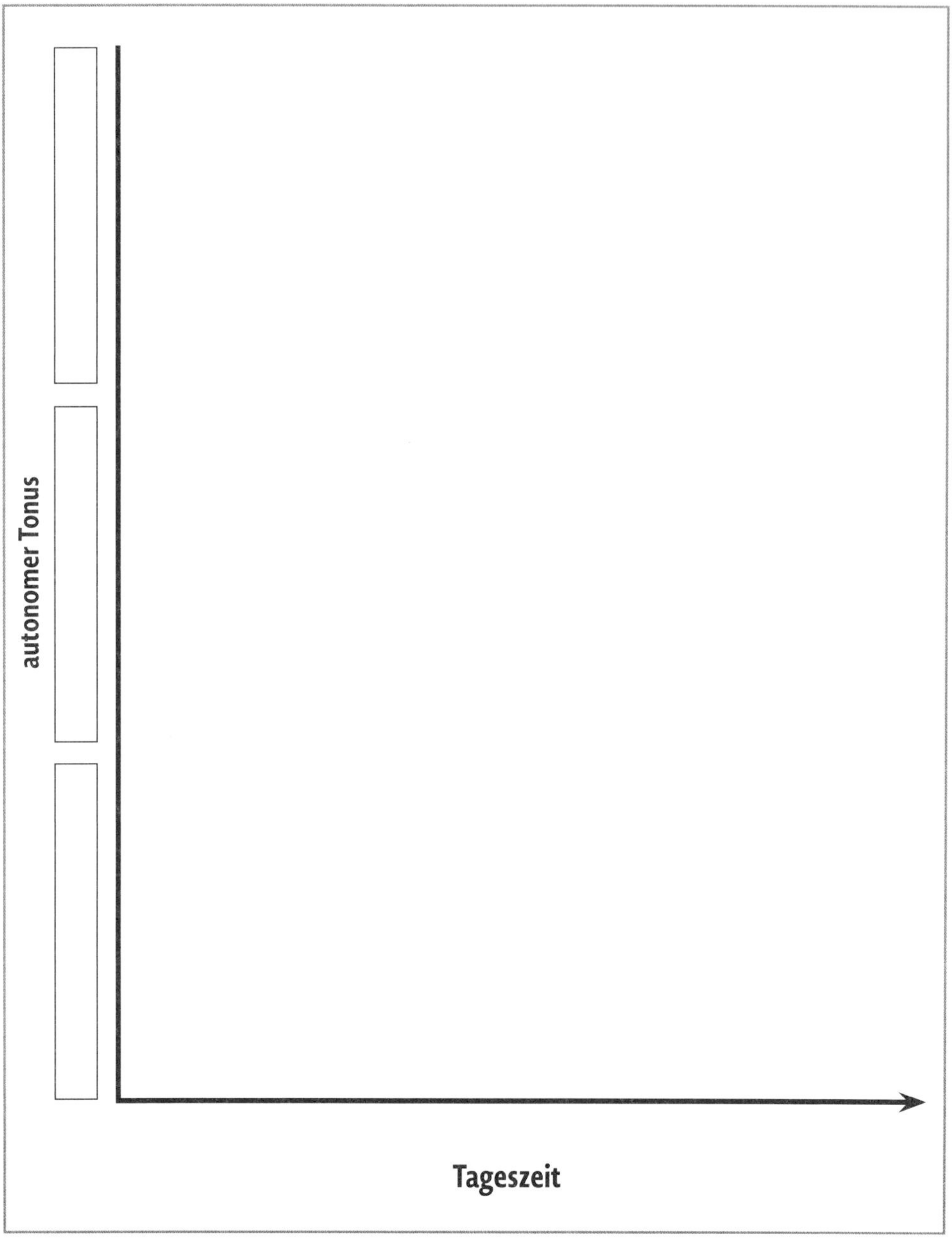

Zeitpunkt und Tonus – Diagramm

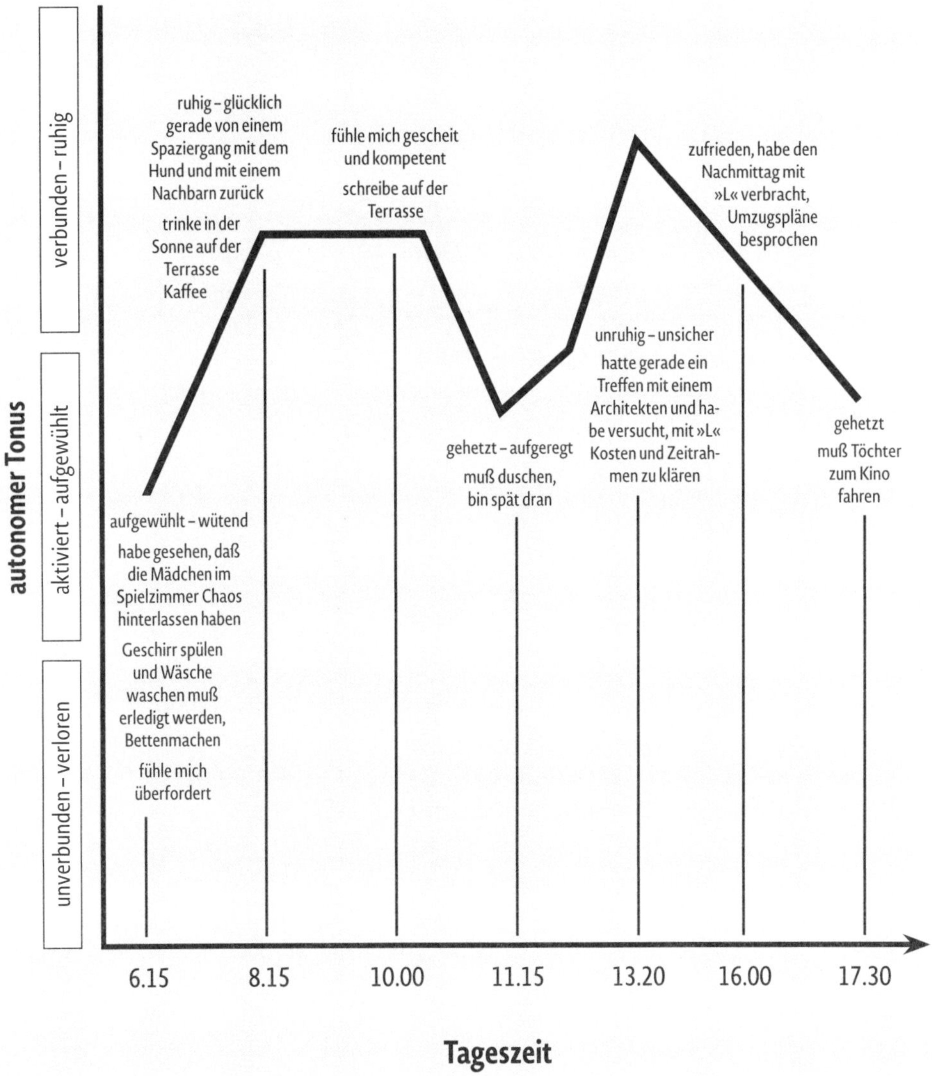

Zeitpunkt und Tonus – Diagramm, Beispiel

Was ist passiert?
Beschreiben Sie das Erlebte kurz. Berücksichtigen Sie alle Einzelheiten und Ihre autonomen Reaktionen.

Registrieren und benennen Sie die Signale für GEFAHR.
Welche Signale für Gefahr waren in der Umgebung zu erkennen? Welche in Ihrem Körper? Welche hat Ihr System für soziale Verbundenheit aufgespürt?

Beachten und benennen Sie die Signale für SICHERHEIT.
Welche Signale für Sicherheit sind Ihnen in der Umgebung aufgefallen? In Ihrem Körper? Und welche hat Ihr System für soziale Verbundenheit aufgespürt?

Signalblatt S. 1

Was ist passiert?
Beschreiben Sie das Erlebte kurz. Berücksichtigen Sie alle Einzelheiten und Ihre autonomen Reaktionen.

Jemanden nach einer langen Zeit der Entfremdung das erste Mal wiedersehen. Zufälliges Zusammentreffen ohne die Möglichkeit, sich auf das Erlebnis vorzubereiten.

Habe in meinem Körper eine leichte Abspaltung gespürt – wie bei einer beginnenden Dissoziation. Ein Gefühl der Schwere in der Brust, ein Flachwerden der Atmung und ein Hitzegefühl.

Registrieren und benennen Sie die Signale für GEFAHR.
Welche Signale für Gefahr waren in der Umgebung zu erkennen? Welche in Ihrem Körper?
Welche hat Ihr System für soziale Verbundenheit aufgespürt?

Rückkehr an einen Ort, mit dem viele Erinnerungen verbunden sind – wohin ich auch komme, irgend etwas reaktiviert immer eine Erinnerung.
Habe diese Person unerwartet gesehen und war deshalb nicht darauf vorbereitet.

Starke Körperreaktion – Flucht, bevor ich dissoziiere.

Ich empfand es als gefährlich, ihre Augen zu sehen und ihre Stimme zu hören.
Ich empfand es als beängstigend, mich im gleichen Raum wie sie aufzuhalten.

Beachten und benennen Sie die Signale für SICHERHEIT.
Welche Signale für Sicherheit sind Ihnen in der Umgebung aufgefallen? In Ihrem Körper?
Und welche hat Ihr System für soziale Verbundenheit aufgespürt?

Wenn ich das Meer höre und sehe, wirkt das auf mich immer beruhigend. Ich bin dort völlig von Wasser umgeben. Ich muß daran denken, es zu registrieren.

Ich bin nun im Besitz der Fertigkeiten, die mir ermöglichen, eine beginnende Dissoziation zu erkennen und diese Entwicklung zu unterbrechen. Indem ich meinen Körper in Bewegung halte, bleibe ich präsent. Meine Atmung verhindert, daß ich kollabiere.

Wenn ich zurückblicke, wird mir klar, daß da auch noch andere Menschen waren – es gab Menschen, deren Gesichter für mich keine Gefahr ausstrahlten, und es gab die Geräusche von Freunden, die redeten und lachten.

Signalblatt S. 1, Beispiel

Wie könnten Sie Gefahrensignale (in der Umgebung, im Körper, vom System für soziale Verbundenheit aufgespürt) **auflösen?**

Wie könnten Sie Signale für Sicherheit (in der Umgebung, im Körper, vom System für soziale Verbundenheit aufgespürt) **fördern?**

Signalblatt S. 2

Wie könnten Sie Gefahrensignale (in der Umgebung, im Körper, vom System für soziale Verbundenheit aufgespürt) **auflösen?**

Sich von den Orten mit den stärksten Triggern fernhalten.
An Orten sein, an denen ich in Bewegung bleiben kann – mich immer vergewissern, daß ein Ausgang in der Nähe ist.

Meine autonomen Reaktionen im Augenblick verfolgen, damit ich weiß, wo auf der Leiter ich mich befinde und welche Ressourcen ich benutzen sollte.
Den Kontakt unterbrechen, ohne zu dissoziieren, indem ich einen sicheren physischen Abstand halte. Auf meinen Atem achten.

Üben, was ich tun und sagen könnte – es mit einem Freund, dem ich vertraue, ausprobieren. Dafür sorgen, daß ich mit anderen Menschen zusammen bin, in deren Gegenwart ich mich sicher fühle.

Wie könnten Sie Signale für Sicherheit (in der Umgebung, im Körper, vom System für soziale Verbundenheit aufgespürt) **fördern?**

Mit dem Anblick, den Geräuschen und dem Geruch des Meeres verbunden bleiben. Mir erscheint das als zu selbstverständlich, weil ich davon umgeben bin; und wenn ich daran denke, es aktiv in mich aufnehme, bleibt das Gefühl der Präsenz erhalten. Wenn ich mich mit dem Meer verbunden fühle, bin ich dankbar und fühle mich stark. Ich trage einen gestreiften Stein vom Strand als Talisman bei mir.
Einen konkreten Plan für eine »Bauchlandung« entwickeln, aufschreiben und ständig bei mir tragen.

Mit meinem Atem verbunden bleiben. Zu atmen ist für mich mittlerweile eine zuverlässige Regulationsmethode. Darauf vertrauen, daß mein ANS mir signalisiert, was ungefährlich ist, wann ich mich bewegen sollte und wann ich in Verbindung treten kann.

Mich im Raum umschauen, um freundlich wirkende Gesichter zu finden – Ich weiß, daß es in dieser Gruppe immer freundliche Augen gibt. Nach Glimmern Ausschau halten und mir ein wenig Zeit nehmen, um sie zu genießen. Daran denken, daß meine Schwestern immer für mich da sind – ich kann sie jederzeit anrufen.

Signalblatt S. 2, Beispiel

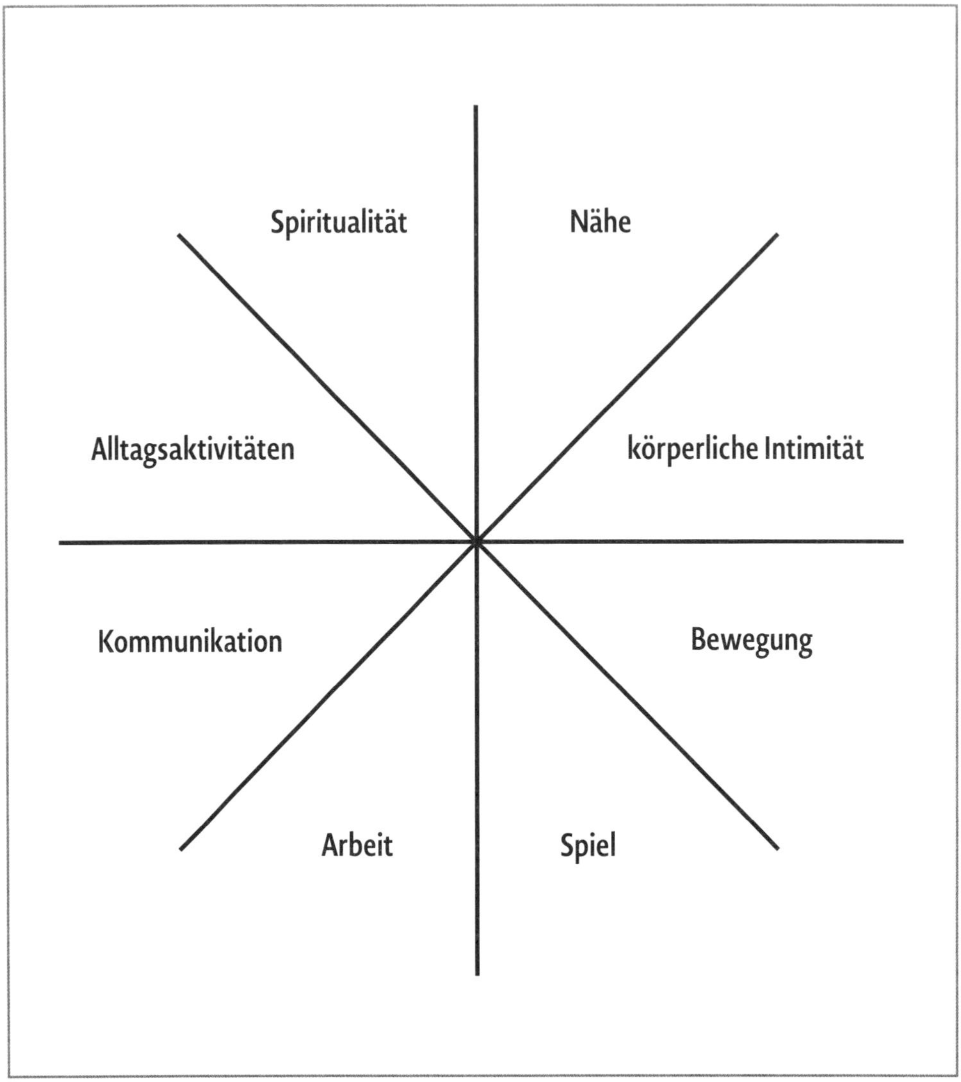

Muster und Tempo

Identifizieren der beiden Enden des Spektrums. Benutzen Sie die Kästen, um sie zu benennen. Bewegen Sie sich anschließend zwischen den beiden Extrempunkten, und identifizieren Sie die »Zwischen«-Punkte. Nutzen Sie den Freiraum unter dem Spektrum für einen kurzen Kommentar über alle zusätzlich identifizierten Punkte.

Spektrum

dorsal-vagal
ZEIT

ventral-vagal
NÄHRENDES SELBST

1. 2. 3. 4. 5. 6. 7. 8. 9.

1. verbraucht, leer
2. Notwendigkeit, von einem chaotischen Augenblick zum nächsten zu kommen, wie bei einem Veitstanz.
3. Atmen. »Ich bin jetzt hier.« Vagusbremse löst sich, damit ich einen Augenblick lang hier sein kann.
4. Zurück ins Chaos, weil ich schleunigst zum nächsten Augenblick muß. SNS-Ladung!
5. Fühle mich wieder leer. Zuviel ist unerledigt liegen geblieben. Schon der Anblick macht mich fertig. Verfalle wieder in den dorsal-vagalen Zustand.
6. Trete langsamer und atme. Weil die Vagusbremse gelöst ist, kann ich einige Möglichkeiten erkennen. Ich spüre ventral-vagale Energie.
7. Suche nach Signalen für Sicherheit.
8. Ventral-vagale Energie hilft mir, zu erkennen und zu regulieren. Ich frage mich: »Was ist entscheidend?«
9. Das Licht spüren, das meinen regulierten Zustand erhält. Ventral-vagale Nahrung.

Spektrum, Beispiel

	Eingestimmtheit	Körperbewegung	Objekt	sozial interaktiv	imaginatives So-tun-als-ob	Geschichtenerzählen	kreative Phantasie
Gegenwart							
Vergangenheit							

Muster des Spiels: Notieren Sie für jede Kategorie, wie Sie in diesem Sinne gespielt haben. Vergegenwärtigen Sie sich Ihre früheren und aktuellen Spielerlebnisse.

Muster des Spiels

Muster des Spiels, Beispiel

	Eingestimmtheit	Körperbewegung	Objekt	sozial interaktiv	imaginatives So-tun-als-ob	Geschichtenerzählen	kreative Phantasie
Gegenwart	*Schwierigkeiten, einen engen Freund zu finden* *Angst davor, wieder allein gelassen zu werden*	*Yoga – Kopfstand, weil ich es mag, auf dem Kopf zu stehen … erinnert mich an die Freude und das Freiheitsgefühl beim Tauchen.*	*mein Schmusetuch aus der Kindheit (sehr schöne Erinnerungen)* *eine Halskette aus drei Steinen, die ich an ganz besonderen Orten und im Beisein ganz besonderer Menschen gefunden habe. Ich lege die Kette nie ab, weil ich mich ohne sie verloren fühlen würde.*	*zu WOW (Women On the Water) gehören*	*Ich stelle mir gern ein anderes Ende vor, wenn eine Situation mir zu schwierig wird.* *Es macht mir Spaß, so zu tun, als ob ich jemand anders wäre, »es anzuprobieren, um die richtige Größe herauszufinden« und zu sehen, wie sich das anfühlt.*	*andere Menschen auf die Probe stellen, indem ich ihnen lustige persönliche Geschichten erzähle* *Ich brauche Freunde, die in schwierigen Situationen mit mir zusammen lachen können.*	*zu ausgefallenen Orten reisen* *Darüber nachdenken, weit weg von hier zu leben und zu arbeiten.* *Ich benutze die Phantasie immer noch, um der Realität zu entfliehen.*
Vergangenheit	*Bis zum fünften Schuljahr hatte ich eine beste Freundin … Dann suchte sie sich jemand anderen.*	*Rollschuhfahren* *Schwimmen und Tauchen* *Ich war immer gern den ganzen Tag am Pool.*	*meine Puppe »Fizzy«* *die Decke, die meine Großmutter für mich gemacht hat*	*mit meinen Freunden draußen im Viertel – außerhalb des Hauses und fort von meiner Familie* *einen Freund zu Hause besuchen und für einen Nachmittag Teil einer »normalen« Familie sein*	*meine imaginäre Freundin »Mrs. Oh«* *Bei ihr war ich sicher, und sie war zuverlässig.*	*Ich lebte in Geschichten.* *Ich erzählte lustige Geschichten über mich und meine Familie, um andere Menschen von mir fern zu halten – sie fragten dann nicht genauer nach.*	*Ich träumte davon, ein berühmter Sportler zu sein, der durch die Welt reist.* *In meinen Phantasien ging es immer darum, von meiner Familie und unserem Zuhause wegzukommen.*

Muster des Spiels: Notieren Sie für jede Kategorie, wie Sie in diesem Sinne gespielt haben. Vergegenwärtigen Sie sich Ihre früheren und aktuellen Spielerlebnisse.

Persönliches Spielprofil

Eingestimmtheit	
Körperbewegung	
Objekt	
sozial interaktiv	
imaginatives So-tun-als-ob	
Geschichtenerzählen	
kreative Phantasie	

Wie lauten Ihre »Spielregeln«? Stellen Sie für jede der obigen Kategorien fest, welche Gefahrensignale ein Spiel dieser Art kollabieren lassen, welche Signale für Sicherheit das betreffende Spielerlebnis unterstützen und welche Überzeugungen jeweils mit den Kategorien verbunden sind.

Persönliches Spielprofil

Persönliches Spielprofil

Einge-stimmtheit	**Gefahr:** eine unberechenbare Person, verwirrende Signale, ein lauter Ort, eine unerwartete Diskrepanz **Überzeugung:** Ich bin diesem Menschen zuviel, zu anstrengend. **Sicherheit:** gemeinsames Lachen; jemand, der zuhört **Überzeugung:** Es macht Freude, mich zu lieben, und ich kann das in diese Beziehung einbringen.
Körper-bewegung	**Gefahr:** Nicht im Einklang mit meinem Körper sein, meine Grenzen ignorieren, Schmerz empfinden **Überzeugung:** Ich bin undiszipliniert. **Sicherheit:** sich im Fluß fühlen, nicht befangen, Bewegung im Einklang mit einem anderen Menschen **Überzeugung:** Ich kann auf die Art, wie mein Körper sich bewegt, vertrauen.
Objekt	**Gefahr:** Sorgen, die Dinge, mit denen ich gern spiele, zu verlieren. **Überzeugung:** Ich schaffe es einfach nicht, auf die Dinge, die mir wichtig sind, aufzupassen. **Sicherheit:** berührbare Objekte, an denen ich mich festhalten kann, die mich lächeln lassen; Dinge, mit denen ich besondere Erinnerungen verbinde **Überzeugung:** Ich brauche keine besonderen Dinge, um Freude zu haben, Ich mag solche Dinge zwar, aber ich käme auch ohne sie aus.
sozial interaktiv	**Gefahr:** sich müde, in der Klemme fühlen; kann mich nicht entspannen, zu viele Menschen, zuviel los im Raum **Überzeugung:** Ich weiß nicht mehr, wie man das macht. Ich habe vergessen, wie man seinen Spaß hat. **Sicherheit:** mit Menschen zusammen sein, die eine gute Stimmung verbreiten, albern/verspielt sein **Überzeugung:** Ich bringe den Menschen, mit denen ich zusammen bin, Freude. Ich kann Spiele initiieren und andere dazu bringen mitzumachen.

Wie lauten Ihre »Spielregeln«? Stellen Sie für jede der obigen Kategorien fest, welche Gefahrensignale ein Spiel dieser Art kollabieren lassen, welche Signale für Sicherheit das betreffende Spielerlebnis unterstützen und welche Überzeugungen jeweils mit den Kategorien verbunden sind.

Persönliches Spielprofil, Beispiel, S. 1

Persönliches Spielprofil

imaginatives So-tun-als-ob	**Gefahr:** sich müde, ängstlich fühlen; kann mich nicht entspannen und spielerisch sein; Menschen, die übertrieben rational denken **Überzeugung:** Ich weiß nicht mehr, wie man das macht. **Sicherheit:** sich spielerisch fühlen; andere Menschen, die verspielt sind **Überzeugung:** Alles ist möglich.
Geschichten-erzählen	**Gefahr:** Meine Geschichten wirken eingeübt, nicht authentisch; Menschen, die traurig sind, immer ernst **Überzeugung:** Ich erzähle eine Geschichte, um jemanden dazu zu bringen, etwas zu tun, oder um für etwas, das ich getan habe, keine Verantwortung übernehmen zu müssen. **Sicherheit:** sich mitteilsam, kreativ fühlen; mit Menschen zusammen sein, die über sich selbst lachen können **Überzeugung:** Ich weiß, wie man eine gute Geschichte erzählt, die andere Menschen lächeln läßt.
kreative Phantasie	**Gefahr:** Mich mit anderen vergleichen und mich langweilig und uninspiriert fühlen, wenn ich mit Menschen ohne Phantasie zusammen bin. **Überzeugung:** Ich werde nie einen Traum verwirklichen können. Weshalb also träumen? **Sicherheit:** Zeit zum Tagträumen; jemand, mit dem zusammen ich träumen kann **Überzeugung:** Alles ist möglich.

Wie lauten Ihre »Spielregeln«? Stellen Sie für jede der obigen Kategorien fest, welche Gefahrensignale ein Spiel dieser Art kollabieren lassen, welche Signale für Sicherheit das betreffende Spielerlebnis unterstützen und welche Überzeugungen jeweils mit den Kategorien verbunden sind.

Persönliches Spielprofil, Beispiel, S. 2

Literatur

Algoe, S. B., & Haidt, J. (2009). Witnessing excellence in action: The »otherpraising« emotions of elevation, gratitude, and admiration. *Journal of Positive Psychology, 4* (2), 105–127. doi:10.1080/17439760802650519

Al Horr, Y. et al. (2016). Impact of indoor environmental quality on occupant well-being and comfort. *International Journal of Sustainable Built Environment, 5*(1), 1–11. https://doi.org/10.1016/j.ijsbe.2016.03.006

Anthwal, N. et al. (2013). Evolution of the mammalian middle ear and jaw: Adaptations and novel structures. *Journal of Anatomy, 222*(1), 147–160. doi:10.1111/j.1469-7580.2012.01526.x

Apicella, F. et al. (2013). Reciprocity in interaction: A window on the first year of life in autism. *Autism Research and Treatment, 2013*, 705895. doi:10.1155/2013/705895

Beetz, A. et al. (2012). Psychosocial and psychophysiological effects of human-animal interactions: The possible role of oxytocin. *Frontiers in Psychology, 3*, 234. http://doi.org/10.3389/fpsyg.2012.00234

Belyk, M., & Brown, S. (2016). Pitch underlies activation of the vocal system during affective vocalization. *Social Cognitive and Affective Neuroscience, 11*(7), 1078–1088. doi:10.1093/scan/nsv074

Berger, J. (7.7.2016). The goldilocks theory of product success. *Harvard Business Review.* https://hbr.org/2016/07/the-goldilocks-theory-of-product-success

Bezemer, J., & Kress, G. (2014). Touch: A resource for meaning making. *Australian Journal of Language and Literacy*, 37(2), 77–85.

Blaut, J. et al. (2003). Mapping as a cultural and cognitive universal. *Annals of the Association of American Geographers, 93*(1), 165–185.

Bloch-Atefi, A., & Smith, J. (2014). *The effectiveness of body-oriented psychotherapy.* Melbourne: PACFA.

Bolwerk, A. et al. (2014). How art changes your brain: Differential effects of visual art production and cognitive art evaluation on functional brain connectivity. *PLOS ONE, 9*(7), e101035. doi:10.1371/journal.pone.0101035

Brown, R. P., & Gerbarg, P. L. (2005). Sudarshan kriya yogic breathing in the treatment of stress, anxiety, and depression: Part I—neurophysiologic model. *Journal of Alternative and Complementary Medicine, 11*(1), 189–201. doi:10.1089/acm.2005.11.189

Brown, S., & Vaughn, C. (2009). *Play: How it shapes the brain, opens the imagination, and shapes the soul.* New York: Penguin Books.

Brown, D. K. et al. (2013). Viewing nature scenes positively affects recovery or autonomic function following acute-mental stress. *Environmental Science & Technology, 47*(11). doi:10.1021/es305019p

Bryant, F. B. et al. (2011). Understanding the processes that regulate positive emotional experience: Unsolved problems and future directions for theory and research on savoring. *International Journal of Wellbeing, 1*(1), 107–126. doi:10.5502/ijw.v1i1.18

Cacioppo, J. (25.1.2011). Psychologist John Cacioppo explains why loneliness is bad for your health. http://www.igsb.org/news/psychologist-john-cacioppo-explains-why-loneliness-is-bad-for-your-health

Cacioppo, J. T., & Cacioppo, S. (2014). Social relationships and health: The toxic effects of perceived social isolation. *Social and Personality Psychology Compass, 8*(2), 58–72. http://doi.org/10.1111/spc3.12087

Carlson, K., & Shu, S. (2007). The rule of three: How the third event signals the emergence of a streak. *Organizational Behavior and Human Decision Processes, 104*(1), 113–121. https://doi.org/10.1016/j.obhdp.2007.03.004

Chanda, M. L., & Levitin, D. J. (2013). The neurochemistry of music. *Trends in Cognitive Sciences, 17*(4), 179–193. doi:10.1016/j.tics.2013.02.007

Charité – Universitätsmedizin Berlin. (16.5.2011). How a person remembers a touch. *Science Daily.* http://www.sciencedaily.com/releases/2011/05/110510101048.htm

Chelnokova, O. et al. (2016). The μ-opioid system promotes visual attention to faces and eyes. *Social Cognitive and Affective Neuroscience, 11*(12), 1902–1909. http://doi.org/10.1093/scan/nsw116

Chinagudi, S. et al. (2014). Immediate effect of short duration of slow deep breathing on heart rate variability in healthy adults. *National Journal of Physiology, Pharmacy, & Pharmacology, 4*(3), 233–235. doi:10.5455/njppp.2014.4.060520141

Copland, A. (1998). *What to listen for in music.* New York: McGraw-Hill; dt. (1967). *Vom richtigen Anhören der Musik.* Reinbek: Rowohlt.

Craig, A. D. (2009a). How do you feel – now? The anterior insula and human awareness. *Nature Reviews Neuroscience,* 10, 59–70. doi:10.1038/nrn2555

Craig, A. D. (2009b). Emotional moments across time: A possible neural basis for time perception in the anterior insula. *Philosophical Transactions of the Royal Society B: Biological Sciences, 364*(1525), 1933–1942. http://doi.org/10.1098/rstb.2009.0008

Damasio, A. (2005). *Descartes error.* New York: Penguin Books; dt. (1995). *Descartes' Irrtum.* München: List.

Delong, T. J. (2011). The comparing trap. *Harvard Business Review.* https://hbr.org/2011/06/the-comparing-trap.html

Denworth, L. (1.7.2015). The secret social power of touch. *Scientific American Mind.* https://www.scientificamerican.com/article/touch-s-social-significance-could-be-explained-by-uniquenerve-fibers/

Devereaux, C. (2017). An interview with Dr. Stephen W. Porges. *American Journal of Dance Therapy, 39*(27). doi:10.1007/s10465-017-9252-6

Diego, M., & Field, T. (2009). Moderate pressure massage elicits a parasympathetic nervous system response. *International Journal of Neuroscience, 119*(5):630–638. doi:10.1080/00207450802329605

Doidge, N. (2015). *The brain's way of healing.* New York: Penguin Books; dt. (2015). *Wie das Gehirn heilt.* Frankfurt/M.: Campus.

Dolcos, S. et al. (2012). The power of a handshake: Neural correlates of evaluative judgments in observed social interactions. *Journal of Cognitive Neuroscience, 24*(12), 2292–2305. doi:10.1162/jocn_a_00295

Domes, G. et al. (2012). Oxytocin differentially modulates eye gaze to naturalistic social signals of happiness and anger. *Psychoneuroendocrinology, 38*(7). doi:10.1016/j.psyneuen.2012.10.002

Dutton, D. (Febr. 2010). A Darwinian theory of beauty [Video]. https://www.ted.com/talks/denis_dutton_a_darwinian_theory_of_beauty?language=en

Eisenberger, N. I. (2012). The neural bases of social pain: Evidence for shared representations with physical pain. *Psychosomatic Medicine, 74*(2), 126–135. http://doi.org/10.1097/PSY.0b013e3182464dd1

Eisenberger, N. I. et al. (2003). Does rejection hurt? An fMRI study of social exclusion. *Science,* 302(5643), 290–292. doi:10.1126/science.1089134

Ewert, A. et al. (2016). Reducing levels of stress through natural environments: Take a park; not a pill. *International Journal of Health, Wellness, and Society,* 6(1). doi:10.18848/2156-8960/CGP/v06i01/35-43

Feldman, R. et al. (2010). Touch attenuates infants' physiological reactivity to stress. *Developmental Science, 13*(2), 271–278. doi:10.1111/j.1467-7687.2009.00890.x

Festinger, L. (1954). A theory of social comparison processes. *Human Relations, 7,* 117–140.

Field, T. (2014). *Touch.* Cambridge: MIT Press.

Filippi, P. (2016). Emotional and interactional prosody across animal communication systems: A comparative approach to the emergence of language. *Frontiers in Psychology, 7,* 1393. http://doi.org/10.3389/fpsyg.2016.01393

Fiske, S. T. (2010). Envy up, scorn down: How comparison divides us. *American Psychologist, 65*(8). http://doi.org/10.1037/0003-066X.65.8.698

Fiske, S. T. et al. (2007). Universal dimensions of social cognition: Warmth and competence. *Trends in Cognitive Sciences, 11*(2), 77–83. https://doi.org/10.1016/j.tics.2006.11.005

Fosha, D. (2001). The dyadic regulation of affect. *Journal of Clinical Psychology/In Session, 57*(2), 227–242. doi: 10.1002/1097-4679(200102)57:23.0.CO;2-1

Fuchs, T., & Koch, S. C. (2014). Embodied affectivity: On moving and being moved. *Frontiers in Psychology, 5,* 508. http://doi.org/10.3389/fpsyg.2014.00508

Gallace, A., & Spence, C. (2010). The science of interpersonal touch. *Neuroscience & Biobehavioral Reviews, 34*(2), 246–259. https://doi.org/10.1016/j.neubiorev.2008.10.004

Garland, E. et al. (2009). The role of mindfulness in positive reappraisal. *Explore, 5*(1), 37–44. http://doi.org/10.1016/j.explore.2008.10.001

Geller, S. M., & Porges, S. W. (2014). Therapeutic presence. *Journal of Psychotherapy Integration, 24*(3), 178–192; dt.: Therapeutische Präsenz. Neurophysiologische Mechanismen, die in therapeutischen Beziehungen ein Gefühl der Sicherheit vermitteln. In: S. W. Porges (2017c), *Die Polyvagal-Theorie und die Suche nach Sicherheit* (S. 189–214). Lichtenau: G. P. Probst Verlag.

Gerbarg, P. L., & Brown, R. P. (30.11.2016). Neurobiology and neurophysiology of breath practices in psychiatric care. *Psychiatric Times.* http://www.psychiatrictimes.com/specialreports/neurobiology-and-neurophysiology-breath-practices-psychiatric-care

Golembiewski, J. (2017). Architecture, the urban environment and severe psychosis: Aetiology. *Journal of Urban Design and Mental Health*, 2(1). http://www.urbandesignmentalhealth.com/journal2-psychosis.html

Graham, L. T. et al. (2015). The psychology of home environments: A call for research on residential space. *Perspectives on Psychological Science, 10*(3), 346–356. doi:10.1177/1745691615576761

Grinde, B., & Patil, G. G. (2009). Biophilia: Does visual contact with nature impact on health and well-being? *International Journal of Environmental Research and Public Health, 2009*(6), 2332–2343. doi:10.3390/ijerph6092332

Haidt, J. (2000). The positive emotion of elevation. *Prevention and Treatment, 3*(3). doi:10.1037/1522-3736.3.1.33c

Hall, S. E. et al. (2016). The role of trait and state absorption in the enjoyment of music. *PLOS ONE, 11*(11), e0164029. http://doi.org/10.1371/journal.pone.0164029

Hanson, R. (2009). *Buddha's brain.* Oakland: New Harbinger; dt. (2010). *Das Gehirn eines Buddha.* Freiburg: Arbor.

Hawkley, L., & Cacioppo, J. (2010). Loneliness matters: A theoretical and empirical review of consequences and mechanisms. *Annals of Behavioral Medicine, 40*(2), 218–227. doi:10.1007/s12160-010-9210-8

Hyde, M. (5.7.2013). The revolution is over: The rude phone users have won. *Guardian.* https://www.theguardian.com/commentisfree/2013/jul/05/revolutioin-rude-mobile-phone-users-won

Inagaki, T. K., & Eisenberger, N. I. (2013). Shared neural mechanisms underlying social warmth and physical warmth. *Psychological Science, 24*(11), 2272–2280. doi:10.1177/0956797613492773

Ijzerman, H. et al. (2012). Cold-blooded loneliness: Social exclusion leads to lower skin temperatures. *Acta Psychologica, 140*(3), 283–288. doi:10.1016/j.actpsy.2012.05.002

Jamieson, J. et al. (2012). Improving acute stress responses. *Current Directions in Psychological Science, 22*(1), 51–56. doi:10.1177/0963721412461500

Jerath, R. et al. (2015). Self-regulation of breathing as a primary treatment for anxiety. *Applied Psychophysiology and Biofeedback, 40*(2), 107–115. doi:10.1007/s10484-015-9279-8

Jordan, A. H. et al. (2011). Misery has more company than people think: Underestimating the prevalence of others' negative emotions. *Personality & Social Psychology Bulletin, 37*(1), 120–135. http://doi.org/10.1177/0146167210390822

Jose, P. E. et al. (2012). Does savoring increase happiness? *Journal of Positive Psychology, 7*(3), 176–187. http://dx.doi.org/10.1080/17439760.2012.671345

Kahn, P. H. et al. (2009). The human relation with nature and technological nature. *Current Directions in Psychological Science, 18*(1). doi:10.1111/j.1467-8721.2009.01602.x

Kalyani, B. G. et al. (2011). Neurohemodynamic correlates of »OM« chanting: A pilot functional magnetic resonance imaging study. *International Journal of Yoga, 4*(1), 3–6. http://doi.org/10.4103/0973-6131.78171

Kashdan, T. B. et al. (2013). How are curious people viewed and how do they behave in social situations? *Journal of Personality, 81*(2), 142–154. http://doi.org/10.1111/j.1467-6494.2012.00796.x

Keltner, D. (31.7.2012). The compassionate species. http://greatergood.berkeley.edu/article/item/the_compassionate_species

Keltner, D. (10.5.2016). Why do we feel awe? http://greatergood.berkeley.edu/article/item/why_do_we_feel_awe

Keltner, D., & Haidt, J. (2003). Approaching awe, a moral, spiritual, and aesthetic emotion. *Cognition and Emotion, 17*(2), 297–314. doi:10.1080/02699930302297

Kidd, C. et al. (2012). The Goldilocks effect. *PLOS ONE, 7*(5). http://doi.org/10.1371/journal.pone.0036399

Kidd, C. et al. (2014). The Goldilocks effect ininfant auditory attention. *Child Development, 85*(5), 1795–1804. http://doi.org/10.1111/cdev.12263

Klarer, M. et al. (2014). Gut vagal afferents differentially modulate innate anxiety and learned fear. *Journal of Neuroscience, 34*(21), 7067–7076. doi:10.1523/JNEUROSCI.0252-14.2014

Kogan, A. et al. (2014). Vagal activity is quadratically related to prosocial traits, prosocial emotions, and observer perceptions of prosociality. *Journal of Personality and Social Psychology, 107*(6), 1051–1106. doi:10.1037/a0037509

Kok, B. E., & Fredrickson, B. L. (2010). Upward spirals of the heart: Autonomic flexibility, as indexed by vagal tone, reciprocally and prospectively predicts positive emotions and social connectedness. *Biological Psychology, 85*(3), 432–436. doi:10.1016/j.biopsycho.2010.09.005

Kok, B. E. et al. (2013). How positive emotions build physical health. *Psychological Science, 24*(7), 1123–1132. doi:10.1177/0956797612470827

Krčmářová, J. (2009). E. O. Wilson's concept of biophilia and the environmental movement in the USA. *Klaudyan: Internet Journal of Historical Geography and Environmental History.* http://www.klaudyan.cz/dwnl/200901/01_Krcmarova_pdf.pdf

Levine, P. (2010). *In an unspoken voice.* Berkeley: North Atlantic Books; dt. (2011). *Sprache ohne Worte.* München: Kösel.

Levitin, D. (16.2.2016). Our brains are programmed for music – but is solitary listening keeping us from some of its benefits? *Billboard.* http://www.billboard.com/articles/news/6867464/neuroscientist-daniel-levitin-sonos-listening-study-qa

Li, P. et al. (2016). The peptidergic control circuit for sighing. *Nature, 530*(7590), 293–297. doi:10.1038/nature16964

Mason, H. et al. (2013). Cardiovascular and respiratory effect of yogic slow breathing in the yoga beginner: What is the best approach? *Evidence-Based Complementary and Alternative Medicine*, 743504. http://dx.doi.org/10.1155/2013/743504

Master, A. et al. (2012). Thinking in categories or along a continuum: Consequences for children's social judgments. *Child Development, 83*(4), 1145–1163. doi:10.1111/j.1467-8624.2012.01774.x

McGarry, L. M. & Russo, F. A. (2011). Mirroring in dance/movement therapy. *Arts in Psychotherapy, 38*(3), 178–184. https://doi.org/10.1016/j.aip.2011.04.005

McRae, A. (2009). The continuing evolution of touch in psychotherapy. *USA Body Therapy Journal, 8*(2), 40–46.

Mehling, W. E. et al. (2011). Body awareness. *Philosophy, Ethics, and Humanities in Medicine: PEHM, 6*, 6. http://doi.org/10.1186/1747-5341-6-6

Mehta, N. (2011). Mind-body dualism: A critique from a health perspective. *Mens Sana Monographs*, 9(1), 202–209. http://doi.org/10.4103/0973-1229.77436

Milteer, R. M., & Ginsberg, K. R. (2012). The importance of play in promoting healthy child development and maintaining strong parent-child bonds. *Pediatrics, 129*(1). doi:10.1542/peds.2011-2953

Nichols, W. J., & Cousteau, C. (2014). *Blue mind*. New York: Little, Brown.

Nisbet, E. et al. (2011). Happiness is in our nature. *Journal of Happiness Studies*, 12(2):303–322. doi 10.1007/s10902-010-9197-7

Norris, C. J. et al. (2011). Better (or worse) for some than others. *Journal of Research in Personality, 45*(1),100–111. https://doi.org/10.1016/j.jrp.2010.12.001

Ogden, P. & Fisher, J. (2015). *Sensorimotor psychotherapy: Interventions for trauma and attachment*. New York: Norton.

Owen, N. et al. (2010). Sedentary Behavior: Emerging Evidence for a New Health Risk. *Mayo Clinic Proceedings, 85*(12), 1138–1141. http://doi.org/10.4065/mcp.2010.0444

Panksepp, J., & Biven, L. (2012). *The archeology of mind*. New York: Norton.

Papathanassoglou, E. D. & Mpouzika, M. D. (2012). Interpersonal touch: Physiological effects in critical care. *Biological Research for Nursing, 14*(4), 4310443. doi:10.1177/1099800412451312

Park, G., & Thayer, J. (2014). From the heart to the mind: Cardiac vagal tone modulates top-down and bottom-up visual perception and attention to emotional stimuli. *Frontiers in Psychology*, 5, 278. https://doi.org/10.3389/fpsyg.2014.00278

Payne, P. et al. (2015). Somatic experiencing: Using interoception and proprioception as core elements of trauma therapy. *Frontiers in Psychology, 6*, 93. http://doi.org/10.3389/fpsyg.2015.00093

Piff, P. K. et al. (2015). Awe, the small self, and prosocial behavior. *Journal of Personality and Social Psychology, 108*(6), 883–899. doi:10.1037/pspi0000018

Piper, W. T. et al. (2015). Autonomic and prefrontal events during moral elevation. *Biological Psychology, 108*, 51–55. https://doi.org/10.1016/j.biopsycho.2015.03.004

Porges, S. W. (1997). Emotion: An evolutionary by-product of the neural regulation of the autonomic nervous system. *Annals of the New York Academy of Sciences, 807*, 62–77; dt.: Die Emotion. Ein Abfallprodukt der Phylogenese des autonomen Nervensystems. In: S. W. Porges (2010b), *Die Polyvagal-Theorie* (S. 155–172). Paderborn: Junfermann.

Porges, S. W. (2003). The polyvagal theory: Phylogenetic contributions to social behavior. *Physiology & Behavior, 79*, 503–513.

Porges, S. W. (Mai 2004). *Neuroception*. Washington: Zero to Three; dt.: Neurozeption. Ein System unterbewußter Wahrnehmung, das bedrohliche und sichere Situationen zu erkennen vermag. In: S. W. Porges (2010b), *Die Polyvagal-Theorie* (S. 29–41). Paderborn: Junfermann.

Porges, S. W. (2006). How your nervous system sabotages your ability to relate (Ravi Dykema, Interviewer) [Transkript]. https://acusticusneurinom.dk/wp-content/uploads/2015/10/polyvagal_interview_porges.pdf

Porges, S. W. (2009a). The polyvagal theory: New insights into adaptive reactions of the autonomic nervous system. *Cleveland Clinic Journal of Medicine, 76*(Suppl 2), S86–S90; dt.: Die Polyvagal-Theorie. Neue Erkenntnisse über adaptive Reaktionen des autonomen Nervensystems. In: S. W. Porges (2010b), *Die Polyvagal-Theorie* (S. 83–91). Paderborn: Junfermann.

Porges, S. W. (2009b). Reciprocal influences between body and brain in the perception and expression of affect. In: D. Fosha et al. (Hrsg.), *The power of emotion* (S. 27–54). New York: Norton; dt.: Reziproke Einflüsse zwischen Körper und Gehirn bezüglich der Wahrnehmung und des Ausdrucks von Affekt: Eine polyvagale Perspektive. In: S. W. Porges (2010b), *Die Polyvagal-Theorie* (S. 283–301). Paderborn: Junfermann.

Porges, S. W. (2010a). Music therapy and trauma. In: K. Stewart (Hrsg.), *Music therapy and trauma: Bridging theory and clinical practice* (S. 3–15). New York: Satchnote Press; dt.: Musiktherapie und Trauma aus der Sicht der Polyvagal-Theorie. In: S. W. Porges (2010b), *Die Polyvagal-Theorie* (S. 257–264). Paderborn: Junfermann.

Porges, S. W. (2010b). *Die Polyvagal-Theorie. Neurophysiologische Grundlagen der Therapie*. Paderborn: Junfermann.

Porges, S. W. (2011a). *The polyvagal theory: Neurophysiological foundations of emotions, attachment, communication, self-regulation*. New York: Norton; dt. (2010b). *Die Polyvagal-Theorie. Neurophysiologische Grundlagen der Therapie*. Paderborn: Junfermann.

Porges, S. W. (2011b, November). Somatic perspectives on psychotherapy (S. Prengel, Interviewer) [Transcript]; dt.: Somatische Perspektiven zur Psychotherapie. In: S. W. Porges (2017c), *Die Polyvagal-Theorie und die Suche nach Sicherheit* (S. 161–187). Lichtenau: G. P. Probst Verlag.

Porges, S. W. (2011c). The polyvagal theory for treating trauma [Webinar]; dt.: Grundlagen der Polyvagal-Theorie und ihre Bedeutung für die Traumabehandlung. In: S. W. Porges (2017c), *Die Polyvagal-Theorie und die Suche nach Sicherheit* (S. 29–64). Lichtenau: G. P. Probst Verlag.

Porges, S. W. (2012). Polyvagal theory: Why this changes everything [Webinar]; dt.: Selbstregulation und soziales Engagement. In: S. W. Porges (2017c), *Die Polyvagal-Theorie und die Suche nach Sicherheit* (S. 65–88). Lichtenau: G. P. Probst Verlag.

Porges, S. W. (2013). Beyond the brain: How the vagal system holds the secret to treating trauma [Webinar]; dt.: Körper, Gehirn und Verhalten. Die Polyvagal-Theorie und die Geheimnisse der Traumaheilung. In: S. W. Porges (2017c), *Die Polyvagal-Theorie und die Suche nach Sicherheit* (S. 89–120). Lichtenau: G. P. Probst Verlag.

Porges, S. W. (2015a). Making the world safe for our children: Down-regulating defence and up-regulating social engagement to »optimise« the human experience. *Children Australia, 40*(2), 114–123. doi:10.1017/cha.2015.12

Porges, S. W. (2015b). Play as a neural exercise: Insights from the polyvagal theory. In: D. Pearce-McCall (Hrsg.), *The power of play for mind brain health* (S. 3–7). http://mindgains.org/

Porges, S. W. (Sept. 2016). Mindfulness and co-regulation [Podcast]. http://activepause.com/porges-mindfulness-regulation/

Porges, S. W. (2017a). *The pocket guide to the polyvagal theory.* New York: Norton; dt. (2017c). *Die Polyvagal-Theorie und die Suche nach Sicherheit. Traumabehandlung, soziales Engagement und Bindung.* Lichtenau: G. P. Probst Verlag.

Porges, S. W. (2017b). Vagal pathways: Portals to compassion. In: E. M. Seppala et al. (Hrsg.), *Oxford handbook of compassion science* (S. 189–202). New York: Oxford University Press.

Porges, S. W. (2017c). *Die Polyvagal-Theorie und die Suche nach Sicherheit. Traumabehandlung, soziales Engagement und Bindung.* Lichtenau: G. P. Probst Verlag.

Porges S. W., & Carter, C. S. (2011). Neurobiology and evolution: Mechanisms, mediators, and adaptive consequences of caregiving. In: S. L. Brown et al. (Hrsg.), *Self Interest and Beyond* (S. 53–71). New York: Oxford University Press; dt.: Neurobiologie und Evolution. Mechanismen, Mediatoren und adaptive Konsequenzen fürsorglichen Verhaltens. In: S. W. Porges (2010b), *Die Polyvagal-Theorie* (S. 267–282). Paderborn: Junfermann.

Porges, S. W., & Carter, C. S. (2017). Polyvagal theory and the social engagement system: Neurophysiological bridge between connectedness and health. In: P. L. Gerbarg et al. (Hrsg.), *Complementary and integrative treatments in psychiatric practice* (S. 221–240). Arlington: American Psychiatric Association Publishing.

Porges, S. W., & Furman, S. A. (2011). The early development of the autonomic nervous system provides a neural platform for social behaviour:A polyvagal perspective. *Infant and Child Development, 20*(1),106–118. doi:10.1002/icd.688

Rim, S. Y. et al. (2013). What happens why? Psychological distance and focusing on causes versus consequences of events. *Journal of Personality and Social Psychology*, 104(3), 457–472. doi:10.1037/a0031024

Rudd, M. et al. (2012). Awe expands people's perception of time, alters decision making, and enhances well-being. *Psychological Science, 23*(10), 1130–1136. doi:10.1177/0956797612438731

Safran, J. D. et al. (2001). Repairing alliance ruptures. *Psychotherapy*, 38(4), 406–412. doi:10.1037/a0022140

Satpute, A. J. et al. (2016). Emotions in »black and white« or shades of gray? How we think about emotion shapes our perception and neural representation of emotion. *Psychological Science*, 27(11), 1428–1442. doi:10.1177/0956797616661555

Scott, M. et al. (2013). Inner speech captures the perception of external speech. *Journal of the Acoustical Society of America, 133*(4), EL286–292. doi:10.1121/1.4794932

Schäfer, T. et al. (2013). The psychological functions of music listening. *Frontiers in Psychology, 4*, 511. http://doi.org/10.3389/fpsyg.2013.00511

Schröder, M. (2003). Experimental study of affect bursts. *Speech Communication, 40*(1–2), 99–116. https://doi.org/10.1016/S0167-6393(02)00078-X

Schwartz, R. (2018). Energy psychology, polyvagal theory, and the treatment of trauma. In: S. W. Porges & D. Dana (Hrsg.), *Clinical applications of the polyvagal theory.* New York: Norton; dt. (2019). *Die Polyvagal-Theorie in klinischer Anwendung.* Lichtenau: G. P. Probst Verlag (in Vorbereitung).

Seppala, E. et al. (2013). Social connection and compassion: Important predictors of health and well-being. *Social Research, 80*(2), 411–430. doi:10.1353/sor.2013.0027

Shaltout, H. A. et al. (2012). Time, touch, and compassion: Effects on autonomic nervous system and well-being. *Explore, 8*(3), 177–184. doi:10.1016/j.explore.2012.02.001

Shiota, M. N. et al. (2009). The nature of awe: Elicitors, appraisals, and effects on self-concept. *Cognition and Emotion, 21*(5). doi:10.1080/02699930600923668

Siegel, D. (2010). *Mindsight.* New York: Bantam Books; dt. (2010). *Die Alchemie der Gefühle.* München: Kailash.

Simon-Thomas, E. R. et al. (2009). The voice conveys specific emotions: Evidence from vocal bursts. *Emotion, 9*(6), 838–846. doi:10.1037/a0017810

Slavich, G. M., & Cole, S. W. (2013). The emerging field of human social genomics. *Clinical Psychological Science, 1*(3), 331–348.

Speer, M. E. et al. (2014). Savoring the past: Positive memories evoke value representations in the striatum. *Neuron, 84*(4), 847–856. doi:http://dx.doi.org/10.1016/j.neuron.2014.09.028

Stellar, J. E. et al. (2015). Affective and physiological responses to the suffering of others: Compassion and vagal activity. *Journal of Personality and Social Psychology, 108*(4). doi:10.1037/pspi0000010

Stillman, T. F. et al. (2009). Alone and without purpose: Life loses meaning following social exclusion. *Journal of Experimental Social Psychology, 45*(4), 686–694. http://doi.org/10.1016/j.jesp.2009.03.007

Sumner, T. (30.4.2016). Thinking outside the Goldilocks zone. *Science News.* https://www.sciencenews.org/article/how-alien-can-planet-be-and-still-support-life. doi:10.1017/S0954579416000456

Thomas, J., & McDonagh, D. (2013). Shared language. *Australian Medical Journal, 6*(1), 46–54. http//dx.doi.org/10.4066/AMJ.2013.1596

Tronick, E. Z. (1989). Emotions and emotional communication in infants. *American Psychologist, 44*(2), 112–119.

Tronick, E., & Reck, C. (2009). Infants of depressed mothers. *Harvard Review of Psychiatry, 17*(2), 147–156. doi:10.1080/10673220902899714

Turkle, S. (2015). *Reclaiming the power of conversation.* New York: Penguin Press.

van der Kolk, B. (2014). *The body keeps the score.* New York: Penguin Books; dt. (2015). *Verkörperter Schrecken: Traumaspuren in Gehirn, Geist und Körper und wie man sie heilen kann.* Lichtenau: G. P. Probst Verlag.

Vickhoff, B. et al. (2013). Music structure determines heart rate variability of singers. *Frontiers in Psychology, 4*, 334. http://doi.org/10.3389/fpsyg.2013.00334

Vlemincx, E. et al. (2010). Take a deep breath. *Physiology and Behavior, 101*(1), 67–73. https://doi.org/10.1016/j.physbeh.2010.04.015

Vlemincx, E. et al. (2012). A sigh following sustained attention and mental stress: Effects on respiratory variability. *Physiology and Behavior, 107*(1), 1–6. https://doi.org/10.1016/j.physbeh.2012.05.013

Watson, N. et al. (1998). Rocking chair therapy for dementia patients. *American Journal of Alzheimer's Disease*, 13, 296–308.

White, M. et al. (2010). Blue space: The importance of water for preference, affect, and restorativeness ratings of natural and built scenes. *Journal of Environmental Psychology, 30*(4), 482–493. https://doi.org/10.1016/j.jenvp.2010.04.004

Williams, L. E., & Bargh, J. A. (2008). Experiencing physical warmth promotes interpersonal warmth. *Science, 322*(5901), 606–607. http://doi.org/10.1126/science.1162548

Williamson, J. B. et al. (2015). Maladaptive autonomic regulation in PTSD accelerates physiological aging. *Frontiers in Psychology, 5*, 1571. http://doi.org/10.3389/fpsyg.2014.01571

Yerkes, R. M., & Dodson, J. D. (1908). The relation of strength of stimulus to rapidity of habit-formation. *Journal of Comparative Neurology and Psychology*. 18: 459–482. doi:10.1002/cne.920180503

Yoto, A. et al. (2007). Effects of object color stimuli on human brain activities in perception and attention referred to EEG alpha band response. *Journal of Physiological Anthropology, 26*(3), 373–379. doi:10.2114/jpa2.26.373

Personen- und Stichwortverzeichnis

Verzeichnis der Arbeitsblätter, Meditationen und Übungen

Arbeitsblätter

Meditationen über das ANS

Übungen

Kate Truitt

Die heilende Macht des Self-Havening

Die Neuroplastizität nutzen, um Traumata zu bewältigen, Streß abzubauen und die Resilienz zu stärken

Mit einem Vorwort von Dr. Steven J. Ruden, Mitbegründer der Havening-Techniken

Übersetzt von Theo Kierdorf & Hildegard Höhr

248 Seiten, Klappenbroschur, mit Lesezeichen

Das Buch von Dr. Kate Truitt verbindet neurowissenschaftliche Erkenntnisse der Traumaforschung mit dem Wissen zum Self-Havening – eine Technik, die sich die Kraft der achtsamen Berührung zunutze macht, um selbst tiefen traumatischen Streß zu heilen.

»Jahrzehntelange Forschungsarbeit im Bereich der Geist-Körper-Medizin hat uns gelehrt, wie die Neuroplastizität uns helfen kann, Verletzungen zu heilen und Menschen ein sinnvolles und erfüllendes Leben zu ermöglichen. Doch viele von uns wissen nicht, was sie täglich unternehmen können, um die Verwirklichung ihres Potentials zu fördern. – Kate Truitts Buch füllt diese Lücke mit Hilfe von leicht umsetzbaren Rezepten, die wir in Streßsituationen anwenden können oder die uns helfen, unsere Beziehungen zu uns selbst und anderen zu transformieren. Ich nutze nicht nur persönlich das Self-Havening, um mein Wohlbefinden als Psychotherapeutin zu fördern, sondern ich empfehle diese Methode auch allen meinen Klienten.«

— Arielle Schwartz, Ph.D.,
Autorin des Buches *Therapeutisches Yoga und Polyvagal-Theorie*

»Unter Berücksichtigung neuester Erkenntnisse der Neurowissenschaften hat Dr. Truitt eine Anleitung zur emotionalen Selbstfürsorge entwickelt. Ihr Ansatz nutzt die heilende Kraft der Berührung, um das Gehirn so zu verändern, daß das Beste in Ihnen zutage treten kann und Ihnen jederzeit zur Verfügung steht.«

— Ronald Ruden, MD,
Entwickler der Havening-Techniken

Eine ausführliche Präsentation sämtlicher lieferbaren und geplanten Titel unseres Verlages finden Sie im Internet unter *www.gp-probst.de*

DEB DANA IM G. P. PROBST VERLAG

Band 38 – Porges & Dana (Hrsg.): *Klinische Anwendungen der Polyvagal-Theorie*
Band 43 – Dana: *Arbeiten mit der Polyvagal-Theorie*
Band 44 – Dana: *Leben mit der Polyvagal-Theorie*
Band 51 – Dana: *Flipchart Polyvagal-Theorie* (2. Aufl.)

TITELLISTE – AUSWAHL

Band 02 – Emerson & Hopper: *Trauma-Yoga* (5. Aufl.)
Band 03 – Williams & Poijula: *Das PTBS-Arbeitsbuch* (3. Aufl.)
Band 10 – Hyman & Pedrick: *Arbeitsbuch Zwangsstörungen* (2. Aufl.)
Band 12 – Putnam: *Handbuch Dissoziative Identitätsstörung* (2. Aufl.)
Band 13 – Scaer: *Das Trauma-Spektrum* (2. Aufl.)
Band 23 – van der Kolk: *Verkörperter Schrecken* (9. Aufl.)
Band 24 – Emerson: *Trauma-Yoga in der Therapie* (2. Aufl.)
Band 28 – Shapiro: *Ego-State-Interventionen – leicht gemacht* (3. Aufl.)
Band 29 – Porges: *Die Polyvagal-Theorie und die Suche nach Sicherheit* (5. Aufl.)
Band 32 – Steele, Boon & van der Hart: *Die Behandlung traumabasierter Dissoziation* (2. Aufl.)
Band 34 – Schwartz: *Arbeitsbuch Komplexe PTBS* (2. Aufl.)
Band 35 – Najavits: *Trauma, Sucht und die Suche nach Sicherheit* (2. Aufl.)
Band 40 – Mischke-Reeds: *Somatische Psychotherapie – ein Werkzeugkasten* (2. Aufl.)
Band 41 – Bentzen: *Neuroaffektive Meditation* (2. Aufl.)
Band 42 – Schwartz & Maiberger: *EMDR-Therapie und Somatische Psychologie*
Band 45 – Delahooke: *Mehr als Verhalten* (2. Aufl.)
Band 46 – Schwartz: *Vom Trauma genesen – ein Übungsbuch*
Band 48 – Porges: *Heilen mit der Polyvagal-Theorie* (2. Aufl.)
Band 49 – Kurtz: *HAKOMI – eine körperorientierte Psychotherapie*
Band 50 – Fisher: *Traumaspuren transformieren*
Band 53 – Schwartz: *Die Praxis der Behandlung komplexer PTBS*
Band 54 – Anderson: *Traumata überwinden mit der IFS-Therapie*
Band 55 – Sanders & Thompson: *Die Polyvagal-Theorie und die Entwicklung des Kindes*
Band 56 – Schwartz: *Therapeutisches Yoga und Polyvagal-Theorie*
Band 57 – Delahooke: *Brain-Body Parenting*
Band 58 – Truitt: *Die heilende Macht des Self-Havening*
Band 59 – Porges & Porges: *Sicherheit und Heilung finden*
Band 60 – Ackermann & Fiebig: *Über das Herz zur Polyvagal-Theorie*
Band 61 – Erickson & Rossi: *Der Februarmann*